康复治疗师临床工作指南

——失语症康复治疗技术

主　编　卫冬洁　江钟立

副主编　董继革　常静玲

主　审　李胜利

顾　问　励建安　陈卓铭　韩在柱　张玉梅　谢欲晓　高　颖

人民卫生出版社

图书在版编目（CIP）数据

康复治疗师临床工作指南．失语症康复治疗技术 /
卫冬洁，江钟立主编．—北京：人民卫生出版社，2019
ISBN 978-7-117-27468-5

Ⅰ.①康…　Ⅱ.①卫…②江…　Ⅲ.①失语症－康复
Ⅳ.①R49②R767.609

中国版本图书馆 CIP 数据核字（2019）第 201723 号

| 人卫智网 | www.ipmph.com | 医学教育、学术、考试、健康，购书智慧智能综合服务平台 |
| 人卫官网 | www.pmph.com | 人卫官方资讯发布平台 |

康复治疗师临床工作指南——失语症康复治疗技术

主　　编：卫冬洁　江钟立
出版发行：人民卫生出版社（中继线 010-59780011）
地　　址：北京市朝阳区潘家园南里 19 号
邮　　编：100021
E - mail：pmph @ pmph.com
购书热线：010-59787592　010-59787584　010-65264830
印　　刷：三河市宏达印刷有限公司
经　　销：新华书店
开　　本：787×1092　1/16　印张：21
字　　数：524 千字
版　　次：2019 年 10 月第 1 版　2024 年 8 月第 1 版第 3 次印刷
标准书号：ISBN 978-7-117-27468-5
定　　价：139.00 元

编者（以姓氏笔画为序）

卫冬洁（中国康复研究中心）

吕天丽（首都医科大学附属北京中医医院）

朱　洁（广东省工伤康复医院）

朱红梅（南通市第二人民医院）

刘爱玲（山西医科大学第一医院）

江钟立（南京医科大学第一附属医院）

李　莎（三峡大学第一临床医学院）

李　晏（承德市中心医院）

李淑景（青岛市海慈医疗集团）

吴卓华（广州医科大学附属第一医院）

何　怡（中国康复研究中心）

辛喜艳（北京大学第三医院）

张艳明（首都医科大学宣武医院）

林　枫（南京医科大学附属逸夫医院）

林　杰（广州医科大学附属第一医院）

林　勉（广东省第二中医院）

罗　薇（中国康复研究中心）

罗丽华（中国中医科学院望京医院）

庞子建（北京语言大学语言康复学院）

高敏行（中国医科大学附属盛京医院）

黄炼红（福建省立医院）

常静玲（北京中医药大学东直门医院）

董继革（中国中医科学院望京医院）

樊瑞文（北京中医药大学东直门医院）

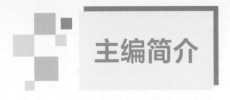

主编简介

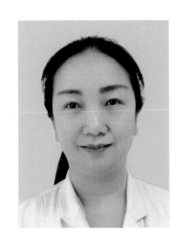

　　卫冬洁，中国康复研究中心北京博爱医院听力语言治疗科副主任治疗师。北京康复医学会言语听力分会常务委员，中国残疾人康复协会应用行为分析专业委员会常务委员，北京听力协会康复教育专家委员会委员。长期从事儿童和成人失语症、构音障碍、语言发育迟缓等语言障碍的康复治疗工作，并在国家级核心期刊上发表多篇论文，参编多部教材和教育大百科及特殊教育辞典等书，主编《语言障碍发音训练手册》，在编《康复治疗师临床工作指南——失语症康复治疗技术》一书。

主编简介

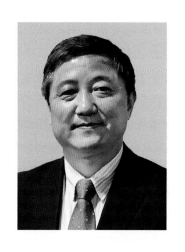

江钟立,教授、主任医师、博士生导师。南京医科大学附属逸夫医院康复医学科主任。现任中国康复医学会康复医学教育专业委员会副主任委员,中国医师协会康复医师分会常务委员,中华医学会物理医学与康复学分会委员,江苏省医学会物理医学与康复医学分会主任委员,江苏省医师协会康复医师分会主任委员,江苏省康复医学会教育专业委员会主任委员,江苏省康复医学会副会长,《中华行为医学与脑科学杂志》编委,《中华临床医师杂志》编委,《中国康复医学杂志》编委,《实用老年医学》杂志常务编委,《循证医学杂志》编委等职。主持并参与国家自然科学基金4项,江苏省科技支撑计划项目1项,江苏省科技支撑计划(社会发展)2项,江苏省教育科学"十一五"规划课题1项。以第一作者或通讯作者身份在国内核心期刊发表论文150余篇,其中SCI收录论文20余篇,主编或参编教材和专著20部。获中华医学科技奖三等奖1项、江苏省科学技术奖三等奖1项、江苏医学科技奖二等奖和三等奖各1项等荣誉。

擅长脑卒中偏瘫、脊髓损伤、言语障碍、注意记忆障碍、痴呆、帕金森病、脑外伤后遗症等脑功能康复,以及颈椎病、骨关节病、慢性疼痛、冠心病、糖尿病、肥胖等慢性病的综合治疗。临床疗效显著,多次接受中央电视台《科技博览》《走近科学》《百科探秘》等著名品牌栏目以及日本富士电视台的专题采访。

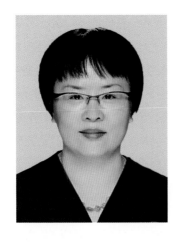

董继革,主任治疗师,中国中医科学院望京医院康复治疗中心主任。北京康复医学会监事,北京康复医学会言语听力分会理事,全国医药技术市场协会康复技术及健康养老专业委员会常务委员,北京神经内科学会神经康复分会委员,北京康复医学会康复医疗机构管理专业委员会副主任委员。

担任天津中医药大学、北京体育大学、北京中医药大学等九所院校康复治疗专业临床教学,同时担任美国南加州大学-中国中医科学院望京医院物理治疗博士联合教学培训基地讲师,德国医学运动康复(MTT)中国区讲师。在核心期刊发表学术论文 30 余篇,并担任《中华医学百科全书——神经康复医学》副主编,"名医讲堂　求医助己"系列《卒中后走起来》副主编,《中国康复医学杂志》外审专家,《中国老年保健医学》杂志常务编委。

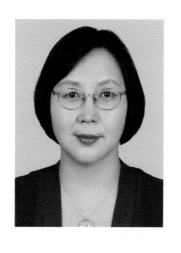

　　常静玲,教授、主任医师、博士生导师。任职于北京中医药大学东直门医院神经内科(脑病科)。兼任世界中医药学会联合会慢病管理专业委员会副会长,中华中医药学会脑病分会常务委员兼副秘书长,中华中医药学会内科分会常务委员兼秘书,世界中医药学会联合会内科专业委员会常务理事,中国老年保健医学研究会老年康复分会常务委员,北京中西医结合学会神经科专业委员会委员,国家自然科学基金项目评审专家,中华中医药学会科学技术奖评审专家,《环球中医药》杂志编委。

　　从事临床脑病学医教研工作10余年,主要研究领域为中医药防治脑病的研究,擅长治疗脑血管病、脑卒中、眩晕、头痛、失眠、痴呆、周围神经病变、多发性硬化、运动神经元病、抑郁症等疾病,尤其对脑卒中后失语治疗有独到之处。至今共主持课题7项,其中国家自然科学基金面上项目2项,北京市科学技术委员会项目3项;曾参与国家"十五"攻关项目、"973计划"课题、重大新药创制专项、公益性行业科研专项等国家重大课题;在国家级核心期刊发表论文35篇,发表SCI收录论文6篇。主译著作1部,参编论著6部。2012年"基于fMRI针刺干预治疗卒中后失语的语言功能恢复机制研究"获批教育部"新世纪优秀人才支持计划";2012年"中风病证候诊断及病证结合评价体系的研究与应用"获得中华中医药学会李时珍医药创新奖。

出版说明

2016 年 10 月发布的《"健康中国 2030" 规划纲要》将 "强化早诊断、早治疗、早康复" 作为实现全面健康的路径，在康复相关领域提出了 "加强康复医疗机构建设、健全治疗—康复—长期护理服务链" 等一系列举措。

康复医疗水平的提升离不开高素质的康复团队，其中，康复治疗师在整个康复环节起着十分关键的作用，而我国康复治疗的专业化教育起步晚，从业人员普遍年轻、缺少经验，水平参差不齐。为了规范、提升康复治疗师的临床工作水平，进而助推康复医疗学科发展，人民卫生出版社与中国康复医学会康复治疗专业委员会及康复专科医院联盟的主要专家一起，在全面调研、深入论证的基础上，组织国内顶尖的康复治疗师、康复医师编写了这套康复治疗师临床工作指南。

该套丛书包括 16 个分册，在编写委员会的统一部署下，由相关领域的 300 多位国内权威康复治疗师与康复医师执笔完成，为了进一步保障内容的权威性，在编写过程中还特邀了一大批业界资深专家担任主审及顾问。

该套丛书强调理论与实践相结合，注重吸纳最新的康复实用技术，突出实践操作以解决临床实际问题。具体编写过程中以临床工作为核心，对操作要点、临床常见问题、治疗注意事项进行重点讲述，特别是对治疗中容易发生的错误进行了详细的阐述，同时通过案例分析，给出相应科学的、安全的治疗方案，以促进康复治疗师对康复治疗技术有更好的认识和临床运用的能力。

本套丛书有助于满足康复治疗师、康复医师的需求，对康复相关从业人员也有重要的指导意义。

康复治疗师临床工作指南编委会

主任委员

燕铁斌　席家宁

委　　员（以姓氏笔画为序）

万　勤	万桂芳	卫冬洁	王于领	公维军	朱　毅	朱利月	刘巧云
刘晓丹	刘惠林	米立新	闫彦宁	江钟立	肖　农	沈　滢	张庆苏
张志强	陈文华	武继祥	赵正全	胡昔权	姜志梅	贾　杰	候　梅
徐　文	徐开寿	高晓平	席艳玲	黄　杰	黄昭鸣	黄俊民	梁　崎

编委会秘书

吴　伟　郄淑燕

特邀审稿专家及顾问（以姓氏笔画为序）

丁绍青	丁荣晶	于　萍	万　萍	马　明	马丙祥	王　刚	王　彤
王　琳	王　磊	王人卫	王乐民	王宁华	王丽萍	王伯忠	王国祥
王惠芳	卞卫国	亢世勇	方　新	叶红华	丘卫红	冯　珍	冯晓东
朱　庆	朱登纳	任爱华	华桂茹	刘　浩	刘　慧	闫　燕	闫彦宁
关雄熹	许光旭	孙启良	孙喜斌	麦坚凝	严　静	杜　青	杜晓新
李　奎	李奎成	李胜利	李晓捷	杨亚丽	励建安	吴　毅	吴卫红
何成奇	何兆邦	沈玉芹	宋为群	宋宗帅	张　通	张　婧	张　锐
张长杰	张玉梅	张晓玉	陆　晓	陈　翔	陈丽霞	陈卓铭	陈艳妮
陈福建	林　坚	林国徽	欧阳财金	岳寿伟	周　涛	周士枋	周贤丽
周惠嫦	郑宏良	单春雷	赵　澍	赵振彪	郝会芳	胡大一	胡继红
姜志梅	敖丽娟	贾　杰	贾子善	顾　新	徐　静	徐洁洁	高　颖
郭　兰	郭凤宜	郭红生	郭险峰	唐久来	黄昭鸣	黄晓琳	黄锦文
常冬梅	梁　兵	梁兆麟	韩在柱	韩丽艳	韩德民	喻传兵	喻洪流
谢　青	谢欲晓	窦祖林	褚立希	蔡永裕	燕铁斌	魏　全	魏国荣

康复治疗师临床工作指南目录

1	运动治疗技术	主 编	黄 杰 公维军
		副主编	南海鸥 杨 霖 张志杰 常有军
2	手法治疗技术	主 编	王于领 高晓平
		副主编	万 里 叶祥明 马全胜
3	物理因子治疗技术	主 编	沈 滢 张志强
		副主编	刘朝晖 谭同才 张伟明
4	贴扎治疗技术	主 编	黄俊民 陈文华
		副主编	高 强 王 刚 卞 荣
5	矫形器与假肢治疗技术	主 编	赵正全 武继祥
		副主编	何建华 刘夕东
6	作业治疗技术	主 编	闫彦宁 贾 杰
		副主编	陈作兵 李奎成 胡 军 尹 昱
7	神经疾患康复治疗技术	主 编	刘惠林 胡昔权
		副主编	朱玉连 姜永梅 陈慧娟
8	肌骨疾患康复治疗技术	主 编	朱 毅 米立新
		副主编	马 超 胡文清
9	心肺疾患康复治疗技术	主 编	朱利月 梁 崎
		副主编	王 俊 王 翔
10	构音障碍康复治疗技术	主 编	席艳玲 黄昭鸣
		副主编	尹 恒 万 萍
11	嗓音障碍康复治疗技术	主 编	万 勤 徐 文
12	吞咽障碍康复治疗技术	主 编	万桂芳 张庆苏
		副主编	张 健 杨海芳 周惠嫦
13	儿童疾患物理治疗技术	主 编	徐开寿 肖 农
		副主编	黄 真 范艳萍 林秋兰
14	儿童语言康复治疗技术	主 编	刘巧云 候 梅
		副主编	王丽燕 马冬梅
15	儿童发育障碍作业治疗技术	主 编	刘晓丹 姜志梅
		副主编	曹建国 许梦雅
16	失语症康复治疗技术	主 编	卫冬洁 江钟立
		副主编	董继革 常静玲

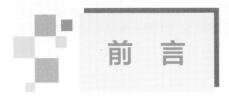

前　言

　　失语症康复在 20 世纪 80 年代后期引入我国,在国内专家的不懈研究与经验积累下,失语症的康复治疗技术逐步得到开展与广泛应用,但就整体而言,尚处于初级阶段。随着 21 世纪社会人口老龄化的加剧,脑卒中发病率的升高,以及人们日益增长的高生活质量的追求,因言语交流障碍导致日常生活活动困难的现象越来越受到人们的关注,因而人们对失语症的康复预期也越来越高。目前,我国言语康复治疗师仍然面临着缺乏系统、全面、实用、权威的失语症临床康复指导用书的现状。针对该现状,我们汇集全国失语症康复的权威专家,编写出了一本内容全面、先进、可操作性强,且与失语症临床实际紧密贴合的康复训练指导用书。本书属于《康复治疗师临床工作指南》丛书之一,编写宗旨是:以临床康复治疗师的需求为导向,以培养和提高康复治疗师的言语康复治疗技能为目的,并为言语康复治疗师及康复相关从业人员提供规范化的实践指导,从而推动我国言语康复治疗的发展。

　　在本书编撰过程中,基于言语 - 语言治疗学的综合学科属性,集结了一支由神经康复医师、言语康复治疗师、神经科学和语言学研究者组成的编写队伍,同时,在部分章节中,通过联络国外权威学者以获取原汁原味的评价材料与方法,辅以技术操作的视频资料,力求直观而准确地提供康复指导,使本书成为言语康复治疗师、康复医师、神经内科医师等相关医务工作者的得力助手。

　　本书共分为七章,囊括了失语症分类、发生及恢复机制、评价方法与治疗技术、儿童失语症、康复病历书写与分析的各个层面,系统而全面地介绍了失语症评价与治疗技术。本书特点归纳如下:

　　1. 本书在内容的编写上基本反映了目前国内外言语康复治疗的整体发展水平。

　　2. 本书在编排上注重实践为主,理论为辅,对目前应用广泛、日臻成熟且操作性强的治疗技术配有视频,方便读者学习与理解。

3. 规范语言学康复病历书写,注重病例分析与训练计划制订,综合提升言语康复治疗师的临床分析能力与治疗水平,是本书的鲜明特色。

本书在编写的过程中,虽然所有编者都竭尽全力做到最好,但由于水平与经验所限,疏漏、不足之处在所难免,诚恳希望广大康复医务工作者在使用本书过程中,对书中的不足之处提出宝贵建议,共同促进本书的完善。

编者

2019 年 8 月

目　录

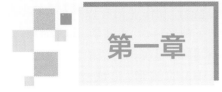

第一章

绪　论

第一节　概　述

一、失语症定义

（一）失语症基本概念

失语症（aphasia）是指在已经习得语言的情况下，由于大脑损伤所导致的语言障碍。脑损伤部位与语言功能相关，通常位于左脑。患者可以存在多个方面的语言功能障碍，涉及听、说（言语）、读、写等方面。但失语症既不是听力受损，也不是智力受损，更不是人格障碍。除了言语语言障碍以外，失语症患者还可能伴有其他障碍，例如构音障碍（dysarthria）、失用症（apraxia）或吞咽障碍（dysphagia）。在学科归属方面，失语症被纳入交流科学及障碍学（Communication Sciences and Disorders）。

（二）语言障碍与失语症认识发展

1. 远古到 18 世纪　有据可循的语言交流障碍，最早是古埃及《史密斯纸草卷》（约前 1700 年）记录的 5 例言语障碍。但是，在上下 3 000 多年的历史记录中，大部分都没有明确将语言障碍、记忆障碍和精神障碍区分开来。16 世纪，Schenck 发现舌头不瘫痪，但有交谈障碍的患者，从而首次区分言语障碍和语言障碍。17 世纪，Gesner 发现患者虽然不能言语或书写，但舌头不瘫痪，而且可以像说陌生语言的健康人那样进行社交活动。由此把言语（用嘴说话）、语言（语言符号处理）和交流（语言使用）区分开来。

2. 脑区定位和术语确立　19 世纪上半叶，研究者确立了脑支配语言的观念，形成了语言责任区域位于脑前部（额叶）和左半球的理论假说，但缺少实证依据。1861 年 4 月 18 日，Broca 报道了第一例明确定位了损伤脑区的失语症患者，成为现代失语症学（aphasiology）的创立标志。1864 年，Trousseau 提出用"aphasia"来指称获得性语言处理受损。该词最终成为失语症的诊断术语和学科名称。

二、失语症康复发展史

(一) 学术组织发展

在康复医学领域中的言语-语言治疗,传统上是物理治疗和作业治疗以外的第三大领域。但作为独立学科的言语-语言治疗学,其本身涵盖了神经科学、心理学、语言学和声学等专业,属于多领域综合学科。该学科的主要国际学术组织,是美国言语语言听力协会(American Speech-Language-Hearing Association,ASHA)。ASHA 的雏形,是成立于 1925 年的美国言语矫治学会(American Academy of Speech Correction)。该学会分别在 1929 年和1934 年两次更名,分别为美国言语障碍研究会(American Society for the Study of Disorders of Speech,ASSDS)和美国言语矫正协会(American Speech Correction Association)。早期成员的研究兴趣主要是口吃矫正理论和普通学校内的言语矫治。随着语言障碍与听力障碍研究和实践的发展,1978 年更名为 ASHA。目前,ASHA 已经涵盖听力学、言语语言病理学和言语-语言-听力科学等多个学科,全面覆盖交流科学及障碍学专业领域,是全美国言语语言治疗师资格认证机构。美国失语症学会(Academy of Aphasia,AOA)是由 ASHA 成员发起,但不隶属于 ASHA 的独立学术组织;由 Schuell 和 Wepman 等在 1960 年 ASHA 年会期间提议设立,并于 1963 年召开首次年会。目前 AOA 主要围绕失语症开展多学科领域研究。日本于1977 年成立"日本失语症研究会",并于 1983 年更名为"日本失语症学会",学会主要功能是刊行学术会刊、全日本失语症普查、开发和推广评定工具。该学会在 2003 年试行更名为"日本高次脑机能障害学会(旧日本失语症学会)",并于 2013 年正式更名为"日本高次脑机能障害学会"。由此把学科领域从失语、失用和失认,拓展到注意、记忆、学习、推理和判断等领域,涵盖脑高级功能的所有范围。我国言语语言治疗起步较晚,全国性的学术组织有北京康复医学会言语听力分会和中国康复医学会康复治疗专业委员会言语治疗学组。

(二) 三种理论学说

从 19 世纪下半叶开始,失语症研究逐渐发展出三个理论分支。

1. **功能定位理论**　该理论从解剖结构解释语言功能。认为在脑损伤的部位和临床症状之间,存在一一对应关系。例如,由于观察到额下回后部受损患者同时存在语言产出障碍,从而认为该部位与语言产出功能有关。该理念源自解剖学家 Gall 创立的颅相学,至今仍是神经语言学研究的重要理论来源。

2. **联结主义理论**　该理论从语言功能解释解剖结构,通过设计语言信息处理的环节,构想出网状的点线模型图,表示语言的心理功能过程,并以图中路径的通断来解释症状。例如,语言理解中枢与产出中枢之间的联结受损,可能出现复述障碍。该方向成为现代心理语言学的重要基石。

3. **功能整体理论**　Monakow 指出,患者之所以能表现出语言功能受损的症状,重点在于损伤后有残存的脑组织,而不是已经受损的部位,由此提出功能整体论。该理论主张无论是解剖结构还是心理功能,都不存在各司其职并相互联系的部位或环节,而应当把大脑视为一个功能整体。因此,既不能把脑区独立出来研究其功能,也不能将语言障碍从认知功能中切分出来单独研究。

以临床常用的 Wernicke-Lichtheim-Geschwind 模型为例,从功能定位来看,它是解剖环路:"Wernicke 区→弓状束→ Broca 区"。从联结主义来看,它是心理语言模型:"理解→信息传递→表达"。从功能整体论来看,它既表示嵌入在整个大脑结构网络中的局部网络,又表示大脑的多种信息组织方式之一。从三个分支的关系来看,功能定位理论主张"因伤定损",联结主义理论倾向于"制图识病",功能整体论则是"以存辨症"。

（三）两个诊疗视角

神经科学家和语言学家分别从各自的视角,发展失语症诊疗理论。

1. 神经科学视角

（1）定位诊断理论:遵循神经定位诊断的原理,着眼于"脑区"和"脑通路",希望根据行为学检查推测脑损伤部位。但是,当患者出现功能恢复,而影像学检查未发现结构修复时,定位诊断理论往往难以自圆其说。

（2）功能恢复疗法:Schuell 和 Wepman 都认为神经定位诊断无助于失语症治疗,而认为诊疗重点在于促进功能恢复。他们各自独立提出了刺激治疗方法。两者的治疗方法都强调了听觉刺激的重要性,但在康复目标上有所不同。Schuell 注重言说能力和言说障碍,Wepman 则重视交流障碍对人际关系的影响。

（3）脑可塑性理论:Luria 提出,人脑可以分为三个单元。首层单元是皮质下和脑干中枢,控制肌张力和觉醒;次层单元是颞、顶和枕叶,分别掌控听觉、躯体感觉和视觉;第三层单元是额叶,负责智力活动。每种单元都可以分为三级:初级区域接收周围神经传入;次级区域对传入的神经冲动信号进行预处理、合成和编码;第三联合区整合各个模块的信息。语言主要与次层和第三层单元有关。Luria 模型既包含了皮质脑区的定位,又包含了语言加工所需的相关心理成分,同时也提供了制定康复治疗措施的线索。例如,颞上回后部受损与感觉性失语有关,该部位属于次层单元的次级区域。由于初级区域未受损,患者能听到声响;但是由于次级区域的编码处理受损,导致患者听理解障碍。又因为第三联合区未受损,仍然有机会通过除听觉刺激以外的其他信息输入,来促进功能恢复。

2. 语言学视角

（1）Chomsky:语言能力论和认知心理观:Chomsky 的理论,引导了基于损伤机制的失语症认知神经心理学治疗模式。他提出需要区分语言能力和语言运用,并且提出把语言学视为认知心理学的一个分支。通过把言语障碍置于词句的认知处理模型中进行考察,失语症的康复治疗就不再局限于对症处理,而是基于认知机制的治疗。这些治疗方法有三个基本假设:①信息处理假设(认知过程是信息处理过程);②模块假设(认知过程可以解构为若干模块);③分解假设(认知障碍源于认知过程中模块本身或模块间联系结构的受损)。

（2）Halliday:系统功能语言学:Halliday 的理论,开拓了基于损伤后果的失语症语用功能治疗模式。他提出衔接概念,并由此发展出语篇连贯性理论,可用于交流障碍评估和干预。他还提出语境理论和语用观,强调语言应当在社会环境中得到使用,即"言说不等于交流"。失语症的治疗,不再局限于矫正语言的内容和形式,而是转而关注交流能力。这种能力不仅包括单向的意义/信息传递,还包括了双向互动的人际关系构建与维护。

（3）Grice:会话分析:Grice 的理论,为基于会话的失语症交际治疗模式提供了起点。Grice 认为,在会话交际过程中,交流双方都要遵循一些共同准则。当患者与健康人在真实情境下进行互动谈话时,双方有可能直接出现数量和方式准则的运用障碍,并且间接地出现质量和关系准则障碍。例如,当患者不能有效承接话轮(turn),或者出现长时间沉默时,交谈对象可能会误接话轮。适宜的交流对象,可以识别和弥补患者的认知功能障碍,提供有效的线索,并维持会话的完整性和持续性。因此,言语治疗需要把患者的会话对象(治疗师、家属、亲友或社工等)引入到治疗方案中,对他们进行宣教和培训。

(四) 评定发展史

失语症评定的发展过程,大致围绕三个主题展开:定位诊断、分类学和功能诊断。失语症学在 1861 年创立之后,近一个世纪的发展中,研究者们不断盘点脑损伤区域和语言病理表现之间的对应关系。对语言脑区解剖定位的追求,反倒使得语言本身没有得到足够重视。同时,早期的言语语言功能评估,主要集中于词的生成与理解。句子水平的障碍,直到 20 世纪初才逐渐有学者开始关注。

Steinthal 在 1871 年率先为语言障碍提出心理语言学模型,区分了词障碍和句子障碍。Kussmaul 在 1877 年首次提出按照临床症状来对语言障碍进行分类,以功能模块而不是解剖脑区为基础,来解释词汇处理障碍。Freud 在 1891 年根据词汇处理的心理语言学模型,提出了失语症分类理论。Luria 和 Goldstein 分别在 1947 年和 1948 年出版著作《外伤性失语症》和《语言及其紊乱:失语综合征的语言理论和医学价值》,系统化地使用现代语言学原理分析和评价失语症。1964 年,Jakobson 首次明确提出,可以独立于解剖定位知识,仅凭语言表现,就对失语症进行分类。

20 世纪 60 年代中期,由于脑成像尚未发展成熟,Geschwind 提出要关注脑区之间的联系通路,如胼胝体、角回和弓状束等,根据通路受损对失语症进行分类。在这样的背景下,20 世纪 70 年代初,Goodglass 和 Kaplan 设计了著名的波士顿失语症诊断量表,根据 Wernicke-Lichtheim-Geschwind 模型,提出波士顿失语症诊断分类。在该量表基础上,衍生出英语西部失语症检查(Western aphasia battery,WAB)、德语亚琛失语症测试(Aachen aphasia test,AAT)和汉语失语症成套测验(aphasia bttery of Chinese,ABC)等评估工具。根据语言学表现来推测脑损伤部位,是研究者们开发这些评估方法的初衷之一。随着脑成像技术的发展,人们发现无法在语言学表现和脑损伤部位之间,找到确定的对应关系。但是,这些测试并未被废弃,而是在分类学和功能诊断这两个方面,继续得到应用和发展。例如,波士顿失语症诊断系列中的完全性失语(global aphasia),最初是指弥漫性脑损伤所致的失语,以便与局灶部位损伤所致的失语(如 Broca 失语)对立。随着定位诊断用途的逐渐弱化,完全性失语则演变为对理解、复述和流畅度等多个语言维度普遍受损的判断,从而与单个维度受损(如复述)对立。

1975 年,日本研究者发布了日本标准失语症检查(standard language test of aphasia,SLTA)。20 世纪 90 年代开始,中国康复研究中心听力语言科以 SLTA 为基础,根据汉语特点和中国文化特征,编制了中国康复研究中心汉语标准失语症检查(China Rehabilitation Research Center aphasia examination,CRRCAE)。从 1991 年开始,逐渐在临床推广使用。同一时期,原北京医科大学第一医院神经心理研究室以 WAB 为基础,制定并发布了 ABC。另外,SLTA 和 WAB 的汉译修订版本,也在我国失语症康复评估实践中占有一席之地。随着计算机技术的发展,从 20 世纪 70 年代开始,逐渐出现了病理语料库记录技术。

(五) 治疗发展史

失语症的治疗,可以分为语义和语音两条进路。Trousseau 在 1864 年提出,按照一定顺序呈现词汇,由前词引发说出后词,可能对改善失语症有效。例如,羽毛→鸟→家禽→填鸭子。该理论是现代言语治疗的方法论雏形,也是目前可追溯的最早的语义治疗记录。但是,在后续发展中,占据主导地位的是语音治疗进路。第一批从事失语症临床治疗的是专治言语和嗓音问题的"正音师",其中以 Gutzmann(1865—1922)为代表。他被誉为"语言治疗之父"。这些早期治疗方法,是以母语教育和外语学习理论为基础,强调口语的听觉输入和复述输出,统称为"说教法"。这种基于语音的言说刺激和复述操练形式,至今仍然是言语语言治疗的基础进路,集中体现为著名的 Schuell 刺激法(Schuell's stimulation approach)。Schuell 认为听觉模块障碍是失语症的核心问题所在,所以强调听觉刺激,并把失语症康复目标设定为恢复言说能力。自 20 世纪 90 年代引进我国以来,该刺激疗法已经成为国内康复医学临床实践中应用最广的言语治疗技术。

自 20 世纪 60 年代以来,失语症治疗还可以大致发展出八个方法流派。前五个为传统治疗流派,后三个在 21 世纪以来有较为迅速的发展和普及:

1. 刺激法 以 Schuell 和 Wepman 等为代表。该流派主张失语症只有受损程度差异,而无分型之别,并认为患者的语言知识并未丧失,只是无法通达而已。因此,治疗上旨在用统一的方法来易化患者的治疗反应,并最终在撤除易化因素的情况下达到随意交流的目的。

2. 行为矫正法 该方法由心理学家从学习理论发展而来,主张患者可以学习新的语言素材,采用操作性条件反射和程序学习法对患者进行治疗。

3. Luria 的功能重组法 Luria 认为,脑内的神经结构各司其职但又相互联系,共同完成语言功能。可以把未受损的部位或功能模块重组到任务系统中,从而达到恢复语言功能的目的。

4. 语用法 该法关注失语症的交流障碍。不要求患者非得采用口头形式进行交流,而主张可以采用诸如手势语、模仿或绘图等任意方式来达到交流的目的。典型的是交流效果促进法(promoting aphasics communication effectiveness,PACE)。

5. 神经语言学方法 Jakobson 于 1964 年首次用语言学方法,制定了独立于解剖定位知识的失语症语言学分类体系,开辟了基于语言学理论的治疗途径。当治疗师根据某种语言学理论进行言语治疗,如 Chomsky 的语言能力理论或 Grice 的会话理论,就可以视为采用了神经语言学方法。

6. 新联结主义法 以 Geschwind 和 Goodglass 等为代表,主张根据症状重新阐释失语症分类体系,并且认为语言是听、说、读、写等多种能力的集合,而不同脑区的受损,会产生不同的语言表现。该方法在操作形式上与刺激法类似,不同的是会关注语音、词汇或语法等多种层面,并根据失语症类型调整治疗策略。

7. 认知神经心理学方法 该方法建立语言的认知神经心理模型,把语言分解为多个子模块及其相互关系,同时把失语症归因于一个或多个子模块的受损。因此,治疗的重点在于改善、代偿或替代模型中受损的子模块。

8. 基于社会后果的方法 关注失语症对患者参与社会生活的影响。在治疗上采用综合多样措施,尽量减少阻碍患者参与生活的障碍因素。

三、汉语失语症分类

(一)波士顿失语症诊断分类

目前常用失语症分类参照的是波士顿诊断性失语症检查和西部失语症检查。在失语症分类中,存在神经定位诊断和功能障碍诊断两种基本思路。波士顿失语症诊断分类原本是神经定位诊断,但是近年来已经不再具有定位诊断作用,而是作为功能诊断来使用。它的主要分类框架如图 1-1-1 所示,根据流畅度、理解和复述这三方面能力,分为八个大类。其中,有三种经皮质性失语(感觉性、运动性和混合性)。由于此类失语的脑损伤区域较为广泛,因而称之为"经皮质"(英语 trans 有遍布的意思)。这些脑区并不位于经典的"Wernicke 区 -弓状束 -Broca"语言脑区解剖环路上,而是分布于环路周边,使环路整体或一部分与大脑的

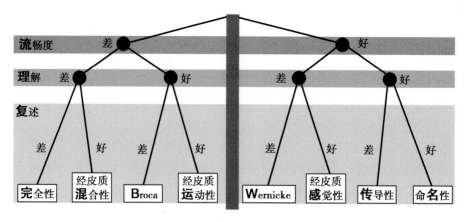

图 1-1-1   八大类型失语症的分类示意图

其他区域失去联系。但因环路本身未受损,经皮质性失语患者都有较好的复述能力。要注意的是,有关损伤部位的神经定位知识,可以帮助理解患者的症状,但并不能凭借损伤部位来断定患者是哪一类失语症。言语语言功能评估结果才是失语症的诊断和鉴别诊断依据。

（二）皮质下失语分类

在不了解病灶部位的情况下,仅凭言语语言功能评估,就可以把失语症归入上述八种经典失语症中的一种。但是,通常以存在皮质或经皮质病灶,作为采纳波士顿失语症诊断分类框架的依据。如果仅有皮质下损伤,而无皮质病灶,出现语言功能障碍时,则不采用上述框架,而是诊断皮质下失语。皮质下失语是否为独立类型,或是否也可以用经典失语症类型来对皮质下失语进行分类,仍然存在学术争议。目前在临床工作中虽然仍旧保留基于神经定位诊断思路的皮质下失语分类,但是言语语言功能评估不可忽略。此类患者在语言功能上较为一致的特征是复述相对好,常见病灶有左侧基底核 - 内囊区域和丘脑区域。前者受损多影响语言信息加工过程的语音编码阶段,造成非流畅性失语;后者受损多影响词汇 - 语义加工阶段,造成流畅性失语。

1. 基底节性失语   基底核紧邻内囊,两者常同时受损。有理论认为病灶偏前时类似Broca 失语,偏后时则类似 Wernicke 失语,病灶范围较大时则类似于完全性失语。但通常为非流畅性,复述、命名和理解较好,常伴有言语失用。表达方面特征为:发音含糊,存在节律和语调异常;可能有复述障碍,但能较快恢复。图片命名任务以名词较好,列名任务有明显障碍;图片描述以动作较好而场景较差。文字表达比口语表达有更多的词意错语;书写障碍较为明显。理解方面特征为:口语和文字理解可能都有障碍,但后者更差。在执行阅读任务时,朗读可能比默读更易促进理解。

2. 丘脑性失语   丘脑性失语的典型特点是恢复快和语音低,与基底节性失语的显著差别是其命名障碍明显。但是,患者的语言障碍可能是仅持续数周的一过性表现,或者经短期治疗后有明显改善,最终遗留命名障碍。在交谈时典型表现为较为流畅的、近乎耳语的低声细语。在表达方面,复述一般正常或轻度障碍,3/4 以上患者有明显命名障碍,自发语言有较多的语意错语和语法异常。近半数患者有理解障碍,患者虽能复述或朗读语句,但往往不能理解具体含义;有部分患者可以理解并说出词义,但多数患者在执行口头指令时表现较差。

（三）其他非典型失语症类型

除了皮质和皮质下失语以外,还有至少五种非典型的失语症类型。

1. 交叉性失语 右利手者,语言中枢在左脑。大部分左利手者的优势半球也在左脑。有少数人的语言中枢不符合该规律,如果他们发生脑损伤并出现失语,就呈现为交叉性失语。典型的是右利手在右脑受损时出现失语。

2. 儿童获得性失语 指已经会说话的小儿,因脑损伤而丧失说话能力。多因脑外伤引起,均为非流畅性,表现为语速较慢,语量偏少,语音韵律异常,音量偏低。可随发育过程逐渐改善,预后较好。

3. 纯词聋 患者听力未受到损伤,言语表达和阅读理解能力也保持良好,只是不能理解口语。典型的特征是在声音识别上的口语音和自然社会音分离现象,即患者能辨别自然音(如狗吠声)和社会音(如门铃声),但不能理解语音,通常与左侧颞叶损伤有关。纯词聋需要与听觉失认鉴别。听觉失认是指不能识别环境中的声音,但是并没有任何口语处理能力障碍,往往与右侧颞叶损伤有关。

4. 纯失读症 纯失读症(dyslexia)又称纯词盲。主要症状是阅读障碍,表现为形-音-义转换障碍、真假字辨别困难、构字困难(偏旁部首组合错误)和视知觉干扰(字间或行间相互干扰,阅读是跳读或重复阅读)。受损部位可能在胼胝体压部、左梭状回或左侧角回。这些部位的损伤,使枕叶收到的字形信息无法传到颞-顶-枕交界区以及"Wernicke区-弓状束-Broca区"环路,引起阅读障碍。之所以称之为"纯",是因为患者的口语表达、复述和听理解均保持良好,书写能力也往往保留或轻度受损。

5. 原发性进行性失语症 原发性进行性失语症(primary progressive aphasia)是一种少见的痴呆综合征。患者多在50岁以上,以男性多见。主要表现为隐匿起病、缓慢进展的语言障碍。早期出现命名障碍和找词困难,此后逐渐影响语法表达和理解功能,也可以伴有构音障碍和言语失用。该病诊断要点:①在起病后的最初2年内,只有语言障碍,而无其他认知功能障碍表现,2年以后可出现记忆障碍、视觉失认和视空间异常等表现,逐渐向痴呆进展;②排除肿瘤、卒中或代谢性疾病影响;③正电子发射断层扫描术(positron emission tomography,PET)或单光子发射计算机断层显像(SPECT)功能影像检查可发现左侧大脑半球颞叶和外侧裂周围能量代谢明显降低。

（林 枫）

第二节 失语症的语言症状

一、言语症状

（一）听理解障碍

听理解障碍是指对口语的理解能力降低或丧失,是失语症患者最为多见的临床表现。

1. 语义理解障碍 患者能正确辨认语音,但对词义不能理解。根据失语症轻重程度可以分为:①不能理解结构及内容复杂的长句或篇章;②对自己不熟悉、不常用的名词理解困难,或仅对动词理解困难;③对日常生活的高频词也不能理解,比如常用物品名称或简单问候语等。

2. **语音辨识障碍**　患者听力正常,能够听到语音但不能辨认其意义。当听到对方说话时,患者往往会表示听不懂或者不断让说话者重复,甚至反问,给人一种听不见或听不清的感觉。症状典型者我们又称之为纯词聋。

（二）口语表达障碍

1. **发音障碍**　不存在鼻音障碍,而且有别于构音障碍。其错音往往没有规律而且多变,刻意表达的语言以及模仿的语言往往不如随意说出的语言,这些错音多由言语失用引起,可伴随音调错误及韵律失调。

2. **说话费力**　自发语非流畅,吐字呈电报式发音。多在选择用词或运用词语时出现,一般与发音障碍有关,可伴随呼吸节律异常,常常能从患者的面部表情或身体姿势看出费劲的表现。

3. **错语**　一般有三种形式:①语音错语:是指使用错误的音素来替代目标音,比如将"白菜"说成"白袋",但需要排除发音器官的运动障碍;②语义错语:是指用有意义的词替代目标词,比如将"牙刷"说成"牙膏";③新语:是指用无意义的词或自创新词来替代目标词,比如将"吃饭"说成"饭要"。

4. **杂乱语**　又称奇特语,患者往往能很流利地表达长句,但是里面夹杂着很多错语或者是词典里根本没有的新词,表达杂乱无章,使人难以理解其意义。

5. **命名障碍**　患者在面对物品、人脸或者图片时不能正确说出其名称。通常情况下患者会用描述说明的方式来表达其想要说的人名和物名,这种现象又称为"迂回现象"。比如患者看到一个碗,但是却说不出"碗"这个字,那么患者可能会说"是吃饭时用的,圆形的,白色的,会摔碎的……"。表达流畅的轻症患者往往伴随迂回现象。

6. **找词困难**　患者在谈话过程中经常出现停顿或不断重复结尾词,给人一种话到嘴边说不出来的感觉,比如"我想要买一个……个……"。

7. **刻板语言**　患者的自发语呈现出单调刻板的音素或音节,任何回答都以不断重复的刻板语来应答。比如"哒""哒";又如"尼嘛""尼嘛"等,多见于病情程度较重的患者。

8. **持续性语言**　是指患者语言表达残存的现象,表现为持续重复同样的词或短语。比如当话题转移时,患者还在重复上一个话题的内容,特别是在找词困难时容易出现。

9. **模仿语言**　机械性地模仿检查者说的话,称为模仿语言。比如检查者询问患者:"你能回答我几个问题吗？"患者回答:"你能回答我几个问题吗？"部分患者常常有语言的补完现象,特别多见于数数,比如检查者数"1、2、3……",患者可以接着数"4、5、6……";又如检查者说"白日依山尽",患者可以接"黄河入海流"。值得注意的是,患者虽然可以正确补充检查者说的话,但是对说话内容的实际意义并不一定了解。

10. **语法障碍**　不能按照语法规则正确完整地表达意思。一般有两种情况:①失语法障碍:患者说出的话由多个名词和动词堆积而成,类似于像电报体一样将动词、名词罗列,中间缺乏连接词和关系词,让人难以理解句子的完整意义。比如"箱子打苹果开"。②错语法障碍:句子中实词、虚词均存在,但患者往往用错关系词或连接词,导致语法结构混乱,层次不清,让人错误地理解句子的含义。比如"公园孩子玩去妈妈带"。

11. **语言的流畅性与非流畅性**　①流畅性语言表现为说话量多而且流利,构音好,词组长短和韵律正常。但口语表达往往说错字音、用错词汇、自创新词、全无语法等,信息含量少,多见于 Wernicke 失语患者。②非流畅性语言表现为语言贫乏、缓慢而费力,构音不清,词组缩短且韵律异常,呈"电报式"语言。患者多半不能以完整的句型叙述一定的内容,在词或词组间常常伴有过长的停顿,但相比流畅性语言其信息量较多些,多见于 Broca 失语患者。

12. 复述障碍　复述障碍是指患者不能准确地重复检查者说出的词句。主要表现在三个环节:①语言输入障碍:如 Wernicke 失语和纯词聋患者。②语言转换障碍:如传导性失语患者。③语言输出障碍:如 Broca 失语和纯词哑患者。但有些类型失语症患者的复述能力表现较好且突出,比如经皮质运动性失语、经皮质感觉性失语等。

（三）阅读障碍

阅读障碍是指不能朗读文字和/或不能理解文字的意义,在失语症患者中较为常见。

1. 形、音、义失读　朗读及阅读理解能力均丧失,字母、数字和音乐符号都不能读出。表现为完全不能用词与图或实物匹配。

2. 形、音失读　不能朗读文字,但能理解其意义。表现为能够正确完成字词卡与图或实物匹配。

3. 形、义失读　能够正确读出文字,通常是一些名词和动词,却不能理解文字的意义。表现为不能用字词卡与图或实物匹配。

（四）书写障碍

书写能力不仅仅涉及语言中枢,还有视觉、听觉、本体感觉、视空间能力以及肢体运动功能参与其中。所以在分析书写障碍时,要首先排除以上这些感觉及运动功能障碍,判断是否属于失语性书写障碍,常见以下类型:

1. 完全性失写　几乎完全不能书写,偶尔可以简单画上一笔,但是不能构成字形。

2. 失语性失写　书写的汉字能够构成字形,但往往伴随结构错误,常表现为笔画或偏旁的增添、遗漏、替代等,也可以是笔画顺序的错误。

3. 视觉空间性失写　书写的字体有偏侧现象,如写字都在纸的左半侧或右半侧,而且字体结构较紊乱。多见于右侧大脑受损。

4. 镜像书写　书写的字体笔画正确,但方向相反,就像是从镜子中看到的一样。多见于右侧偏瘫用左手书写者。

5. 书写过多　书写量大,其间混杂着许多无关的字词,看起来杂乱无序。类似于口语表达障碍中的杂乱语。

6. 惰性书写　反复书写第一个字或词,不能持续书写后面的字词。类似于口语表达障碍中的持续性语言。

7. 象形书写　用画图来代替字体。部分失语症患者书写的文字类似于中国古代的象形文字。

8. 错误语法　书写句子或篇章时,出现语法结构错误,如介词混用,遗漏或替代连接词,颠倒主、被动语态,缺乏基本的主谓宾结构等。类似于口语表达障碍中的语法障碍表现。

（五）计算障碍

计算障碍又称数学学习困难,专指特殊的算术计算障碍,不能用一般的认知障碍和精神异常来解释。障碍涉及加、减、乘、除等基本计算功能,不包括抽象的数学技能(如代数、几何、三角、微积分等),与语言能力、视空间能力以及负责转换、维持短暂信息的有限容量系统有关。类型多样,表现各异。

1. 理解障碍　又称数值加工缺陷,大脑顶叶特定的神经环路功能使人类具备理解、加工数的能力。当这种基本能力发生异常时,可以导致不能理解数量的概念,不能进行数学相关知识的学习活动。主要表现为难以辨认数字符号及数学术语,不能识别商品的价格及货币的面值,看不懂时间以及电话号码等。

2. 表达障碍　主要表现为不能数数、计时、读出电话号码等。

3. 运算障碍　主要表现为不能理解数学运算的基本概念,难以进行标准的数学运算,不能将数字进行正确排序,不能在运算中插入小数点或符号,难以将数学运算做空间组合,很难掌握乘法口诀等。

二、相近的症状

(一) 纯失读

纯失读是指大脑病变导致的阅读能力受损。阅读包括朗读和对文字的理解两部分,是两种不同的功能,两者可以出现分离现象。只有对文字的理解发生障碍才称为"纯失读",可伴或不伴有朗读障碍。纯失读症需要排除阅读所依赖的注意、记忆、视空间等非语言性高级神经功能受损引起的获得性阅读障碍。

1. 不伴失写的失读　又称枕叶失读、纯失读、单纯字盲、失认性失读等。患者表现为严重的阅读困难,不能理解见到的文字,也不能朗读,有的可读字母,但不理解并联合成音节,即视 - 文字途径中断,但患者往往可以通过听觉、触觉、动觉等其他感觉途径来达到理解文字的目的。数字阅读能力及书写能力多保留,尤其是在书写上,自发性书写和听写大多表现较好,而抄写相对较差。命名大多尚好,但颜色命名却有困难,患者说不出颜色的名称,也不能按听到的颜色名称指出相应的颜色。部分患者可以配色,比如问"天空是……"患者可答"天空是蓝色的"。此类患者还常伴有偏盲或视野缺损等神经系统症状。脑损伤的影像学改变多在左枕叶内侧面和胼胝体压部及左侧顶叶的角回。

2. 伴失写的失读　又称顶 - 颞叶失读、中央部失读症。主要表现为全部或部分丧失了阅读和书写能力,包括字母、数字和音乐符号。书写障碍以自发性书写和听写困难为主,呈书写倒错或错语表现;抄写能力常常保留,但对自己临摹的文字或词语不认识、不理解。此类患者还常伴有失语、偏瘫、偏身感觉障碍、偏盲或象限盲、Gerstmann 综合征等。脑损伤的影像学改变多在优势半球的角回和顶颞叶交界区。

3. 额叶失读　其表现与 Broca 失语患者的听理解障碍相似,患者可以读懂一些文字,特别是名词、动词和部分修饰词,比如文章的标题。但是那些需要依靠语法结构才能确定句子的意思患者则不能理解或理解错误,丧失对语法结构、词句前后因果关系、短文逻辑关系的综合分析能力,比如文章的内容。大多数患者字母失读明显,而词失读相对较轻。阅读思维不能跟随阅读内容变化而改变(惰性阅读),形态相近的词易错读(如"大"读作"犬")等。自发性书写及听写障碍程度较重,多有拼写障碍、构字障碍,抄写能力相对保留,但较其他类型失读症要重。多伴有 Broca 失语或经皮质运动性失语、右侧偏瘫和偏身感觉障碍。脑损伤的影像学改变多在优势半球额叶,通常涉及额下回后部并延伸至前脑岛的皮质下组织。

4. 失语性失读　此类患者多伴有感觉性失语、非典型性失语以及传导性失语。其主要表现在对词义相近但内涵层次不同的词理解能力受损(比如懊恼 - 后悔 - 悔悟),但是对词义截然不同的词有一定的辨识度。大多患者还可能保留对字母、数字等符号的认知,完成相同字母的各种字体、字形间的匹配(比如 A-a、A-a)以及数字与手指数的匹配等。那些图示有优势的词更容易被患者理解。

(二) 纯失写

纯失写是指由于获得性脑损伤而导致书写功能受损或丧失;需排除文盲、先天性障碍、骨骼肌肉病变以及神经受损引起的书写障碍。纯失写较为复杂,不仅涉及大脑的语言机制本身,还涉及视听觉、动觉、空间结构等心理机制,因此其表现多样,David 和 Roeltgen(1997)将纯失写分为神经病学性和神经心理学性两大类。

1. 神经病学性

(1) 失语性失写:①非流畅性失写:主要见于 Broca 失语或经皮质运动性失语患者,一般因右侧偏瘫而用左手书写,书写费力,出字量少,常遗漏笔画,缺乏语法,不过大致能反映意思;②流畅性失写:主要见于 Wernicke 失语或经皮质感觉性失语患者,书写不费力,出字量较多,但易出现大量语音性和词义性错写,大多患者写字时伴有大声朗读,但多为错语,很难反映出中心意思。

(2) 失读失写:读写能力均受损,即后天文盲。尤其表现为命名困难,可以抄写简单的字词,但不会纠错。

(3) 视空间失写:患者书写字体时多有偏侧现象,比如左侧忽略的患者书写时只写在纸的右半部分,或者横向书写时有向上或向下的偏移现象,字体间距不等、结构紊乱。

(4) 纯失写:除了书写功能受损,其他语言功能几乎无明显障碍。极为少见,目前多见报道为左顶叶病变产生的视觉控制下的手运动缺陷导致的书写不能。

(5) 精神错乱性失写:是指因精神错乱而导致的书写受损,但其他口语理解表达无明显障碍。书写字形笨拙,难以看懂意思,有的癔症患者则表现为手的瘫痪或震颤而书写不能。

(6) 胼胝体性失写:又称为分离性失写,只局限于左手的书写功能障碍,而右手几乎能正常书写。多见于胼胝体受损的患者。

2. 神经心理学性

(1) 语言性失写:包括语音、语义及词语性失写。

(2) 周围性失写:包括失用性、形式性、空间性失写。

(3) 镜像书写:是指书写的笔画正确,但方向相反,就像在镜中看到的一样,如果是对称的文字则表现为笔画的反向运动。是脑部病变引起的一种特殊类型的失写。

(4) 象形书写:写出的字像画图一样,类似于中国古代的象形文字。

(5) 惰性书写:写出某一字或词后,就反复地重写前面的字词,难以控制。

(6) 语法障碍:书写的句子常出现语法错误,多与口语中的语法障碍相应。

(7) 过写症:书写流畅且量大,字体歪斜或忽大忽小,书写中混杂着许多无关字词,多与口语表达中的杂乱语相应。

(三) 失认症

是指因脑部损害而不能认识经由某一种感觉辨查的熟悉物体,且排除视觉、听觉、触觉、躯体感觉、意识及认知障碍。比如患者不认识所见到的手表,不知道所听到的汽车声,不能辨认手中拿着的手机等。

1. 视觉失认 主要表现为视力正常却不能命名或描述所见到的物体,可以分为视物失认、颜色失认、脸面失认和图像失认。但患者的视敏度多正常,比如看到一个人的脸,可以知道这是人脸却无法辨别这个人是谁,但是如果听到此人说话的声音则立马可以辨认出。脑损伤的影像学改变多位于枕叶、纹状体周围和角回。

2. 听觉失认 主要表现为听力正常却不能辨认出原来熟悉的声音。包含两种情况:

(1) 口语听觉失认:又称单纯词聋或皮质下词聋,完全不能辨识口语,也不能复述或听写,但自发语和阅读均正常。脑损伤的影像学改变多位于双侧颞上回中部或单侧颞叶的皮质下白质。

(2) 非口语听觉失认:又称心理聋症或精神聋,表现为不能辨认各种动物或生活常用设备发出的声音。脑损伤的影像学改变多位于两侧的听觉联络皮质。

3. 触觉失认　又称双侧触觉性失语,主要表现为触觉、温度觉和本体觉完好却不能辨认手中拿着的或摸到的物体,如果能看到或听到则立马能辨认出。脑损伤的影像学改变多位于双侧顶叶。

4. 自体失认　又称体像障碍,主要表现为视觉、痛温觉和本体觉完好却不能感知躯体各部位的存在、空间位置及各组成部分间的关系。比如患者不认识自己身体的各个部分,或否认身体某个部分属于自己,偏瘫肢体忽视以及幻肢症等。脑损伤的影像学改变多位于非优势半球顶叶。

5. 疾病失认　主要表现为病觉缺失,不知道自己有病或否认自己有病。脑损伤的影像学改变多位于顶叶缘上回。

6. Gerstmann 综合征　由 Gerstmann(1931 年)首先描述,主要表现为四个症状:双侧手指失认、肢体左右失定向、失写和计算不能。脑损伤的影像学改变多位于优势半球顶叶角回。

(四) 失用症

失用症是指患者因脑部病损不能随意执行一些原先已掌握的动作,且并不是由于患者肌肉瘫痪、共济失调、感觉丧失或理解障碍而引起。

1. 意念性运动失用　最为常见,主要表现为能够理解动作指令甚至可以说出该如何做,却不能按要求完成开灯、关门、刷牙、伸舌等日常简单动作,但是对于自发的、反射的或无意的动作通常完成得较好。比如不能按要求伸舌,却能在进食时无意地伸舌舔舐唇边的米粒。此类患者由于日常生活一般不受影响,所以多在医生检查时才发现,容易被忽视。脑损伤的影像学改变多位于左侧缘上回。

2. 意念性失用　主要表现为不能将各个动作成分有机组合起来去执行复杂精巧的成套动作。模仿动作无障碍,可与其他失用并存,患者经常会颠倒或混淆动作的前后程序。比如患者点燃香烟时,可能先吹灭点燃的打火机再去点香烟。此类患者日常活动就显得不正常甚至引发意外。脑损伤的影像学改变多位于左侧顶叶后部、缘上回及胼胝体病变。

3. 运动性失用　主要表现为丧失执行精细熟练动作的能力,多数影响上肢远端,执行命令、模仿及自发动作均受影响。比如书写、绘画、操作乐器、解系绳索等均不能完成。脑损伤的影像学改变多位于运动前皮质或胼胝体前部。

4. 口颜面失用　主要表现为不能按要求完成面部或唇舌的动作。比如听指令闭眼、鼓腮、咂唇、伸舌、吹气等不能完成,而无意识的自发动作则可以完成。脑损伤的影像学改变多位于左运动皮质面部区,多伴有失语。

(五) 失语法

一种后天获得的语言障碍,指的是个体口语和书面语中缺乏语法结构的一种失语症状。其特点是电报式语言或完全缺乏语法结构的刻板语言,常伴有语法结构的理解困难。具体表现有:压缩话语长度,替换或省略具有语法意义的词素(如数量关系表达、名词格的表达、行为状态表达、情态表达以及量词应用等);动词使用错误,缺乏动词、动词缺少曲折变化或动词移位;简化语句结构,对复杂句子有理解和运用障碍(如疑问句、被动句等),特别是复合句的理解和加工困难。

（六）失音症

主要表现为患者只能耳语而无语音，多见于两侧声带麻痹，在吸气时声带不能打开而产生吸气性喘鸣。多见于延髓麻痹、喉返神经麻痹、脊髓炎、多发性神经炎患者。另外一种痉挛性发音困难，多见于中老年神经疾患人群，患者往往一开口就会引起言语肌痉挛而发音困难，但在咳嗽时有发音。

（七）重言症

主要表现为反复重复某一句话，并且越说越快。多见于昏睡型帕金森综合征，也偶尔见于假性延髓麻痹。临床上较少见。

（八）缄默症

患者在意识清晰的状态下没有普遍的运动抑制，却始终保持沉默，既不开口说话，也不用言语回答任何问题，但有时可用表情、手势或书写表达自己的意见。常见于失语症患者的多为器质性缄默症，多有以下几种情况：①运动性失语患者由于语言中枢受到器质性损害而丧失说话的能力，可以理解他人语言，也很想说话，轻者能说单词，重者不能发音。②胼胝体切开术后约有 1/4 患者出现缄默症，尤其是二次术后，多在数周后能缓解，右利手者可持续缄默状态 3 个月 ~20 年。刚开始恢复说话时，患者可有声音嘶哑或低声细语，但不伴有言语错乱、命名性失语以及语义或语法错误。③去皮质状态患者又称为无动性缄默症，全身有去脑强直表现，眼睑开闭自如，眼球能转动，但不能追随光和物体，不语不动。除此以外还有精神分裂症、癔症性缄默症和选择性缄默症。

三、伴随障碍

（一）言语失用

言语失用是指言语运动器官不能按照正确的发音运动顺序工作，导致说话费力、错语的表现，而且这种障碍需要排除构音器官病变。多为运动性失语的伴随症状，但也可单独发生。脑损伤的影像学改变多位于优势半球的第三额回。特征表现为：

1. 元音顺序模仿错误　比如让患者将三个原音"a、u、i"按序列连续复述五遍，患者往往在第二遍时出现顺序错误（a、i、u）或者出现替代音（a、o、i）。

2. 如果首字以辅音开头则错音更多　比如让患者连续复述五遍"爸爸、妈妈、弟弟"，患者因错音出现而不能完成复述。

3. 重复朗读同一材料时倾向出现相同的错音。

4. 错音随着发音器官调节复杂性及词句难度的增加而增加。

5. 患者多有自我纠错和探索现象。

（二）构音障碍

构音障碍是指由于发音器官神经肌肉的病变导致的不能发音、发声异常、音调音量及节律异常和构音不清等临床综合征。但不包括失语症、儿童语言发育迟缓及听力障碍所致的发音障碍。失语症患者最常见的就是伴发运动性构音障碍，又称中枢性构音障碍，是指发音器官的神经肌肉麻痹或运动不协调所致的言语障碍。根据声学特点分为 6 种类型。

（1）迟缓型多见于下运动神经元损伤，如延髓麻痹、肌营养不良患者。主要表现为说话时感觉有气无力，语句短促、音调低、音量小，气息音，字音不清等。多伴有吞咽困难，唇舌运动力量差、流涎等。

（2）痉挛型多见于上运动神经元损伤，如脑血管病、多发性硬化等患者。主要表现为说话缓慢而费力,不自然的中断,音量音调有急剧变化,语音粗糙且语调单一,多有过重的鼻腔共鸣。常伴有面部表情变化。

(3)失调型多见于小脑或脑干病变,如肿瘤、外伤、酒精中毒等。主要表现为说话韵律失常,发音含糊不清,声音高低不一或震颤,间隔停顿不当,尤其是初始发音困难,音量大,重音过度。常伴有舌的抬高及交替运动差。

(4)运动过强型多见于锥体外系病变,如舞蹈病、手足徐动等患者。主要表现为说话声音高低、长短以及速度失调,可能突然开始或停顿,失重音,鼻音过重。常伴有嗓音发哑紧张,语速慢。

(5)运动过弱型多见于锥体外系病变,如帕金森病患者。主要表现为说话时发音低平单调,音量小,重音减少,有颤音或失声现象,首字音重复。常伴有舌运动不恰当、流涎等。

(6)混合型由于病变部位不同,很多疾病可以同时出现不同类型的构音障碍,有两种以上的表现称为混合型。

(三)认知障碍

认知障碍是指大脑器质性或代谢性病变造成的智能减退。认知障碍患者在言语方面的主要表现为措辞困难、言语间断、口吃、言语减少甚至沉默,晚期时说话常重复一个音节、创新字、模仿语言、赘语直至丧失所有语言能力。

1. 定向力障碍 主要是对时间、地点、人物的认识能力下降,重症患者甚至连自己的姓名、年龄及职业也不知道。当涉及此类问题时,他们往往因不记得而答不上来,但患者本身没有言语理解及表达障碍,复述也较好,有时合并有命名障碍。

2. 记忆障碍 主要表现为部分或完全失去回忆和再认的能力,不能记起不久前发生的事情,经常遗失东西,忘记赴约,学习新事物的能力也大为降低。优势半球的脑损伤往往会使得患者出现记忆障碍和失语障碍同时并存的现象,患者常会出现经数天提问同一问题回答均不相同,或表示知道却不能正确命名,对于在训练中已经熟记的内容(如早饭的内容、家人的姓名等信息)在很短的时间后提问又出现忘记。这种现象在失语症中被定义为找词困难或命名障碍。运动性失语、感觉性失语、基底节性失语以及丘脑性失语患者均会出现词语记忆障碍。与之言语交流中常因思考、回忆而中断语言,回答问题不切题,有些患者甚至因找词困难而不主动交流,严重的记忆障碍还可造成定向紊乱。

3. 视空间能力障碍 对物体的形状、方向、颜色以及物体之间的定位关系的分析障碍,致使患者在描述物体时信息报错,在口语表达中表现为方向错乱、颜色辨别不清,使交流对方难以进行言语辩论。可以分为定位障碍、深度知觉障碍、线方向判断障碍、形状知觉障碍和空间翻转能力障碍。视空间能力障碍最常由中央区后方病变引起,对于失语症患者来说在阅读书报时可能将书报倒置或斜置,当读毕一行文字时不能找到下一行,对一侧的文字忽视,不注意标点符号等;在书写方面容易将文字写在纸的一侧,文字笔画或排列紊乱;在计算方面主要是列式计算明显困难,提示空间性计算障碍;在绘图方面主要是复制逐渐增加难度的素描图明显障碍。部分患者还有忽视和/或共济失调表现。

4. 执行功能障碍 执行功能是指独立完成目的性的有效操作,包括定势转移、优势抑制、工作记忆、概念形成和流畅性等多种成分的综合。其语言表达主要为逻辑混乱、缺乏主题、说话颠三倒四以及言语不流畅。

5. 思维和判断力障碍 思维和判断是记忆力、视空间能力、定向能力以及计算能力等的综合直接应用,受文化、知识以及经验积累的影响。早期患者表现为不能掌握技术上或学术上的要点,其后对原有认识也模糊不清,对有延伸意义的话题讨论有困难,出现复杂句的理解障碍,复杂思维难以表达,口语表达中对抽象名词概念含糊。

6. 情感障碍 多数患者表现有抑郁、神情呆滞、退缩、衣着不洁甚至生活不能自理。部分患者可能会经常重复一些陈旧的、熟悉的语句,而思维空虚贫乏,捏造和虚构越来越显著。

(四) 听力语言障碍

是指由于耳聋引起的听力损失,导致言语功能障碍的一组疾病。根据听力障碍出现的阶段不同而言语障碍的表现不同,婴幼儿期的听力障碍可以导致儿童获得言语能力延迟、出现异常发音模式,甚至不能获得口语;而在成人期的双耳重度耳聋者也会因为不能对语音进行听觉反馈而产生语音、语调及音量的异常。

1. 发音障碍

(1) 音量喉头发紧,发音像是爆破音,不能连续,且音量过大。

(2) 音调出现异常的高调音或低调音,或声调单一,说话没有抑扬顿挫的变化感。

(3) 音质未加修饰的音色,多伴有异常共鸣或鼻音化,韵律节奏单调。

2. 构音异常

(1) 置换音目标音被置换成其他正常音,最常见的就是送气音与不送气音之间的置换(如 d-t、b-p⋯⋯)。

(2) 歪曲音目标音被置换成非正常音,多见于摩擦音和舌边音(如 s、sh、l、r⋯⋯)。

(3) 省略音该发的音部分或完全没有发出来,多见于尾辅音省略(如 ren-re⋯⋯)、非重音省略。

(4) 添加音发音中添加一个原本没有的音,多见于单韵母音节上添加一个不必要的声母(如 ba-ban)。

(李 莎)

第三节 发病及康复恢复机制

一、发病机制

(一) 概述

1. 回顾研究历史 早在 19 世纪上半世纪,医学界已经开始对失语机制的研究。1825年 Bouillaud 发现人类说话功能与脑的额叶相关,其部位损害导致表达能力损害。1861 年,法国神经病学家 Broca 发现,尸解脑部左侧大脑半球第二、三额回损害的患者语言表达功能受损,而右侧大脑相应区域受损却不出现类似症状。1865 年 Broca 发表了著名的论文《我们用大脑左半球说话》,首先科学论证了语言与脑结构的关系,提出左侧优势半球额下回后部为语言优势区,并将该区称为 Broca 区。1868 年 Jackson 描述了语言表达分为流畅性和非流畅性。1874 年,德国学者 Wernicke 首先描述了左侧大脑皮层颞上回后部受损,表现为听理解障碍,为感觉性失语,该部位称为 Wernicke 区。Broca 和 Wernicke 两位学者的发现奠定了语言表达和语言理解的解剖学基础,对失语的神经功能定位具有划时代的意义,同时也确立了左侧大脑半球为语言优势半球的理论。

对于优势半球的观点一直存在争议,有研究证明右侧大脑半球也参与到语言功能的活动,提出了左右利手间存在与语言半球优势的交叉关系。

此外,1869 年 Bastian 描述词聋和词哑,控制词汇表达的脑机制有词的视中枢和听中枢,同时手和舌有动作中枢。语言障碍者同时可伴有记忆障碍。1881 年 Exner 进行个案报道,发现左半球额中回后部病变可导致写字和绘画能力受损,证实了该区为"书写中枢"。1879 年 Broadbent 发现左顶下叶角回受损患者表现为失语症,还有左半球下半部损伤导致计算不能、左右辨别不能。这些定位中枢的相继发现,使人们开始认识并提出优势半球的概念。这种将最复杂的语言产生的脑机制定位于脑的特定部位之中的,被视为"狭隘定位论"。不同大脑局部损伤可引起语言不同方面的功能障碍;不同失语类型与一定的大脑病灶相关。1973 年 Luria 认为:语言产生脑机制的过程是由许多因素制约的功能系统来实现的,因此这个过程不可能只局限在大脑皮质的有限部位,而是分布于整个皮质(以及皮质下结构);但是,皮质和皮质下结构的每个部位,在组成各个复杂的功能系统中,各有特殊作用。高素荣也同意 Luria 的观点。

2. 言语的神经生理基础

(1) 发声言语器官的结构与功能受大脑的控制和调节:言语产生需要多个系统和结构连续活动相互配合。首先,言语起始于大脑皮层,说话的思维会起一系列的神经冲动,而且冲动会迅速传递到呼吸肌、喉和其他构音器官,它们或是呼吸或是进食的器官。这些神经冲动可能会同时传递给一般的肌肉和一些特殊功能的肌肉,此种模式会在言语产生的瞬时产生相互影响,例如,在声带发声的同时,发音器官产生有具体意思的语音。其次,在发声和构音时对气流产生的阻力也会对呼吸系统产生影响。存在于相关关节、肌腱、肌肉的特殊感受器会将言语活动的信息不断传回到大脑,在这些信息中,一些是有意识的,另一些是无意识的。因此,如果没有反馈、听觉、知觉的协同作用,语言活动便无法完成。言语产生的模式可以参考图 1-3-1。

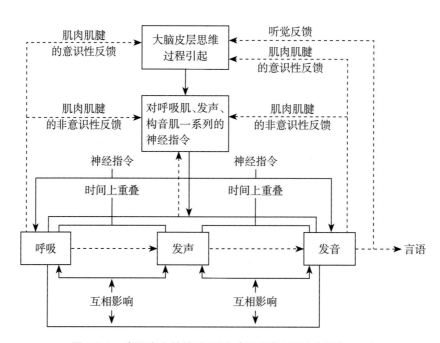

图 1-3-1　言语产生的模式(引自李胜利《言语治疗学》2010)

（2）动作分成三类：反射性、韵律性与随意性动作。我国台湾地区听力与语言治疗专家郑静宜所著的 *Motor Speech Disorders* 中描述：一般而言，运动神经的动作概括地分成三类：反射性、韵律性与随意性动作。运动性言语障碍是由于运动神经系统异常所致，我们有必要对运动神经系统的基本过程有一个认识，尤其是需加强对于神经系统的解剖学和生理运作与功能方面的了解，才能在个案的评估与介入时了解个案言语动作受到的影响与限制，并且想办法帮助个案克服这些不良的影响与限制。

反射动作是个体与生俱来的，不需要学习，只要外界出现适合且足够的刺激，身体就会出现特定形式的动作反应。这些反射动作的形式是一种一成不变的原始反射，有着固定的形式，且通常不受意识控制，例如婴儿脸颊受到触碰的体感刺激，即会出现往刺激方向的转头反应，此动作即为觅食反射。

韵律性动作是一组重复性的动作组型，一旦动作被启动就会自动化地持续执行，可不断地重复执行规律化的动作，并可由意志控制动作的启动和停止，如咀嚼、行走、跑步或唱歌等这些皆属于韵律性动作。动作从启动至停止间有固定的形式，较难以改变。韵律性动作的自动化程度很高，不像反射动作，韵律性动作不是与生俱来的。韵律性动作需要经由学习才能获得，但通常学习时间不会很长，绝大多数个体往往在一段时间内很快即可学会，如几天或几个月。

随意性动作或意向性动作则是动作的每一部分皆可由个体随意加以控制。个体需要学习而习得，学习的时间则依赖各种动作的复杂程度而定，简单的动作甚至可能不需练习即可做到（如日常生活的很多动作），复杂的高技巧性动作就需要较长的时间才能习得（如舞蹈、绘画、体操、投篮）。随意性动作的自动化程度相对较低，但视熟练程度而异，也有某些程度的自动化。动作过程中，起始、进行和结束大多可受个体意志的控制。事实上，我们日常生活中多数动作依据熟练或自动化程度的多寡，或多或少都掺杂着韵律性动作和随意性动作的成分，例如书写、弹琴或打字的动作。

说话的动作是以上所谈到的三种动作中的哪一种呢？说话的动作需要经由不断地模仿、练习、回馈与修正而习得，而且通常我们说话的动作多数是可以受意志所控制的，可见说话动作中多数成分是属于随意性动作。然而有时候我们似乎也会发现说话动作有一些不可控制的部分，一旦启动一个音，一句话或一个词就会冲口而出，似乎自己都管束不了。例如在我们说出："自行"的瞬间，"车"这个音似乎就已经在嘴边等着说出来了，可见说话动作也有自动性的动作成分。又如一些简单的口腔轮替运动、背诵行为（如数数、背诗歌）、熟练的咒骂行为或唱歌，这些行为一旦启动就会自动执行，说到一半时似乎较难停下来。可见说话动作是属于一种半自主性行为，有随意性动作成分，也有自动性动作成分，而这些动作皆由神经系统运动系统来完成。

（3）运动的神经控制：随意性动作所涉及的神经机制包括位于大脑皮质的上运动神经元、脊髓或脑干中的下部运动神经元、基底神经核与小脑系统，还有辅助运动区。身体动作的产生是由这些神经机制相互协调合作运动的结果，其中一些机制之间则有分层阶梯的关系，有一些机制则起到调节作用。辅助运动区位于大脑左右半球中主要运动区之前，属于运动前区，Brodmann 区的第六区。辅助运动区涉及随意性动作的计划、组织和整合信息，负责动作过程的启动阶段。大脑中支配肢体运动的上部运动神经元位于皮质的主要运动区，属于 Brodmann 区的第四区，此区为初级运动皮层，大脑运动皮质的上部运动神经元发出的运动指令，可直接支配脊髓或脑干中的下部运动神经元。下部运动神经元支配肌肉，使其收缩或放松因而产生肢体的动作。基底神经核与小脑等控制回路则是负责动作的调节运作功能，属于辅助性的协调作用。

肢体运动的产生是由于肌肉收缩所造成的，一个动作的产生是由身体各部分的肌肉协调性或轮替性的收缩或放松完成。这些有关肌肉收缩或放松的动作指令由大脑的运动皮质发出后，经由脊髓（或脑神经）往下或周边传输，最后传至目标肌肉群，肌肉纤维收缩或放松，可产生动作。如此有关动作神经传导的传输径路称为最终共同径路，亦为运动命令最后送达终点站（肌肉）的路径，主要由上部运动神经元和下部运动神经元一起共同完成。

一个动作的内在发生过程是十分复杂的，前额叶皮质整合其他脑叶（如顶叶、颞叶、枕叶）的信息，依据内、外的线索行程动作决策，并发展动作的计划程序。有研究发现在骨骼肌（如二头肌）开始动作之前的 90ms，可在后顶叶的一些神经细胞中记录到一些相关的动作电位（Holmes，1993），推论后顶叶皮质可能与随意性运动的启动有关，也可能和一些感觉性信息的整合有关。造成骨骼肌收缩的动作电位与大脑运动皮质区的电位活动存在着一种共时性关系，这种共时性关系的存在，显示运动皮质是动作指令的发出者，肌肉细胞如同其所支配的下属。基底神经核与小脑在动作控制中所起的作用和大脑运动皮质则是不同的。事实上，运动时，骨骼肌的电位与位于基底神经核与小脑的神经电位在时间上并无一致性的关系（Holmes，1993）。基底神经核除了接收运动皮质的信号外，也接收许多来自于后顶叶皮质的信号，并且也投射出信号至辅助运动区。在基底神经核内有些神经元在一个自主动作开始之前即出现电位活动，可推论基底神经核的运作功能是在动作执行前参与调控工作。

小脑内神经元的电位活动在一个动作之始通常并不明显，而通常是在一个动作执行的终末时刻才出现明显的电位活动，这显示小脑在动作控制方面具有校正的功能。小脑将动作后的结果做一评估，将预期与实际的状况做比较，计算要达到动作目标当下还需要做的动作信息，如动作的方向、时间和幅度等信息，可即时反馈给大脑皮质，以修正动作。小脑本身接收许多本体感觉的信号，整合各方面的信息给动作最高指挥中心——脑皮质做参考。由以上内容可知，一个动作的产生需要这些相关的神经结构在空间和时间上一起运作才能顺利完成。

言语说话动作主要为一种高技巧性的随意运动，是一种精细动作，需符合一定的动作精确性和速度的要求，要完成这样的动作需要神经系统中许多结构共同整合性地运作，互相协调合作。这些相关结构主要包括脑皮质、脊髓、基底神经核、脑神经、脊神经、小脑和肌肉等，在这几个重要机制中的神经信号相互连接协调运作，共同完成言语相关机制的运动，才能产生出正确的语音，包括控制呼吸、发声、构音和共鸣调整等器官或结构的动作。

（二）各类失语症的发病机制

关于各类失语症的发病机制，美国失语症专家本森（Benson），以及我国高素荣等已有描述，这里主要根据大脑解剖功能定位与失语的临床表现之间的关系，参考他们的观点进行阐述。

1. 外侧裂周围失语

（1）Broca 失语（Broca aphasia，BA）：Broca 失语患者大多伴有右侧偏瘫或不全偏瘫，常合并左侧意向运动性失用，感觉障碍极少见。引起持续的 Broca 失语的病灶部位在语言优势额下回后部 44 区，包括 Broca 区，后延至中央回下部，深至侧室周白质，Broca 失语时病变范围一般比 Broca 区大，前运动区皮质（6 区）损伤以及内侧的辅助运动区（SMA）除了影响语音的流畅性,还会使语音变得犹豫和单调,内侧损伤严重可导致长时间持续言语障碍。额叶前部(9、10 和 46 区)可以出现轻微动力性失语,主要损伤了语音组织行为的部位,一般内部语音先于构音动作,整合功能及构音动作顺序障碍。单纯 Broca 区病变,或包括皮质下或仅其皮质下的小病灶,不产生失语,至少不产生持续性失语,仅产生短暂的言语障碍。Broca 失语的预后与病灶大小有关,大多预后良好。如果不能完全恢复,遗留症状常限于口语;即使不可完全康复,借助手语或其他辅助手段一般不影响日常交流。

(2) Wernicke 失语(Wernicke aphasia,WA):Wernicke 失语是第二种被公认的失语症,曾称为感觉性失语、接受性失语,临床以流畅性口语和严重听理解障碍为特点。神经系统常无局灶体征,可有右半身感觉障碍。右上象限同位性盲可能是唯一的体征,但常容易被忽视。左颞叶损伤产生明显的语词记忆障碍,保留语音的信息能力下降,对有组织、有连续的词的回忆也减少,对声音的编码回忆不利。存在音素辨别的缺陷,但音素的辨别水平与理解损伤的水平并不相关。因初级听皮质尚好,在 Wernicke 失语的理解缺陷中,音素的缺陷只占一小部分作用,颞上回后部是听语音印象中枢,此区损伤,能听到声音,但听到的语音为无意义的声音,患者由于丢失了以前储存的词语声音信号,故不能将听到的词语与以前记忆词汇的意义相关联,因此无法理解别人说话。故 Wernicke 失语的患者词意理解严重障碍。

由于缺乏神经系体征,初起病时患者可因病感失认(anosognosia)而表现为行为障碍、焦虑不安,甚至呈偏执状态,容易误诊。当引起 Wernicke 失语的病灶部位在语言优势半球颞上回后部,即 Wernicke 区,预后较差。但如病灶较小,或病因是脑出血者有所改善;病灶大且因脑梗死引起者,难以恢复;通过结合语境、看交谈者手势和表情,也可完成基本的日常生活交流。

(3) 传导性失语(conduction aphasia,CA):传导性失语在临床上所有失语症中约占 10%。这是一组中等失语症病例。主要临床特点是口语为流畅性,听理解相对保留,而复述能力不成比例地下降。

神经系统检查常为阴性,也可有视野缺损和偏身感觉障碍,可有意向运动性失用。对于传导性失语病灶目前还有争议,一般认为病变主要在联系 Wernicke 区和 Broca 区之间的弓状束,使 Wernicke 区的言语信息不能很好地传导到 Broca 区从而导致严重的复述障碍,但也有些学者对此提出疑问。前者强调听和表达中枢分离但有联系,后者强调感知和发生两方面是单一中枢,认为听和说是单一现象,由中心语言带调节。解剖学方面另一个争议由 Liepman 和 Pappenheim 首先报道,尸检证明传导性失语的单发病灶累及左颞横回,向后延伸至颞平面、颞顶皮质和皮质下包括:缘上回、角回、颞上回,甚至波及 Wernicke 区听语言中枢,而额叶和岛叶完整。上诉两种理论均认为听语言中枢保持完整,所以传导性失语听理解障碍不严重。

传导性失语病灶并非局限在一个特定的部位,往往是由于优势半球的外侧裂上下部位散在性损伤造成。

2. 经皮质性失语

(1) 经皮质运动性失语(transcortical motor aphasia):患者的主要特点是复述近于正常而自发谈话严重受损。神经系统检查常有右侧偏瘫;非偏瘫侧存在失用。可能因病灶常累及额中回后部或额上回,该区与执行书写有关。病灶主要位于 Broca 区前和 / 或上,即额叶分水岭区。头颅影像提示少数病变可以位于优势半球额顶叶深部白质,预后较好,可恢复正常或近于正常。但如病灶较大,遗留症状仍以言语扩展困难为主。左大脑前动脉分布区梗死可致失语,失语模式与经皮质运动性失语相似。但伴有前额叶病变的症状,如淡漠、反应迟钝、失用、结构障碍等。有些学者将其分出,称动力性失语。Luria 认为是编码程序活动的总组合能力损伤,导致自发性言语障碍。

(2) 经皮质感觉性失语(transcortical sensory aphasia):患者的临床特点是流畅性口语、听理解障碍重而复述相对好。神经系统检查常为阴性,也可能有右侧偏身感觉障碍及偏盲。初起病时常有病觉缺失导致行为障碍。病变累及左颞、顶或颞顶叶分水岭区,左外侧裂后端角回区。复述功能保留是由于损害了语言区周围的结构,造成了感觉语言区和概念区联系中断。头颅影像提示累及优势半球后部、顶、颞或颞顶分水岭区。复述保留的机制与经皮质运动性失语相同,也有人认为复述保留可能与右半球功能有关。已损害的功能恢复较差,但也可恢复到正常交谈,但对复杂语句仍存在理解障碍。

(3) 经皮质混合性失语(mixed transcortical aphasia):这种失语又称语言区孤立。主要临床特点:除复述保留外其他均受损。口语倾向非流畅性,但严重者口语仅限于强迫模仿及完成现象。神经系统检查常有右侧偏瘫,偏身感觉障碍及偏盲。病变为优势大脑半球分水岭区大片病灶,累及额、顶颞区,如只累及额顶叶分水岭区预后较好。认为大片分水岭区病灶导致传统语言区被孤立。完成现象较突出的是自动反应,在完成复述、系列言语等语言测试时表现出来,如自动完成句子,给出一句唐诗"床前明月光",可以背出后面几句,还可以完成数数等。而且,但也有报道不伴语言区孤立的经皮质性混合性失语。实例的头颅影像提示左额顶叶呈楔形的脑梗死灶出现该型失语。预后好的可恢复到日常交谈。

3. 完全性失语(global aphasia)　完全性失语是最严重的一型失语,曾称为表达和接受性失语、混合性失语。常伴有严重的神经系统体征,包括三偏征。病变为左大脑中动脉分布区大片病灶,头颅影像提示病变范围广,累及优势侧的额颞顶叶,外侧裂周语言区几乎全部受累,患者所有语言功能均严重受损。Michael Collins(1991)提出更为恰当的定义:完全性失语是一种严重的获得性的全部语言传导功能的损害,而不只是单一功能的损害,并且非语言的视觉理解功能也受到严重的损害。它往往是由于广泛性左半球语言功能区受损害,但也可以是局限性的皮质下病灶所致。范围越小、距离主要功能区越远的病灶,就越能在早期有较大的恢复潜力。预后相对差,部分病例语言各方面改善不明显,大多数病例的听理解及文字理解有部分恢复,口语常仍限于刻板言语,少数病例可恢复似 Broca 失语。

4. 命名性失语(anomic aphasia)　临床特点是谈话为流畅性,缺实质词,空话,但罕见错语和奇特语言。其他轻度障碍,突出的是命名障碍,可接受选词提示。

神经系统检查可为阴性。病变大多在左颞中回后部或颞枕叶结合区,预后较好。Benson 在早期失语症分类中,将命名性失语归为无定位性失语。命名在语言活动中需要脑多个部位参与:左半球颞叶枕部与视觉对象命名相关,左颞叶语言听觉区与声音结构保持完成的命名相关,左顶枕部与附带联系的词的选择相关,词的再现依靠颞叶的结构完整性。大脑不同部位的病变表现为不同的命名不能特征,命名是由优势半球皮质区复合体的协同活动来完成的。

5. 皮质下失语(subcortical aphasia)　传统上所谓典型失语综合征只提示皮质病变,即失语症是因大脑皮质语言区病变引起的。皮质下结构在语言活动中是否起作用一直有争论。大多数认为,皮质下病变不产生语言障碍。实际上,早在 1906 年 Marie 就提出"语言不能区"概念,该区包括内囊 - 纹状体,之后命名为 Marie 四方区(Marie quadrilateral space)。同期 Dejerine 也描述了背侧丘脑病变产生语言障碍。

20 世纪 50 年代以后,随着临床诊断和治疗技术的发展,以及神经影像技术的应用,发现单独皮质下病变可以产生失语症,并将皮质下失语作为一个独立的失语类型。

Benson(1979)在其《失语症、失读症和失写症》一书中,描述了皮质下失语中三个类型,即背侧丘脑性失语、纹状体失语和 Marie 四方区失语,还描述了白质病变时的语言障碍。但对于皮质下结构病变引起的失语症是皮质下结构本身受损引起的,还是深部病变引起的"远隔效应",仍有争论。Olsen(1985)对失语症患者同时做 CT 和 SPECT 检查,发现皮质下病变有失语者大多伴有皮质区区域脑血流量(rCBF)减少;如不伴 rCBF 减少,则不伴失语;认为皮质下病变产生失语的原因与皮质区血流减少有关。

高素荣等(1995)研究了 34 例首发脑血管病且为单发病灶的患者中有 21 例有失语症,其中 15 例患者的 SPECT 示左皮质区低灌注;且不同失语类型与 rCBF 低灌注区部位有关。如诊断为完全性失语者,SPECT 示左半球有广泛的皮质血流低灌注;诊断为经皮质运动性失语者,rCBF 低灌注区在左额顶叶区;诊断为经皮质感觉性失语者,rCBF 低灌注区在左颞顶叶区。

正如 Laria 指出的,"语言是一种复杂的高级神经心理活动,需要全脑参与,其中包括皮质下结构。但不同部位(包括皮质下结构)在语言活动中起不同的作用"。有资料表明,皮质下结构参与语言活动。另外,皮质下大量联系纤维,包括与语言区联系纤维的病变,必然会产生语言障碍。①背侧丘脑病变时语言障碍,说话声低、音量小,找词困难致语量减少,原因是从词库提取所需词时启动困难,是一种回忆障碍。②基底核病变时语言障碍:基底核(纹状体)包括尾状核、苍白球、壳核,内囊与之毗邻,病变使这些核团同时受累,基底核病灶实际主要在基底核——内囊区。小病灶不可以产生言语和语言障碍。如病灶较大,则临床症状包括言语障碍和语言障碍。言语障碍主要是发音障碍和音韵障碍。患者谈话含糊不清,发音不准,但不偏离原来的音位,也不影响对其语响对其语义的理解。③皮层下白质通路引起语言障碍如:脑室旁白质病变:可产生自发性语量减少,找词困难和词义替代;皮质下白质病变:皮质下白质通路病变可产生语言方面单一方面障碍如纯失读。

6. 纯词哑和纯词聋

(1) 纯词哑(pure word dumbness):有不同的名称:纯运动性失语、皮质性言语讷吃、皮质下运动性失语。

关于病变部位,认为在左大脑半球中央前回下部、额下回后部的皮质和皮质下。所有脑神经中,除了面神经下半部和舌下神经主要受对侧支配,脑桥延髓运动神经是由双侧皮质支配的,但对言语发音则左侧半球下部运动皮质特别重要,推测此区是来自语言优势半球对言语运动控制的最后通路。因此,曾认为纯词哑是运动性失语、经皮质运动性失语或皮质下病变失语的恢复期,但大多数学者倾向于纯词哑是一种独特的失语综合征,主要是构音障碍。不能把纯词哑简单地看作非流畅性失语的一个类型。

(2) 纯词聋(pure word deafness):纯词聋是一种单一语言方面的选择性听理解障碍,关于这一种孤立形式的语言障碍的病变部位并不统一,发生机制解释也不统一。对词语声和非词语声如:自然声音辨别有分离。纯词聋的病变部位:①可能损伤左颞叶后部皮质下;②颞上回中部、Wernicke 区前缘皮质及皮质下。双侧颞叶皮质或皮质下,Wernicke 区与听输入纤维的中断或 Wernicke 区被孤立有关。患者的听测试基本正常,究竟是语言感知的音位障碍还是听觉加工障碍引起的还不确定。前者优势颞叶病变是一种特殊的失语症类型;后一种双侧颞叶损伤,对于快速听觉刺激受损严重。1997 年高素荣和刘献增分别报道过 2 例属于这两种分型的纯词聋。后来也有学者提出纯词聋是这两种机制共同作用的结果。

7. 右侧大脑半球与失语　左侧优势半球在语言功能方面的主导地位已经得到公认,但有一些证据表明右侧半球不是"哑巴"。如发现左侧大脑半球切除术和一些左侧大脑皮层切除术的患者有自发性唱歌及自发语言的例子。另外,这些患者还存在这样的情况:当癫痫活动时能够产生自发语言;又或者有失语症,也能够产生自发语言,从这些案例看来,右侧大脑半球也参与语言功能的活动。

对以上左侧大脑半球切除和左侧大脑皮层切除的患者的研究,以及右侧大脑半球病变引起双语失语的报道,似乎意味着右半球可能具有开发语言能力。来源于一系列的临床调查过程表明,双侧大脑维持双边关系时,右侧半球可能通过调节写作表达和语言的某些方面发挥着作用。例如:在杰克逊(Jackson)提供的对癫痫、失语症、脑半侧切除及左利手的一系列研究得到印证,还有其他研究团队也支持杰克逊的论点,他们认为右半球可能同样涉及语言功能,这些语言功能产生更能说明右侧大脑更广范围地参与支持左半球的语言功能。也许只有这种预先潜在的双侧大脑半球的语言功能,才能产生这种独特的神经生理学干扰现象。

影像学方面的研究提示,根据头颅 CT 扫描数据整合的照片,提示右半球有特殊处理许多非语言方面的语言交流功能。然而,当前的研究不太明确关于右脑参与的确切描述,是否有更高级的右半球的模式形成对语言的韵律和情感方面的基础也尚不清楚。大量研究表明,右脑功能可能与一些语言以外的功能相关,以视觉空间、音乐和情感处理为主。但由于许多临床来源的结果缺乏可控制性对照因素,所以难以达成一致观点。

(三) 研究展望

1. 阅读模式的研究进展　脑神经科学发展日新月异,而人类也不断努力,探索、研究新的方法去不断深入认识大脑的奥秘。以下内容是在众多脑功能研究进展中,关注到的近期关于大脑阅读机制的研究进展。这是关于前后一百年,法国两位科学家戴杰林(Josephjules Dejerine)和史坦尼斯勒斯·狄汉(Stanislas Dehaene)对单纯失读症的研究,以及他们对大脑阅读模式机制探索的变化,旧的是简单工厂生产链式阅读模式,现代是平衡复杂皮质网络阅读模式。

(1) 临床上有这样的患者,可能会写,甚至可以拼出最深奥难解的字来,却没有办法读它,他是个骗子还是疑病症? 戴杰林认为都不是,因为他发现有好几个像这样语言盲病态的患者。现代的神经学已经确认了戴杰林所有的观察。如今已有几百个像这样的个案了;只是描述它的术语改变了,现在称这种患者为没有失写症的失读症(alexia without agraphia),就是不能读,但是可以写,又称之为单纯的失读症(pure alexia),属后部失读症。

用"单纯"来描述是基于以下原因,戴杰林在他的报告中描述了具体的表现,后来也都被别的医生在其他患者身上观察到:口语、书写、物体、面孔、图画,甚至数字都无恙;触觉与字母形状的运动知识都无明显异常。只是不能读。

之后也有许多单纯失读症的病例出现,但是现代的分析将这些患者分成两个亚型,一类是连一个字母都不能念,他们甚至不能把大写和小写字母进行配对,因为他们无法知道 A 和 a 是同一个字母的不同形态;另外一类是可以认得字母。这一点点的差别在日常生活上会造成很大的不同,因为后一类患者可以慢慢地将单词里的字母辨识出来,然后他就能知道这个单词的意义,所以他们只是很慢、很慢地读着而已,他们需要 5~10s 去读一个单词,而且字母越长,读的越慢,阅读时间和单词的长短成正比。这点与正常人非常不同,前面说过,正常人读单词轻松自如,而且在六七个字母之内,读单词的时间与单词的长短无关。这种情形叫做"逐字母阅读",它很明显地展示出缺陷所在,单纯失读症的患者是无法同时处理一个单词的所有字母的。

(2) 戴杰林首先研究的个案显示人类大脑有一个特定脑区专门来处理字母串转换成大脑的语言,他知道只有通过解剖才能真正找出病变部位所在。1892 年,在法国的生物学会,他报告了他的发现。死后的解剖发现,患者的右半球是完好无损的,脑损伤在左半球的后区,包括左视觉皮质枕叶及左枕极,从楔状叶的基部一直到舌状回和梭状回在皮质上很清楚地看到很大一块黄色神经萎缩沉积物,这就是 4 年前该患者不能阅读的最主要原因。

为了要完整地解释为什么视觉某些区域受损就会选择性地改变阅读能力,戴杰林指出神经回路终端的概念,在报告中他强调,该患者的脑损伤有一部分在白质——大脑中连接不同部位的纤维束;此外,损伤部位在枕极,这个地方正好是视觉早期处理的地方;最后,左枕叶也有损伤,它与胼胝体的连接有一部分被破坏了,这使该患者不能接受到右视野进来的信息。

从这些大脑受损位置,戴杰林认为该患者的脑卒中使信息进到"字母视觉中心"的路断掉了。根据解剖位置与他的观察,他认为阅读中心应该在角回,这是顶叶最下面的地方。该患者的"字母视觉中心"应该没有被破坏,所以他可以在手掌中画字母的形状时,认出字母的名字,但是视觉输入不能进来后,这个地方被中断了,不能把它的字母知识送出来。所以患者并没有瞎,他可以看见字母的形状,而且像处理别的物体一样处理字母,但他就是无法知道它们是字母或是字,变成"语言盲"了。

(3) 在戴杰林的观察一百年后,神经学家科恩(Laurent Cohen)和法国著名认知神经科学家史坦尼斯勒斯·狄汉,以及好几位研究员以首例患者的病历来诊视新的患者。戴杰林所描述的脑损伤位置其实是十分普遍的,大部分单纯失读症的患者是左边的枕颞 - 颞叶处受伤,与首例患者的脑区一样(这个区域很容易受伤,主要是一旦左大脑后动脉受阻,这块脑区就没有血液来供氧),在最近三个患者身上所看到受损的位置也皆为左脑下后方。

现在磁共振的功能远超过戴杰林当时的工具,不但不必等患者死后作切片才能知道脑损伤的位置,还能将不同患者脑损伤的位置输入电脑,找出他们损伤位置的共同点,因此,可以找出大脑什么部位是专司阅读的哪一种功能,将它们和其他的视觉功能分开,例如失去视觉颜色的功能。这个逻辑是很清楚的。第一,找出许多失读症患者在三维空间上的病变位置;第二,将他们大脑的平均图形减去另一组没有失读症的大脑平均图,剩下的便是引起阅读障碍的大脑位置了。

(4) 单纯失读症最主要的病变区域在枕极前面几厘米处。枕极在左脑的底部,它有好几个名字,在解剖学上被称为"左边枕叶 - 颞叶区"(left occipito-temporal area),因为它在枕叶和颞叶交会的地方,在侧枕 - 颞沟(lateral occipito-temporal sulcus)上,科恩和狄汉认为称它作"视觉字形处理区"(visual word form area)比较贴切——这个名词现在在科学的文献上已经变成标准名词了,它强调字母和单词形状在视觉分析上的重要性。不过这两个名字都很难读准。因此,为了简便起见,狄汉把它叫做"大脑的字母盒",这个名词一目了然,让读者知道这个脑区的功能。它是专门负责处理送进来的字母,这个脑区能快速地指认字母串并把它送到高层处理中心去找出它的读音和意义,有着关键性的关系。

狄汉等提出他们自己的观点:与戴杰林不同之处在于,他们现在认为辨识字母并不是在角回这个大脑后上方的脑区,而是在下方这个字母盒的脑区。戴杰林的错误是由于首例患者的脑损伤位置非常奇特,他的字母盒位置并没有完全被破坏,而是跟关联脑区的联系被切断了,这一点是首例患者与其他纯粹失读症患者的不同之处。戴杰林错误识别了中断的位置:中断准确的脑区在视觉系统的腹部,而不是背侧、靠近角回的地方。

现在知道有三个地方遭到破坏就会影响视觉字形处理区的正常功能:最简单的就是直接破坏这块区域,但是也可以破坏上游,使信息进不来,如首例患者的个案,或是破坏下游,使信息无法送出去到大脑的其他部位。无论是哪一种,它的结果是相同的,患者就无法辨识文字了。

狄汉认为:戴杰林还犯一个比较基础的错误,他大大低估了大脑处理阅读的复杂性。戴杰林以及后来的科学家,如哈佛大学的盖喜文(Norman Geschwind),都把阅读想像成一个简单的连接历程,他们认为文字是以视觉形态的方式进入枕极,然后送到角回去与这个字的视觉影像接触,接着把它送到 Wernicke 区,这个地方是单词的声音所在地,再送到 Broca区,在这里,发这个音的嘴巴动作被提取出来;最后进入运动皮质区,这里是控制肌肉的。这是一个简单的序列性流程,很像工厂的生产线;用 19 世纪的机械比喻来比较大脑的功能:如何产生电流、输送电流,或是火车蒸汽的输送。当然,最早的大脑功能和笛卡尔所画的水力机械图就是描述反射反应。这个反射弧有好几个世纪之久,一直是用来比喻脑功能活动的方式。

今天,大脑被看成许多功能同步在进行的器官,脑的网络形式已取代了早期序列性功能的模式。现在了解视觉是一个非常复杂而且不能被简化成皮质影像的连接环节,从编写电脑程序来做视觉形状辨识的过程中就知道这是一个很复杂的历程,需要好几个非常精致的操作才能辨认出一个字来。而视觉分析只是阅读的第一个步骤而已,后面还有很多不同的表征,如字根、字义、字音,以及如何启动肌肉去发这个音等,都得介入,才能完成一个字的辨识。每一个操作都需要同时活化好几个不同的大脑区域,而这些连接都不是以直线连锁的方式组织的。这些大脑区域是在同步作用,它们的信息不停地互相交错,这些连接是双向的,当 A 区连接到 B 区时,B 区也同时有路把它的信息投射到 A 区。

这些基本的、生理上的原则使我们可以画出一个读者大脑的新版本(图 1-3-2)。这张图上所有的区都是对阅读有贡献的区域。但是狄汉的图还是太简单,很多重要的区域和连接还是没有画出来,狄汉的图与戴杰林的不同,他的不是序列性的,而是大脑不同区域同时活化的图。因此,它们对阅读历程的独特贡献还是很有争议性。虽然已经有很好的大脑影像工具,还是没有办法将每个区域的功能究竟是什么,很清楚地画在图上,因为它们全部都同时在操作,又快速地互动。戴杰林可以找出皮质中的视觉、听觉和动作的影像,不同的是狄汉对皮质功能的看法当然比戴杰林的精细了很多。但是,实在不知道人类哪一天才能掌握大脑中这么复杂的神经回路。

无论科学家是否真的可以完全了解读者的脑,对大脑在阅读时的了解,尤其是找到字母盒,不能说没有进步。现在知道这个视觉输入的区域是占据一个关键性的脑功能区,所有文字的信息都要经过这里才送出去到左半球的各个地方。这个地点的关键性解释了为什么这

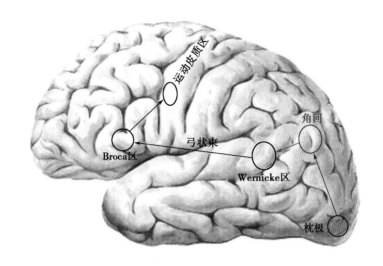

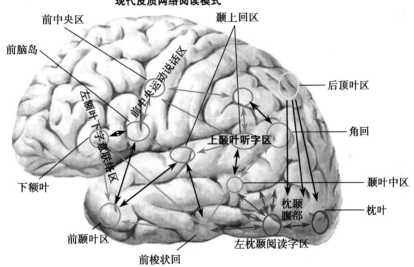

图 1-3-2 传统的阅读神经模式与现代复杂网络模式

过去传统的阅读神经模式(上图)是链条式线性模式:枕极(文字形态)—角回(字的视觉影像接触)—Wernicke区(声音所在地)—Broca(字发音动作提取)—运动皮质区(控制发音的肌肉);现在已被复杂网络模式所取代(下图):阅读分别有四个脑区:左枕颞阅读字区、上颞叶听字区、左额叶下字意联络区、前中央运动说话区。各区之间有多条联络通路:橙色是发音和说话通路,绿色是意义通路,红色是视觉字形处理通路。首先左脑枕颞叶腹部辨识字母视觉形式,然后将视觉信息送到左侧半球各个区域,把字的意义、发音方式和发音记录下来。绿色和橙色区域并不是只为阅读的,它们主要负责语言的处理。学习阅读其实是发展一个视觉区和语言区的相互连接,所有的连接是一个复杂的网络连接,它的细节还没有完全了解。实际上,皮质的连接可能远比这个模式复杂得多

个脑区一旦被破坏,如上述戴杰林研究的首例患者,他完全失去了处理文字的能力,文字对于他好像变成了一系列没有意义的黑点。

2. 现代神经影像技术在脑功能方面的研究应用 一个多世纪以来,在临床上对患者的研究已揭示了大量的现象,并总结了一些有助于了解正常人认知心理活动的规律。但是患者得病后的异常表现,往往受病变部位及病变时间等因素的影响,在概括有关规律时,难免

遇到困难。近 10 多年来,脑成像技术应用于对正常人高级认识活动的研究,弥补了过去研究手段的不足,揭示了一些新的现象和规律,同时,为深入探讨异常脑功能机制也提供了强有力的工具。尽管脑成像方法还有待发展和完善,但是它已经显示出旺盛的生命力。在 21世纪的脑科学时代,它将发挥重要作用。下面具体介绍有关方法及其在正常人和患者认识加工中的应用。

(1) 正电子发射断层扫描术及功能性磁共振成像神经影像技术的应用要求

1) 实验设计:要做好认知加工过程的脑成像研究,在实验设计阶段需要三方面的知识相结合,即认知心理学、脑神经活动生理学和解剖学以及扫描设备性能及各种参数的含义和使用。其中认知心理学的基础知识是不可或缺的。例如一个书面词,其本身就包含形、音、义三种成分。当要求读一个词时,其加工过程就不能简单地认为只是"看见词,读出它"。实际上它还经历了字形特征提取、语音转换、语义提取以及发音器官的组织和语音输出等阶段。在此加工过程中,必然有相应的脑组织参与,在很多情况下,它们是互相配合、协同完成一个认知加工任务的。为了搞清各脑区与各认知加工成分的关系,首先要对认知过程各加工阶段做科学的分解,使之成为研究中的行为变量。如果对一个认知过程所包含的组成成分不清甚至混淆,就不可能得到可靠的脑成像结果。

2) 数据处理:对实验数据的后处理是一项较复杂的工作,其方法也有待不断完善。它包括图像处理如头动及伪影的消除、不同被试者图像的标准化等;还要对脑激活区做量化的分析处理,包括各种统计检验。现在有几种脑功能成像的处理软件,如 Stimulate、AFNI 及 SPM 等。这些软件都在发展完善之中。这方面的技术人员也是脑成像研究工作集体中不可缺少的。

在对客观事物进行心理加工的同时,记录人脑功能活动的图像即脑功能成像。它通常是将认知心理学的研究方法与新的成像技术相结合。现在经常使用的成像技术有:PET 和功能性磁共振成像(functional magnetic resonance imaging, fMRI)。另外,还有脑电图(electroencephalogram, EEG)及脑磁图(megnetoencephalography, MEG)。它们都是对人体无创性的技术。下面着重介绍当前广泛使用的 PET 及 fMRI。

(2) PET 实验技术:PET 和 fMRI 都是以血流和人脑神经细胞活动的关系为依据而建立的。当处于清醒状态的正常人或未麻醉的动物脑神经细胞活动时,总伴随着血流的质变化。尽管到目前为止,它的细胞学基础尚在深入研究之中,但脑神经细胞与血流二者这种明确的关系则得到生理学界的一致肯定。

PET 设备主要由两部分组成。一是生产放射性示踪物质的回旋加速器;二是由计算机控制的人体血流及其携带物质的探测系统。放射性示踪物质根据需要可有多种选择。做认知实验时多用 15 氧(标记为 $_{15}O$)。它的特点是半衰期短(约 40s),因而有助于对同一个被试者在一个实验系列中做多种操作比较。实验前给被试者注入一定量的放射性物质,在被试者进行认知活动时,其相关脑区随神经细胞活动血流也发生变化,血液中所含示踪物质的数量亦与周围脑区显示出明显差异。这种差异可以通过探测系统检测和描记出来。

PET 和 fMRI 应用范围:都能应用于认知加工与解剖定位的相关研究。但 PET 使用放射性同位素标记技术,因此它可以追踪生命系统中的化学变化,可测量到纳摩(nmol)到皮摩(pmol)的化学浓度。同时,它还具有生物化学选择性特性。人们可设计特殊的放射示踪质,使之选择性地与一些生物分子(如受体、递质以及神经递质的合成或代谢中的酶)相结合。空间解像力的比较 PET 可记录到脑激活区 4mm 范围以上的图像,因此,PET 可广泛应用于人脑的生化和药理学成像。

（3）fMRI 实验技术：其设备主要是磁共振成像装置及其射频线圈。前者用于采集和构成图像，后者用于发射电磁波并与脑内化学物质的原子核产生磁共振现象。目前应用最多的方法是依靠血氧合水平磁共振成像法（blood oxygenation level-dependent MRI，BOLD-MRI）（Ogawa 等，1990、1992）。其原理是：人脑在内外刺激作用下，处于功能活动状态，神经活动兴奋性水平增强，局部脑组织血流、血容积及血氧消耗增加。这就导致脑激活区静脉中血氧浓度增高，脱氧血红蛋白相对减少。脱氧血红蛋白是顺磁物质，氧合血红蛋白是逆磁物质。将这种磁性物质的相对增减记录下来，就反映了相关脑区的激活状态。这种技术不需要放射性示踪物质，因而应用上较为方便。

除此之外，在使用上述两种技术时还有一些共同要求。能应用于认知加工与解剖定位的相关研究 fMRI 记录的图像最小可达 1mm 范围，后者较前者有更精细的定位。正是由于这个原因，有的认知反应活动就不适用于 fMRI，如口头报告的反应方式。这种反应需要口腔的活动，进而引起头部的微小运动。这种运动对 PET 记录图像可能影响不大，时间分辨力的局限对磁共振成像研究表明，接受刺激后，脑细胞的激活需 8s 才达到最大量值。因此，很难区分各激活脑区存在时间上的差异对认知加工过程的研究，往往是在几十毫秒的时域内完成有关的认知任务，这样就不能满足要求。

正常人脑功能成像研究：应用脑功能成像技术研究正常人脑功能，其最大的优点是无创性。揭示正常人脑功能的活动规律。自 1988 年 Petersen 等在 *Nature* 上发表第一篇关于语言认知的脑成像研究以来，仅十几年时间里，该项技术得到飞速发展，研究的范围几乎涉及心理学的各个领域。

有关语言认知的成像研究：负责语言活动的特定脑区的研究方面，Binder 等人用功能性磁共振成像方法对正常人语言活动时相关脑区进行了研究。他们的结果发现，与经典的语言加工模型相一致的是脑激活区都显著地偏在左侧脑，涉及额、颞、顶叶。但也有不同，表现为在 Wernicke 区之外，在颞中回、下回、梭状回和角回也有显著激活。同时，在 Broca 区之外，有广泛的左前额激活区。

损伤患者的脑功能成像研究：脑功能成像技术用于正常人研究的同时，还广泛用于脑功能异常者的研究。例如，患者部分脑区损伤脑功能异常表现与正常人脑功能活动的比较研究等。通过这些研究，不仅将对人脑功能活动规律的揭示不断引向深入，而且对患者手术方案的制定、康复规律的探讨也都有积极意义。例如右脑半球对语言功能的补偿研究。Buckner 等对脑损伤后功能恢复的问题进行了探讨。例如，1 例磁共振成像（MRI）提示前额左下皮质损伤的患者，做言语产生任务（如由名词产生动词，或反过来以及产生同义词、反义词等）时出现很多错误，有意思的是该患者却能够很好完成词干补笔任务（如：cou—couple、hou—house），正常人这个功能是由左额下回来完成，而该患者是激活了右前额皮质区来完成，说明右前额皮质区可能起着对左额区功能的补偿作用。

（4）现代神经影像技术 CT 与 MRI 结合计算机软件开发应用：随着现代神经影像技术在脑功能方面的研究应用的开展，以及 MRI 和 CT 硬件的提升，结合计算机软件的开发，有望将这些前沿技术应用于临床。

随着社会人口的老年化，除了脑血管病外，对帕金森病和阿尔茨海默病等神经变性病引起的语言及认知功能的改变将会越来越受到重视。这里借用功能磁共振成像与计算机软件开发对帕金森病的语言与认知方面的研究，来说明对失语症的未来应用价值。图 1-3-3 由瑞

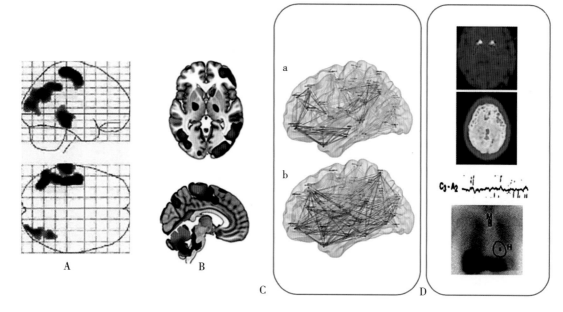

图 1-3-3　在过去 20 多年功能磁共振成像技术与先进的计算机方法结合，对神经退行性病变在语言和认知方面的应用探索

说明：A. 1990—2005 年区域代谢减退；B. 2005—2015 年脑区域代谢减退红色代谢高，蓝色代谢低；C. 2015 年后代谢的连接体很难被应用在临床设计；D. 2015 年后，多模态函数的方法与功能磁共振成像结合有望适合应用于临床设计

（引自 Nobili F，Westman E，Kogan RV，et al. Clinical utility and research frontiers of neuroimaging in movement disorders. The Quarterly Journal of nuclear Medicine and Molecular imaging，2017，61：372-385，已获授权）

典卡罗林斯卡医学院老年病学、神经生物学研究所 Eric Westman 教授提供，揭示 MRI 脑功能成像在过去 20 年对帕金森病是如何研究开发的，2015 年后功能磁共振成像与多模态函数计算方法应用于临床患者的研究，能够揭示神经元细胞的代谢与帕金森病患者认知水平相关。

3. 脑功能活动相关的分子生物学——各种神经小分子递质　人体的大脑生理解剖结构是基础，但要发挥它的功能必须依赖各种神经小分子递质来实现。各种小分子神经递质如：乙酰胆碱；兴奋性氨基酸：谷氨酸；抑制性氨基酸：γ- 氨基丁酸、甘氨酸；儿茶酚胺类：多巴胺；吲哚胺：5- 羟色胺；咪唑胺类；嘌呤类；阿片肽；速激肽：P 物质。

这其中目前研究较多，对失语症有一定临床实用价值的与神经递质相关的治疗药物是多奈哌齐和盐酸美金刚。它们与以下神经递质相关的生理及临床联系如下：

（1）乙酰胆碱：临床生理联系，背侧脑桥被盖胆碱能神经元参与睡眠和觉醒循环中前脑活动的调节；基底前脑胆碱能神经元参与学习和记忆；阿尔茨海默病中 Meynert 基底核中的这些神经元发生了变性。应用治疗：阿尔茨海默病：乙酰胆碱酯酶抑制剂多奈哌齐可用于治疗阿尔茨海默病的轻中度痴呆，也可以治疗失语症（5~10mg/d），注意胃肠道副作用、消化道出血、窦性心动过缓、精神症状出现等不良反应，失语症早期效果更好。

（2）谷氨酸：生理临床联系，作为神经递质在多种脑内环路中发挥作用（例如，学习和记忆过程、运动功能）；参与一些慢性神经病理变化，如肌萎缩侧索硬化；兴奋性氨基酸持续兴奋神经元可引起神经元死亡和损伤(兴奋性毒作用)。应用与治疗：谷氨酸的兴奋性毒作用参与阿尔茨海默病；盐酸美金刚是谷氨酸受体拮抗剂，可减轻兴奋性毒作用并延缓疾病的症状。研究证明用于失语症有效，5mg 每日开始，每周加 5mg，可加到 10mg，每天 2 次，同时可以改善烦躁情绪。

(吴卓华 林 杰)

二、恢复机制

(一) 自然恢复

1. 概述 失语症不是一种静止状态，它可以改善，或源于自发性或是由于康复而好转。仅采用常规药物治疗、挽救生命的措施以及家庭社会的支持而出现的某种程度语言功能的改善称之为语言功能的自然恢复(spontaneous recovery)。脑卒中后失语症患者无论属于何种类型都有不同程度语言功能的自然恢复。只要造成失语症的原发病不是进行性的，失语症就可能在一定程度上有自然恢复的可能，即使是严重的病例，失语症也有所恢复。有研究表明，这种自然恢复在发病后 3 个月内比较明显，现代影像医学研究均可发现脑卒中的患者在发病后 1~3 个月内病灶周围的水肿消失以及病灶周围的血液循环的再建立最为明显，而发病后 3~6 个月，脑部病变所致的功能障碍主要有赖于同侧或对侧大脑功能代偿和低级功能再形成，说明大脑语言中枢在受损较长时间以后其自身能力的发掘与其他区域功能代偿的潜力已经很小了。如果在发病后半年不接受正规语言训练，那么患者的语言水平将基本停滞不前，在失语症的自然恢复过程中，多因素常相互作用，不同的年龄、性别、失语症的类型、病变的部位、病灶性质、脑卒中的严重程度及并发症均可能影响脑卒中后失语症的恢复。

2. 不同类型失语症的自然恢复 脑卒中后失语症的病变部位与类型关系复杂，其自然恢复与失语症类型有关，不同类型汉语失语症自然恢复的程度是不同的。有研究证明，除完全性失语外，各类失语症在第 1~2 个月内恢复最明显。命名性失语的自然恢复程度最好；Broca 失语、经皮质运动性失语、传导性失语、基底节性失语恢复较好；Wernicke失语、经皮质感觉性失语、丘脑性失语恢复较差；经皮质混合性失语、完全性失语的自然恢复最差。命名性失语患者的语言障碍仅局限于命名功能，发病后与家人和社会接触中命名功能恢复很好，所以其自然恢复程度最好。Broca 失语、经皮质运动性失语、传导性失语、基底节性失语患者的语言理解功能保留较好，能听懂别人的意思，由此促进语言表达功能的自然恢复，预后较好。Wernicke 失语、经皮质感觉性失语、丘脑性失语患者因为理解能力较差，与周围无法很好沟通，语言功能的自然恢复较差。经皮质混合性失语、完全性失语患者的语言功能损伤较重，患者既不能理解也不能表达，自然恢复的程度很小。

各项语言任务的恢复程度不一致：不同类型的失语症中口语的理解与表达(听与说)的自然恢复程度在各个阶段均大于文字的理解与表达(阅读与书写)。这与人类语言的发育顺序、日常生活用语、不同语言的复杂程度有关。每个人出生后先在婴幼儿时期学会口语，此后才逐渐掌握书面语言。口语是人在日常生活中的基本功能，每天都必须使用，而书面文字则不一定经常使用，而且书面文字远比口头文字复杂，不光涉及感觉与运动，还涉及空间排列和图像等因素，所以口语的自然恢复程度大于书面语言。书写的恢复程度最差，这是因为书写任务本身难度更大，涉及的神经联系更多；此项任务在日常生活中运用最少，尤其是老年人更少运用;由于肢体瘫痪,很多患者不愿用非瘫痪侧手练习书写。值得注意的是,对失语症自然恢复的研究多集中于拼音语言,汉语属汉藏语系,汉字为象形表意兼表音文字,与拼音语言有本质不同。汉字是形音义统一的文字认知单位,并存于同样大小的一个方块平面空间结构中,其整体构形远比线条型拼音文字复杂和更具几何意义。在处理形态认知和视觉空间方面,众所周知,右半球更为擅长。汉字的字形(特别是形旁),相对于拼音文字来说,能够提供大量的语意信息。因此,汉语失语症患者阅读能力恢复较好,是否提示了右半球在汉语失语症恢复中所起的作用比在拼音语言恢复中所起的作用大尚待进一步研究证实。在汉语失语症康复中,同听理解能力一样,阅读能力的提高可能对其他语言功能恢复起支持作用。

因此,失语症患者有一定程度的自然恢复,影响失语症患者恢复及预后的因素有很多,其中损伤部位、失语的严重程度及损伤面积的大小有较大影响。发病前 6 个月是失语症恢复的最佳时间。各种类型失语症恢复程度不一样:命名性失语、传导性失语、经皮质性失语可以完全恢复,其他类型的失语症通常能部分恢复,其中以 Broca 失语恢复最好,可恢复至命名性失语的程度,完全性失语的恢复难度较大,治疗效果较差。

(二) 治疗性干预的恢复机制

1. 失语症恢复机制的研究概况　失语症被定义为语言的形成和转换等复杂机制的缺失或损伤,其损伤机制是由语言控制半球的皮层和皮层下结构损伤所引起。失语症恢复的机制 Luria(1963 年)认为是由其他脑区来取代病损脑区的功能 - 功能代偿;基本脑结构功能的动员;高层脑结构功能的动员。Rubesn(1977 年)认为水肿的减轻、损伤前神经递质活性重建、颅内出血血肿的重吸收、神经功能联系不能或病变对特殊区域的远隔效应解除等影响着言语障碍的康复。Johnson 等(1978 年)认为自然恢复的功能可能是:①替代:中枢神经系统中的一个多余部分或多重表象,允许次要的神经系统的功能;②代理:非特定的脑区域承担起了功能作用;③再生:在受损的神经元中出现了新的生长物;④侧突发芽或毗邻受损组织区域中新的生长物;⑤失神经敏感性或对作为脑损伤后果的失神经支配作用的神经元递质的敏感性增加;⑥行为性策略变化:此时内部和外部环境的暗示被用于维持功能。

对失语症恢复机制的研究表明,急性脑损伤之后,存在着两个基本的,也可能是互补的现象:神经功能失联系的消除和神经可塑性。在脑损伤后,神经功能失联系可能立即发生,与临床表现严重程度有关,其恢复在脑卒中后早期即可见到。神经功能失联系的消除与脑卒中失语症早期即可看到的语言能力恢复有关。对失语症神经可塑性的研究认为:一是病损侧(多为左侧)大脑半球语言网络的结构修补或重建,二是对侧大脑半球相应代偿区语言网络的激活,神经可塑性是失语症后期恢复的重要基础。脑梗死后失语症的恢复可出现三个相互重叠的阶段,而每个阶段都会伴随一系列显著的神经征象。第一阶段称为急性期,在发生病变后的 2 周内;第二阶段为亚急性期,通常是在病变发生后的 6 个月内;第三阶段为慢性期,则是在发生梗死后半年以至数年时间,而这个阶段甚至可以持续人的一生。有研究提出,在优势 / 左侧半球有慢性局限性损伤的患者,由于残余脑区的再次整合而表现出症状改善,也可能是病灶周围区的代偿改变以利于语言的恢复,当患者左半球病变较大时,对侧即大脑右半球的相应部位会进行参与,特别是右额下回(RIFG)对语言的成功恢复至关重要。在确定语言恢复的脑区方面,治疗性诱导患者语言康复的神经基础研究已经很充分了。总之,在支持训练诱导语言复苏方面,关于探讨脑卒中后失语症康复的研究方向越来越明确指向病灶周围区的主要连接,而且这与 Turkeltaub 等人提出的左侧三角部和岛盖部(IFG)以及病灶周围区在自然语言恢复中的作用相一致。

Hillis 认为失语症恢复的原因可能与脑部病灶组织水肿的消失、神经递质的重建、周围血液的重灌注、正常皮质低代谢等恢复有关。通常认为语言功能与颞叶上部皮质(Wernicke 区)和额叶下部皮质(Broca 区)关系密切,近年的影像学研究发现语言功能相关的脑区分布在更为广泛的额、顶、颞等区域,多数学者认为失语症的发生与语言相关的皮质或者联系这些皮质的皮质下纤维结构被破坏有关。然而,语言处理是一个复杂的过程,是不同脑区间共同协作的结果,单一地发现哪一个脑区与语言功能相关已经不足以为失语症的研究提供明确的效益,故而明确脑区间的协作机制是失语症研究者的共同目标,这种协作机制的直观展示就是脑结构与功能网络。Sundeep 等通过采集脑磁图数据,对动态因果模型进行分析,并对言语网络的连接强度与听理解能力进行相关分析,其结果发现失语症患者听理解的改善是右侧大脑言语网络的代偿与左侧大脑言语网络的增强共同导致的。

2. 失语症治疗的恢复机制　目前失语症的治疗方法颇多,主要有言语语言治疗、药物治疗、高压氧、经颅磁刺激、针灸等。另外,随着计算机技术的发展,计算机辅助治疗技术的应用越来越多。利用现代语言康复训练方法,主要有人工训练、机器辅助训练等,其中最常用的康复训练方法是 Schuell 刺激法,它也是失语症康复治疗的基础方法,即应用强的、控制下的听觉刺激,最大限度地促进患者对损害的语言符号系统的再建和恢复。通过对舌咽、口唇及相关发声器官的运动训练,结合与认知功能密切相关的视觉、听觉、触觉相结合的方式进行治疗。言语训练可以改善或者重建患者的认知功能,而认知功能的恢复又可以使言语方面的理解、命名有所提高。如 Cherney 等认为早期改善脑卒中患者的认知状态对理解功能的恢复有重要影响。Seniow 等认为认知有助于言语交流的变化和进步,患者工作记忆的视觉和空间觉被发现一定程度上与命名和理解提高是相关的。

近年来,应用功能影像学方法,使我们能够初步了解神经恢复的脑机制。脑的语言功能可以用神经生理学技术进行研究,如脑电图、诱发电位、脑磁图(MEG),以及评估区域性脑血流和代谢的方法,如正电子发射断层扫描术(PET)和功能性磁共振成像(fMRI)。这些方法可以用来揭示失语症患者的语言恢复是否与语言系统的功能重组有关。神经影像学研究证实了语言加工时两半球激活的左半球优势,并观察到失语症患者从事语言任务时常常存在双侧网络的右侧成分的激活增加,但个体之间的差异可能与大脑侧化的不同模式有关。磁共振成像技术发现左侧半球对于语言功能的保留作用、右侧半球补偿作用。借助多种脑功能及神经活动探测技术如 fMRI、EEG/ERP 等,可更加生动直观地观察到失语症患者语言功能恢复的具体细节,利于了解康复治疗促进大脑神经功能恢复的效应机制及双侧半球共同恢复作用的证据。而已被观察到的恢复通道主要有两种:

(1) 左侧半球损伤病灶较小的患者往往其语言功能的恢复与其大脑产生左右半球相互交通的纤维有关,这些纤维往往联通与左侧半球相对应的右侧脑区,即同源区,随着时间的推移,部分左侧半球的功能得以恢复,在此过程中非优势半球起到了某种促进和推动作用。

(2) 如果失语症患者损伤部位较大且位于主管语言功能的左侧额颞叶,唯一的补偿路径则是接收右侧同源脑区的信号来代偿发生语言功能,通过弓状束纤维发挥右脑的语音输出功能,联系控制语言输出前反馈及后反馈功能的右侧额下回及周围运动区,除了语言表达能力的补偿,其纤维联系后外侧裂区也与语言理解能力的提高相关。然而,大多数研究多为单个时点的横向研究,对比康复治疗前后两个时点语言功能变化疗效发生的机制研究却并不多见。

三、疗效机制

(一) 传统医学疗效机制

中国传统医学对失语症的治疗方法主要有针刺治疗、中药干预、针药结合、穴位注射等,诸多国内外研究表明这些传统疗法均对失语症的康复有显著疗效,引发一系列对其发生机制的探讨,就目前而言,运用较为广泛的中医传统疗法为针刺治疗和中药治疗。

1. 针刺治疗的疗效机制 针刺治疗失语症在临床表现突出,语言康复治疗结合针刺治疗现已广泛应用于临床。针刺治疗脑出血可通过减轻血凝块的毒性作用,减轻自由基、兴奋性氨基酸对神经细胞的损害,平衡血管活性物质的释放从而增加脑血流量,促进血肿吸收、细胞修复和神经再生等多个环节来促进脑损伤的康复,主要提出假说如下:

(1) 改善血液循环,增加脑血流量,恢复病损脑组织的血液供应:针刺改善脑血流效应的机制,可能是针刺激了穴位各层组织外周神经感觉末梢,通过外周躯体或自主神经传入系统使针感反射性地作用于神经系统各级水平,调动和激发了机体一系列自我表现调节机制,最终调整了脑血管壁的自主神经功能,缓解了脑血管痉挛,从而改善脑供血状态。此外,针刺可以产生改善血黏度、抑制血小板聚集、抗炎镇痛、纠正血脂和血液流变性异常的作用,加强脑组织的代谢,改善脑部血液供给,营养神经系统,从而使局部机体神经功能修复,促进语言能力的恢复。

血管内皮细胞损伤造成血浆内皮素及一氧化氮合成与释放失调及两者比例失衡是脑卒中后失语的重要病理生理机制之一,而针刺治疗一方面能对抗血管强烈持久收缩及抑制亢进的血小板聚集、黏附和释放,并同时使合成血栓烷减少,从而抑制血管内皮损伤及下调血管内皮收缩因子、上调血管内皮舒张因子;另一方面促进损伤的血管内皮细胞功能恢复,使合成前列腺素 F1a 能力提高,从而使血管舒张,脑血流量增加,促进侧支循环,改善了微循环及血液的浓、黏、凝、聚状态,提高了自由基的清除能力,抑制脂质过氧化,降低了其毒性作用,截断了脑损伤的"最后的共同通路"——钙离子内流,一定程度上抑制脑损伤的级联反应,减轻了脑组织的损伤程度,具有一定的保护作用。

(2) 促进神经纤维及皮质 - 纹状体 - 苍白球 - 丘脑 - 皮质环路修复:当下许多学者认为针刺对失语症患者神经中枢的直接作用机制为:①通过"皮层 - 丘脑 - 皮层"的调节,使特异性传导系统和非特异性传导系统达到相互平衡,重建语言活动的神经环路;②迅速建立脑血管侧支循环,促进了损害部位的血流量增加,脑循环不全得到了改善;③激活语言中枢功能低下的神经细胞,增加了神经纤维的数量,促进和加强脑功能。其中,电针刺激井穴,对脑卒中患者的大脑皮层中枢生物电活动有良好的调节作用,有利于使半暗带神经细胞复活或休眠状态下的神经细胞觉醒,使脑皮质功能区之间联系、代偿功能得到加强,从而使中枢神经系统传导过程得到改善。

(3) 改善大脑皮质功能抑制状态,调节大脑皮质电活动:头穴针刺可改变大脑皮质神经细胞兴奋性,使因梗死而受到抑制的脑神经细胞的兴奋性逆转,抑制性泛化作用解除,使处于休克或休眠状态下的脑神经细胞觉醒,脑皮质功能区神经细胞的兴奋性恢复,脑代偿功能加强,大脑功能改善。脑卒中后失语患者由于病灶区神经元的功能活动受损,脑电图发生抑制性变化,出现低幅慢波。针刺治疗后,部分患者 α 节律增高,α 指数增多。大部分患者 α

波幅增高,调幅规整,持续时间长,原有慢波活动频率及长度减少,表明针刺可改善患者的大脑皮质抑制状态,增强代偿功能,提高皮质细胞的基本电活动。此外,体针可使脑地形图的慢波($\sigma+\theta$)和 θ 波的高区级别降低,两侧级差减少,提示体针可明显减少异常脑波的出现,改善大脑皮质的电活动。这种影响主要是通过网状结构非特异投射系统改变了大脑皮质神经元的兴奋水平所致。

2. 中药治疗的疗效机制 中药治疗具有无创伤和副作用少等优点,克服重复针刺等其他治疗给患者产生的痛苦,当下广泛运用的中药方剂有地黄饮子、解语丹和天麻钩藤饮等。

(1) 滋阴补肾,温阳利窍:地黄饮子出自《圣济总录》,为滋阴补肾利窍之主方,在中医临床为"舌废不能言,足废不能用"之喑痱阴虚证的重要方剂。适用地黄饮子的失语类型为音喑失语,伴发腰膝酸软,属肾虚精气不能上承的脑卒中后失语患者。地黄饮子加减治疗可有效改善失语症患者的语言功能,提高患者日常生活语言交流能力,降低失语严重程度。失语症在中医学为"喑痱""难言""不语"等。《素问》曰:"所谓入中为喑者,阳盛已衰,故为喑也。内夺而厥,则为喑痱。"其病位在心脑,与肝肾相关。其病机以本虚标实多见,为肝肾阴虚,气血衰少为本,风、火、痰、气、瘀为标。方中熟地黄、山茱萸滋补肾阴;巴戟天温壮肾阳;制附子、肉桂之辛热,助温养下元,摄纳浮阳,引火归原;石斛、麦冬、五味子滋养肺肾,金水相生,壮水以济火;石菖蒲与远志、茯苓合用,是开窍化痰,交通心肾;《神农本草经》记载"石菖蒲可开心孔,补五脏,通九窍,明耳目,出声音"。根据失语症具体病机特点可增加地黄治疗,滋阴养血,补益肝肾,寓滋水涵木之意。综观全方,标本兼治,阴阳并补,在地黄饮子基础上加重滋阴药,对肝肾阴虚恰到好处。因此,诸药合用,使水火相济,痰浊得除,则舌强不能言、足痿不能用之症可愈。

(2) 搜风祛痰,宁神开窍:历代医家对失语症的治疗有所思考,如程钟龄《医学心悟·中风不语辨》按心、脾、肾三经分证论治。林佩琴则认为该病应责心、脾、肾、肝四脏。李中梓在《医宗必读》中详细论述了该病的病因病机。论述颇多,但归纳起来,失语不外乎风、火、痰、瘀四邪伤心、脾、肝、肾四经。失语症多由痰毒瘀热蒙塞机窍所致,解语丹原方载主治"风入心脾,言语謇涩,舌强不伸,涎唾溢盛,神内郁塞,心包闭滞暴不能言"。有白附子、石菖蒲、远志、天麻、全蝎、羌活、胆南星、木香、甘草。方中白附子祛痰开窍,天麻祛风通络、息风止痉、平抑肝阳、清热利窍、驱逐痰瘀醒脑,且胆南星寒凉,寒温并用,邪无所留。石菖蒲引药入心,盖"言为心声",此药直达清窍,引诸药直达病所,远志祛痰安神开窍,且与石菖蒲合用增强祛痰开窍之功、全蝎息风止痉、通络活血,能搜内外之风,与天麻合用能增强息风止痉之功,羌活妙在入督脉而疏肝气,通百脉,前人谓之能"治贼风失音不语,手足不遂,口面歪斜",木香能行气止痛,疏通气血,畅达气机,行气以助祛湿而断痰源,且能健脾消食,脾健则痰无所生,甘草调和诸药,诸药合用能搜风止痉,化痰浊,活血化瘀,醒神,开窍利语。全方相合使风痰去、舌络通,共行开音出语之效。

现代研究表明,加味解语丹中药物的各种有效成分能活血化瘀,改善微循环,增加缺血病灶区血流量,开放侧支循环;抗氧化、抗自由基,减轻对神经系统的损伤,改善预后;镇静、镇痛不仅能减少因疼痛、恐惧带来的继发性各系统损害,而且能提高患者生活质量;药物中的多种氨基酸成分、蛋白酶及多种微量元素等不仅对神经再生、神经修复有利,而且能增强患者的免疫力,提高抗病与修复能力,许多药物对血压有一定的稳定作用,这对治疗脑卒中后失语有很大帮助。诸药联合能增加脑部各语言功能区的血流,改善微循环,减少语言功能区的神经损伤,加快其恢复。从不同角度、不同方位及不同靶点针对脑卒中后失语的病因病机发挥疗效。

(3) 平肝潜阳,化痰开窍:语言是中医理论中"神"的重要组成部分,而缺血性脑卒中急性期以风、火、痰上扰清窍最为凶险,应息风清火;病情趋缓,痰瘀胶结阻络,神机失灵不用突出,故从化痰祛瘀开窍、通络解语入手取效。化痰常用天麻钩藤饮加减,俾化痰、开窍、醒神并行,同时天麻、钩藤清息余风。天麻钩藤饮出自《杂病证治新义》,方中天麻、石决明平抑肝阳,属君药;钩藤清肝热,息肝风,黄芩清肝胆实热,二者为臣药;杜仲、桑寄生补肝肾以制阳亢,牛膝引血下行,属使药,立方原则以补益肝肾、平肝息风、清热活血为主。脑卒中患者多以本虚标实为主,虚则主在肝肾,实则主在痰、瘀,根据其病因病理,通过中医辨证论治、四诊合参的原则上,选用天麻钩藤饮加减,针对脑卒中后失语患者,治以补益肝肾、祛瘀化痰、清热利咽为法,亦获得了一定的临床疗效。平肝潜阳、化痰开窍法治疗主症为语言謇涩属肝阳上亢、痰邪阻窍的脑卒中后失语患者,效果甚佳。

(二) 现代医学疗效机制

1. 语言康复治疗的疗效机制　失语症恢复的理论依据为人脑的可塑性,中枢神经系统具有极大的可塑性,神经元死亡虽不能再生,但其周围的神经组织可通过侧支再生,使失去神经支配的舌肌、语言中枢重新恢复。大脑供血的改善,可修复损伤脑细胞,加强语言回路的畅通。

(1) 失语症刺激疗法:失语症刺激疗法的效应机制是采取较强的和控制下的听觉刺激作用于损害的语言符号系统,促进失语症患者语言功能的再建。其机制为:语言康复刺激训练能够激活受抑制的神经通路,促进脑组织血液循环,增强脑部的生物电活性,重新恢复大脑皮质的潜能和脑细胞的活性,从而使患者尽快恢复语言交流和理解能力。

(2) 舒尔氏(Schuell)刺激法:Schuell 刺激法是当前常用于治疗脑卒中后失语症的基础疗法之一,Schuell 刺激法的理论基础为利用控制的、强有力的和集中的听刺激作为基本手段,利用表达、听力、阅读等内容的练习,不断发挥视觉和听觉间的反馈来弥补已丧失的运动觉。Schuell 刺激法的基础在于神经系统的功能代偿及重组,通过功能代偿与神经保护,力求有效刺激患者大脑的功能网络重建,从而促进运动性失语患者的康复。运动性失语的发病机制为病变直接破坏语言功能区或是由于远隔效应所致,脑梗死面积的扩大通常是由于病灶周围氧含量降低,组织代谢减弱造成的,缺血区域乏氧组织的空间分布随时间变化从中心向外周扩展,因而脑梗死所致运动性失语患者的言语功能改善状况与这个过程的阻断是密切相关的。早期康复治疗能显著提高运动性失语患者言语表达功能,降低致残率,以发病 24h 内开始康复治疗疗效最明显。早期进行 Schuell 刺激法通过刺激 - 反应 - 反馈回路,激活了言语中枢功能低下的神经细胞,增加了神经纤维数量,加强了脑功能的代偿作用。而在发病 14 天后,随着病灶内神经细胞增生减缓或停止,小的梗死灶演变成软化灶,大病灶则形成由胶质包裹的液化腔,此时再进行 Schuell 刺激法及高压氧舱治疗的效果明显减弱。

2. 其他治疗的疗效机制

(1) 激光治疗:血管病变、血液成分的改变及血流的改变为脑卒中后失语重要的病因及发病机制。激光治疗能减少血浆纤维蛋白原含量,降低血小板活性,增加纤维蛋白降解产物含量,激活纤溶功能。该法不仅影响血液流变学指标,降低血黏度,还能升高血浆超氧化物歧化酶,降低丙二醛的含量,降低血清肌红蛋白的含量,可通过增强机体清除自由基,提高脂质过氧化能力发挥治疗作用。

（2）心理治疗：失语症患者心理障碍主要表现为抑郁、焦虑、敌对、恐惧、偏执等，其中抑郁和焦虑情绪更为严重。此外，心理障碍还体现在白天严重夜晚较轻的现象，造成这种原因可能与白天需要更多的语言交流有关。情欲顺势心理疗法源于中医，《灵枢·师传篇》中提到："未有逆而能治之也，夫惟顺而已矣。百姓人民，皆欲顺其志也。"因此，当人们的基本生活欲望得到满足后，精神上的疾病就能够改善甚至治愈。从心理学角度上说，情欲顺势是指依从患者的情绪、愿望、意志等，满足患者的身心需求；当满足患者的合理诉求，如温馨的环境、舒适的治疗服务、周围人群积极的支持等，均可以对患者的康复起到促进作用。脑卒中后失语患者由于生理功能障碍，其工作、生活能力均伴有不同程度的损害，致患者产生一系列心理障碍，不仅影响患者的交流和生活质量，且不利于其他障碍的康复。情欲顺势心理治疗在初期主要以感情宣泄为主，减少内心压力；当心理负担减弱时，根据认知重新调整生活方向，提高患者的自信和积极心态，最终综合调整情绪和情感，发掘内心潜力，使患者重新回归社会和家庭。

（3）经颅磁刺激（transcranial magnetic stimulation，TMS）：正常状态下双侧大脑半球皮质存在一种相似程度的经胼胝体的相互抑制，即经胼胝体抑制（transcallosal inhibition，TCI），生理情况下处于平衡状态。而脑卒中后失语患者左侧半球损伤后，这种平衡被打破，出现两侧半球兴奋性失衡，患侧半球对健侧半球的抑制程度减弱甚至消失，导致右侧半球语言区兴奋性相对增加，而这种增加则不利于语言恢复，甚至可加重失语的程度。TMS可改善大脑间的抑制失衡状态，低频TMS作用于健侧脑区对脑梗死后运动功能的恢复积极有利，可刺激大脑半球右Broca区，脑梗死失语患者随着时间的推移，经过常规药物和语言治疗后语言功能有所改善，但基于此治疗加上TMS对脑梗死失语患者的语言功能恢复更有利。

（4）高压氧舱治疗：自20世纪60~70年代，高压氧舱治疗颅脑损伤已逐渐用于临床。近几年来高压氧舱治疗已经是创伤性颅脑损伤治疗的重要组成部分，成为与药物和手术并列的第3种治疗方法。高压氧可以改善血液循环，减轻或消退神经组织水肿，对受伤的神经元起到保护作用并防止进一步损伤，还可以刺激内源性碱性成纤维生长因子合成增加，促使神经修复及再生。在脑梗死发病后的24h内，缺血半暗区内的大多数神经细胞仍处在可逆的休眠状态，此时进行高压氧舱治疗可以增加组织内毛细血管氧的弥散半径，减轻脑组织缺血、缺氧程度，降低再灌注损伤，挽救缺血半暗带神经细胞的功能。值得注意的是，缺血、缺氧组织重新获得氧供后可出现更严重的损害，这与增多氧自由基作用于细胞膜的多价不饱和脂肪酸使之发生脂质过氧化，损伤细胞膜和细胞器膜的结构及功能，最终导致细胞溶解有关，即氧自由基导致缺血再灌注损伤，且氧自由基随着氧分压升高而增加。在高压氧舱治疗时要充分考虑施加科学合理的治疗压力，这样不仅能降低不安全因素，还能增强患者医嘱依从性，使高压氧在颅脑损伤失语症治疗中发挥更大效用。

（常静玲　樊瑞文）

参 考 文 献

［1］李胜利.言语治疗学［M］.北京：华夏出版社，2010.

［2］高素荣.失语症［M］.北京：北京医科大学中国协和医科大学联合出版社，1993.

［3］汤慈美,王新德.神经心理学[M].北京:人民军医出版社,2001.

［4］Michael C. Diagnosisn and Treatment of Global Aphasia［M］. San Diego:Singular Publishing Group,1991.

［5］吴卓华,卫冬洁,李胜利.10 例完全性失语的语言治疗初探[J].中国康复理论与实践,1999,6:124-127.

［6］Christopher C.Language,aphasia and the right hemisphere［M］. New York:Library of Congress Cataloging in Publication Data,1987.

［7］郭庚,赵元立.神经科学精要[M].北京:科学出版社,2015.

［8］郑静宜.话在心口难言运动性言语障碍的理论与实务[M].台北:心理出版社,2013.

［9］洪兰.大脑与阅读[M].台北:信谊基金出版社,2013.

［10］Nobili F,Westman E,Kogan RV,et al. clinical utility and research frontiers of neuroimaging in movement disorders［J］.The Quarterly Journal of nuclear Medicine and Molecular imaging. 2017,61:372-385.

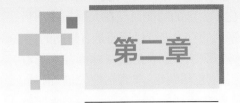

第二章

失语症类型

第一节　非流畅性失语

　　失语症是由于脑部受损所导致的语言丧失或损害。语言是一种高级认知功能活动,语言障碍与注意和记忆有关,这就造成了相对于其他认知功能,语言功能的损害常常不成比例。尽管大约有 3% 的失语症患者有右侧大脑半球的损害,但失语症主要是左侧大脑半球受损的结果(Sheehy,2006)。

　　有关失语症的最早研究,来自于外科手术,记述了很多形式的失语症状,后来 Broca(1861)和 Wernicke(1874)提出了以自己名字命名的典型失语症。由于失语症症状的复杂和多变,关于失语症的分类也是多种多样的。在失语症研究的早期,每位失语症研究者会根据自己对于失语症本质的了解,试图进行各型失语症的划分。因此,在失语症的学习过程中,很多人尤其是初学者很难依据不同的分类系统所定义的失语症综合征来进行失语症的分类,也有时候由于患者同时具有不同失语症的特征,往往在临床上很难进行类型的划分。

　　在失语症研究的早期,以 Wernicke-Lichteim 为代表,强调语言功能定位,建立了联系学说,认为不同部位病变是产生不同失语症类型的基础。Wernicke 最早提出了流畅性/非流畅性失语在解剖学上的表现,认为非流畅性失语的病灶部位涉及外侧裂前的结构组织,而流畅性失语大多损伤在外侧裂后。

　　随着近代神经心理学的发展、成套心理测试技术的改进以及神经影像学技术的应用,越来越多的证据表明语言障碍与大脑结构损害有关,Wernicke-Lichteim 失语症分类法得到了学者们的重视。Benson(1984,1979)和 Geschwind(1979)在 Wernicke-Lichteim 失语症分类的基础上相继提出了新的失语症分类法。

　　根据失语症的临床特点及病灶部位,Benson 将失语症分为七大类:外侧裂周失语综合征(包括 Broca 失语、Wernicke 失语和传导性失语)、分水岭区失语综合征(包括经皮质运动性失语、经皮质感觉性失语和经皮质混合性失语)、非定位失语综合征(包括完全性失语和命名性失语)、皮质失语综合征(包括丘脑性失语和

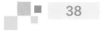

基底节性失语)、失读症(包括顶叶失读、枕叶失读和额叶失读)、失写症、纯词哑、纯词聋。这一失语症类型的划分是基于损害的部位和范围不同,患者会出现不同的损害模式,这一理论即为定位理论。对于失语症的描述有各种理论和框架,定位理论是一种基于大脑损伤部位对失语症语言模式进行描述的观点。虽然这个理论过度简化了大脑的功能而且在大脑损伤中极少会仅累及大脑的一个区域,但对于在失语症患者中观察到的行为进行讨论还是有帮助的。

由于在一些病例观察中,一些研究者也发现脑损伤的部位和患者的语言障碍并不具有直接的对应关系,因此有学者提出,失语症的基本分类应该包括两组:非流畅性失语(前部,运动性)和流畅性失语(后部,感觉性),这是一种基于流畅性的划分方式。除了继发于左侧大脑损伤的失语症之外,皮质下失语是与大脑深部损伤有关。有时,由于损伤比较局限,而导致特殊的语言障碍模式,这被称为"单纯性失语症"。

但也有的学者提出言语功能并不只是大脑组织中特定的部位,且大脑皮层的各部位均有分布,甚至皮层下的结构都参与语言功能的形成,它是整个大脑的功能,语言的生成不是由独立的语言功能区完成的,发生语言障碍不单与语言功能区病变有关,同时与整个左侧大脑半球发生病变有关。

近几年来,由于影像学的不断发展,以上结论也得到了证实,有相关文献表明,经典语言中枢的解剖定位与失语类型并不完全相符,如语言功能发生病变但患者却没有发生失语,然而局限的小病灶有可能会引起比较重的完全性失语,其病变范围很有可能比经典语言中枢病变范围更加广泛。非语言中枢也引起了失语症,如丘脑、放射冠、基底节、内囊前后肢等病变部位都可以引起失语症。

为了避免不同的分类系统引起的困扰,在失语症的类型划分上有学者提出使用二分法:如表达型/接受型、运动型/感觉型、流畅性/非流畅性。目前,我们在临床上应用比较多的是流畅性/非流畅性的划分方法。这一分类方法不过分重视语言中枢的位置,而是更多关注患者的失语症状,根据修订版的波士顿分类系统,临床将失语症划分成8种可辨别的失语症综合征,包括:Broca 失语、Wernicke 失语、传导性失语、完全性失语、经皮质运动性失语、经皮质感觉性失语、经皮质混合性失语、命名性失语。

接下来我们根据流畅性与非流畅性的划分方法对每一型失语症进行更详细的描述,常见失语类型症的鉴别诊断流程如表 2-1-1 所示。

表 2-1-1　常见失语症类型的鉴别诊断流程

自发语表达	听理解	复述	失语症诊断
非流畅性	相对好	差	Broca 失语
		好	经皮质运动性失语
	差	差	完全性失语
		好	经皮质混合性失语
流畅性	差	差	Wernicke 失语
		好	经皮质感觉性失语
	相对好	差	传导性失语
		好	命名性失语

一、Broca 失语

(一) 基本概念

一直以来,Broca 失语是首先被描述,并被广泛公认的失语症类型,是心理学研究者、临床医生十分关注的问题,也是临床发生率最高的语言障碍类型,Broca 失语(Broca aphasia)也称为表达性失语(expressive aphasia)、运动性失语(motor aphasia),是临床常见的失语症类型。Broca 失语的发现始于 19 世纪中期,法国著名的外科医生布洛卡(Broca)通过对患者的解剖发现,左额叶前部第三脑回的损伤造成口语表达能力的损害,后人又把该脑区称为 Broca 区。虽然 Broca 失语的名称不同,却均突出此类型失语症的运动性和表达性障碍特征,最突出的表现是口语表达障碍。此外,Broca 失语常常伴有言语失用的表现。

(二) 症状表现

Broca 失语主要表现为非流畅性的口语表达,表达障碍较理解障碍明显。自发性言语呈非流畅性,说话量少,讲话费力,语言贫乏和缺乏语法词而呈电报式言语。严重时表现为完全不能表达,有命名和找词困难,但给予词头音提示,常可以引出正确反应。尽管患者说话时语量较少,但是常为实质词,表达尽管存在失语法情况,交谈时仍可基本达意。

患者大多有复述障碍,特别是在较长句子复述时更加突出,但比自发语表达的谈话表现得要好。复述语法词困难,比如让患者重复"我们一起去吃饭",经常复述为:"我们吃饭"。命名有困难,患者往往知道是什么,却无法说出名称,但可以接受语音提示,如检查者提示"铅…"(指铅笔时),患者可以说出"铅笔"。找词困难也是 Broca 失语患者的特征表现,常常在自发语表达中表现出来,表现为想要表达却说不来的费力表现。此外,一些患者还伴有发音和语调障碍,错语常见,复述和命名都会有错语,特别是语音性错语较多,还有韵律的异常。

Broca 失语患者理解障碍相对较轻,可以理解简单词语,常在理解长句和执行口头指令时有困难,较复杂的语句理解有困难。常不能掌握连续、多个信息,患者对语法结构理解障碍非常突出,如对"被、比、在上面、在下面"等虚词理解有困难,因此很难完成指令性的动作。

阅读以及文字的书写能力也受到不同程度的损害,很多患者单词水平的阅读理解相对较好,但执行文字指令困难,对有语法词的句子理解困难。Broca 失语患者大多伴有右侧偏瘫,除了书写的字看上去比较笨拙外,还表现为书写量少,书写的句子语法缺失。常出现构字的障碍或笔画的缺失,字体比较大,抄写好于描写和听写。

另外,Broca 失语还常伴有口颜面失用,当患者仅出现口语障碍,而言语、文字的理解,以及书写、智力、计算正常时称纯词哑,也称纯粹性运动性失语或言语失用。

大多 Broca 失语的患者常常伴有右侧偏瘫,上肢的障碍通常重于下肢,此外,也有一些患者伴有观念运动性失用,让患者执行"指一下你的鼻子",或是"用梳子梳头发的动作",患者不能够按指令执行,但是其能够自发地用梳子梳头发。

(三) 发病部位

尽管在失语症研究早期,Broca 区病灶产生 Broca 失语的基本概念已确立,但实际上,支持此观点的文献资料不足。Broca 失语的病灶位置,从 Broca 在 1861 年第一次描述以他命名的这一区域开始就一直争论不休。尽管早年间很多临床医生认为 Broca 失语的发生与 Broca 区的损伤有关,然而临床影像学检查和病理结果却发现,有些患者的 Broca 区有受损,有些患者却是正常的。

早期文献中,大多数文献描述的 Broca 失语并未包括病灶定位,而是推测病变在 Broca 区。实际上,以后的很多文献也证明,Broca 失语患者的病灶大于 Broca 区。有学者在总结自己观察的病例后,认为病灶限于 Broca 区时,不产生 Broca 失语或持续性的失语症;而典型的 Broca 失语应为包括 Broca 区在内的较大病灶引起的,即大脑中动脉上部分布区的较大梗死灶引起的完全性失语,几周或几个月后恢复至 Broca 失语,好转可自此停止或继续恢复到语言正常。也可开始即表现为 Broca 失语而不是完全性失语,但这些资料均表明病灶大于 Broca 区。

随着影像学的发展,通过越来越多的病例发现,很多 Broca 失语患者的 CT 或 MRI 所见病变部位并不完全符合经典的失语症模式,经典的语言中枢以外的更多部位也可能产生 Broca 失语。因此有学者认为失语症类型与病变部位不符合经典失语症模式的原因可能与普通 CT 或 MRI 检查只能反映病灶的结构损害而不能反映功能损害有关,如不少学者认为皮质下病变引起的失语是由皮质区的低灌注所致,因为基底节区损伤所致的失语有时也会表现出 Broca 失语的特征表现(表 2-1-2)。

表 2-1-2　Broca 失语的损伤部位与表现

主要损伤部位:Broca 区(额叶后下部)

理解	表达
听——通常相当好但并不完整	口语——受损,电报式,失语法,能够较好地找词但复述困难
文字——多种表现	文字——受损,表现出口语的特点

注:总的来说理解力好于表达能力。自我监控能力得到了很好的保留,这对执行动作变化的自我反馈是有益的,但总是由于错误而终止。由于损伤接近额叶的运动皮层而常累及额叶运动区。这样会使运动计划执行困难而导致言语失用。患者可能会并有右侧上运动神经元性构音障碍和吞咽障碍。可能并有右侧偏瘫,但很少出现感觉障碍

目前多数学者认为经典的语言功能区是客观存在的,在大脑左半球不同部位的病变所导致的言语障碍有其规律性。如 Kreisler 等的研究表明,在卒中急性阶段,病灶部位是决定失语症类型的主要因素,而且影像学检查支持经典的解剖定位,如左额下回后部病变与 Broca 失语有关、而左颞上回后部病变与 Wernicke 失语、左弓状束及缘上回病变与传导性失语、Broca 前上部病变与经皮质运动性失语、左颞顶分水岭区病变与经皮质感觉性失语、左分水岭区大病灶与经皮质混合性失语、左额顶颞叶病变与完全性失语、左颞顶枕结合区病变与命名性失语、丘脑或基底节病变与皮质下失语密切相关。

尽管经典语言区在临床中得到了广泛的认可,定位理论所强调的语言中枢是主管语言的核心部位,但言语功能包括感觉、运动、联系、组合在内的复杂功能,它的脑机制不会局限于大脑皮层的一个狭小区域。与之相悖的理论主张的与言语有关的广泛区域是分管言语功能的相关部分。大脑中与语言有关的功能区相互协调、密切配合,才能使人类进行复杂多样的言语活动,满足人们交流的需要。

(四) 发病机制

Broca 失语患者的表达障碍表现为非流畅性,其表达障碍与对言语进行组合加工的部位如左额叶后部下方、皮层言语区前部的损伤有关。有研究表明,左额叶后部下方具有言语的组合性加工功能,其神经活动对线性句子格式的形成起重要作用,损伤会影响各词语间组织成连贯的句子,而皮层言语区前部的损伤会导致患者只能说出一连串在句法上无相互联系的单词,而无法形成通顺的扩展性言语表达,临床表现为"电报式言语"。

Alexander 等分析病灶部位与患者临床表现之间的关系,指出 Broca 失语患者有三种模式,各模式间有重叠,各有其病理解剖部位。第一种只损害发音和语调,认为损害了运动皮质下部或其下白质传出纤维,可产生构音障碍,伴或不伴有失语,为传出性运动障碍,第二种模式是语言启动延迟,但有语法结构,表现为能说长的句子,但是有命名障碍和语义性错语,复述保留,类似于经皮质运动性失语的表现,如病灶仅仅累及额盖而未累及运动区的下部,失语很快恢复,如有脑室周围白质受累则失语持续。第三种模式表现为发音、语调障碍,所有口语表达都有音位性错语,伴有口颜面运动性失用。此型发生在下运动区及其下的白质和侧脑室周围白质病变后。Broca 区病变累及了三个功能系统,病变部位局限于额叶时,出现言语的启动和程序障碍,病变部位位于下部运动皮质病变时表现为发音和语调障碍,病变部位位于颞顶至盖部连接处,则发生语音性错语。Alexander 等认为,Broca 失语不是真正的临床类型,而是独特的、可分离的额叶皮质和基底节的语言及言语障碍的联合综合征,也就是说,典型的 Broca 失语是继发于以上所有系统受损,即额盖、下部运动皮质、皮质下白质和脑室周围白质联合病灶。症状复杂,不可能分割为不同的功能系统。

Vandenberghe 等通过影像学的研究对 Broca 失语的发生机制做了进一步的讨论。对 4 例左额下回后部皮质(属于典型的 Broca 区)受损的失语症患者进行 MRI 检查,每例患者的语言输出都受损,但对简单语句和书面语言的理解保留。在 fMRI 研究中,患者能够正常完成简单的非言语测验。当视觉呈现一串字母(如由 b、d、f、h、k、l 或 t 组成)、单词(如 corn 和 space)和字母串(如 svrn 和 mprzn)时,发现相对于字母串,识别单词出现的激活是内隐单词处理起作用。内隐单词处理是一种由 Stroop 效应揭示的心理现象。功能性影像学研究表明,内隐单词处理能力是包括 Broca 区的左侧额叶的功能。在 15 例正常对照组中,相对于字母串,识别单词出现的激活发生在右侧小脑、左侧额下回、左侧顶下回、左侧颞中回后部、左侧颞下回后部和额上回内侧。每例卒中患者呈现左侧颞中回后部皮质的正常激活,该部位与语义加工有关。然而,没有一例患者出现左侧额下回后部皮质激活,也无左侧颞下回后部皮质(这是卒中未受损区域)或正常对照组未激活的其他区域激活。简言之,左侧颞下回后部皮质作为卒中未受损区域在正常对照组中激活而在卒中患者组未激活,左侧颞下回后部的反应依赖于左侧额下回后部皮质的传入。由此,功能性影像学研究已经表明某个病灶对于远隔非损害区域功能的影响,说明神经系统的整合特性。

(五)预后

从整体上看,Broca 失语的预后比其他类型好,但因程度不同个体差异也较大。Broca 失语的康复训练"越早越好",因为语言康复训练可使受抑制的神经通路受到各种刺激,脑组织血液循环加快,脑部生物电活性增强,调整大脑皮层的潜在能力,以加快大脑皮层细胞的代偿活动,从而帮助患者尽早恢复语言理解能力及表达能力。

此外,失语症的恢复是一个持续的过程,多数患者失语症发作后病变会持续进展多年。自然恢复最显著的通常是发生在发病后的最初 2 个月或 3 个月。一些研究声称在超急性期完全恢复的预后很好(6 个月可恢复 70% 以上),特别是对于轻度失语症与其他神经缺损无关时。大多数失语症患者病情在 1 年后达到一个稳定状态。

二、经皮质运动性失语

(一)基本概念

经皮质性失语最早是由 Wernicke 提出的,用来描述一组失语症综合征,也称为外侧裂周失语,经皮质性失语主要分为三种类型:经皮质运动性失语(transcortical motor aphasia)、经皮质感觉性失语、经皮质混合性失语。经皮质运动性失语也称为前部孤立综合征,具有运动性失语的一些表现,经皮质运动性失语在临床中并不少见,大约占全部失语症的23.62%。这一类型失语症的主要特征是患者的复述能力相对保留,甚至接近于完整。

（二）症状

保留复述能力是经皮质运动性失语的特征表现,尽管复述保留是这一类型患者的主要特征,但是患者并不是完全的鹦鹉式地仿说,当患者重复一个字词或语句时,往往能够修正不正确的语音或错误的语法。比如要求患者复述:"水我喝",患者可按照正常的语法关系复述为:"我喝水"。在要求患者复述无意义的词组时,他们会说自己听不懂。

尽管患者的复述能力很好,但自发的谈话较困难,自发语表达为非流畅性,自发言语少,对刺激往往会作出相应简单的反应,表达的复杂程度减少,自发进行扩展交流的能力发生障碍,不能详细地进行描述及叙述。也有些患者或表现为启动发音困难,或表现为结结巴巴或类似口吃样的语言。有些患者同时伴有构音障碍。此外,患者在进行数数、诗歌或歇后语等系列语表达时往往相对好。能够接着进行数数,或是能够将诗歌补充完整。

患者大多表现有命名障碍,在进行命名等训练时患者比较容易接受提示,比如提示词头音可以帮助患者较好地完成命名,此外,一些患者也存在明显的言语保持现象,用曾命名的名称回应以后所指的不同物品。

在听理解和阅读理解方面患者的能力是相对保留的,经皮质运动性失语患者的阅读理解通常比Broca失语患者的阅读理解还要好。但朗读往往存在障碍,其表现与口语表达类似。大多数经皮质运动性失语的书写能力也会受到影响,书写的文字大多笨拙,文字比较大,自发书写自己的名字和抄写相对好,但是听写和描写出现严重障碍。

经皮质运动性失语的患者大多伴有意念运动性失用,神经系统检查大多伴有右侧偏瘫,一般无感觉障碍。这一类型的失语症大多数预后较好。

（三）发病部位

经皮质运动性失语与左侧大脑半球分水岭区损伤有关,发生在前部的损伤常常导致经皮质运动性失语,靠近后部的损伤则与经皮质感觉性失语有关。而经皮质混合性失语则是由于同时涉及了运动区及其前后部所导致。经皮质运动性失语病变部位在优势半球额叶Broca区的前部或上部,也可累及额下回中部或前部、额中回后部或额上回(表2-1-3)。经皮质运动性失语的Broca区可能保存完好,或只有轻微损伤,也有案例报道是发生在单侧皮质下损伤后,比如左侧脑室前脚或内囊区的前部。

表2-1-3　经皮质运动性失语的损伤部位与表现

损伤部位:分水岭区、额叶前上部受损,这个区域对于目的活动的启动和维持非常重要	
理解	表达
听——通常相对完整	口语——命名困难,但对于起始音提示反应好。启动和组织回答困难。倾向于单个词性回答,但有时也可以产生完整语法和良好结构的句子,复述能力较其他口语表达好
文字——多种变化,也可能完整保留	文字——受损,与口语表达困难相对应

注:一些合并有右侧偏瘫,一般不伴有感觉损害

Goldstein 等推测此型失语有两种不同情况,一种为 Broca 失语的恢复期,复述功能恢复较好,另一种为原发性启动发音困难,可接受语音提示。但也有学者报道,Broca 失语患者即使在恢复期仍有明显的复述困难,与经皮质运动性失语患者的失语症状显著不同,因此经皮质运动性失语是一种独立的失语类型。

经皮质运动性失语的口语表达突出特点为启动困难和自发性扩展语言明显障碍,不能连贯地、详细地进行陈述。Luria 认为这是因为大脑皮质前部言语区损伤会导致自发性扩展语言障碍,即语言的程序活动的组合能力破坏。

经皮质运动性失语患者复述能力保留,与病变部位在外侧裂周的外围,即分水岭区有关,外侧裂周区的语言听理解和语音转换系统相对保留,所以复述可以保留。

(四) 鉴别诊断

经皮质运动性失语在临床上需要与 Broca 失语相鉴别,与 Broca 失语的主要区别在于此类患者可复述较长的句子,此外,患者一般不伴有言语的失用。经皮质运动性失语患者语量虽然少,但和 Broca 失语的口语表达并不类似,并非电报式的口语表达,可有完整的起始语言,语气词或符合语法结构的短句,能够基本达意。比如问患者"你是干什么工作的?",他能回答"嗯,司机,就是开车"。总体来看这类失语的预后较好。

三、经皮质混合性失语

(一) 基本概念

经皮质混合性失语(mixed transcortical aphasia)也叫做孤立性失语(isolation of the speech area),是少见的失语症综合征,可以看作经皮质运动性失语和经皮质感觉性失语并存,是分水岭区失语综合征的又一类型。这一类型的失语症患者最突出的特点是往往只保留了复述的能力,其他语言功能严重受损或完全丧失,语言的理解很差,自发语的表达往往很少。经皮质混合性失语的发生率很低,只占失语病例的 6.53%。

(二) 症状

经皮质混合性失语的症状表现为经皮质运动性失语和经皮质感觉性失语并存。此类失语较少见。患者的口语表达为非流畅性,自发言语少,完全不能构成可表达意思的语言,甚至仅为刻板重复,或仅限于全部或部分模仿检查者说的话。比如当医生问一患者"你叫什么名字",患者立即回答"你叫什么名字";当问"家里有几口人",患者马上回答"几口人"。这种表现被称为回响语言或模仿语言,是经皮质混合性失语的特征之一。值得指出的是,经皮质运动性失语患者的复述并不同于正常人的复述,更多表现为只能复述出句子中的几个字词,但往往不会出现语音性的错语,在复述长的句子时也会表现出障碍。

患者主动交流很少,在口语方面的表现是只在别人和他们说话时才会说话,口语表达完全依赖于交流对象。患者另一个比较突出的表现是,系列语言非常好。一旦能够开头,患者可继续自发完成,但是被打断后,往往很难再继续。部分患者还有补完现象,即当听到对方说出常用语句的一部分后,可以补充完成后半句,如检查者说"白日依山尽",患者可以随后说出"黄河入海流",或将余下部分词句说完。因此这些系列语的表达有时可以用于患者的语言训练中,在自发语表达很少的情况下,可以通过提示诱导出更多的语言表达。

经皮质混合性失语的患者听理解严重障碍,甚至完全不能够理解口语。轻度患者偶尔能保留一定程度的理解,但大多数患者表现为即使对自己的名字也存在理解困难,当问患者"你是叫张军吗"?患者也会跟着一起说"你是叫张军吗?"此外,在进行简单的口语指令的理解时也表现出相同的反应,仅能重复对方的话,但不能按照指令去执行。

命名困难的现象也很严重,在执行命名训练时常常完全没有反应,偶尔也会出现一些新词或语义性的错语。当问患者"这是什么?"时,患者也会说"这是什么?"但部分患者可以接受语音提示,比如对患者说"这是梳…",患者有时能回答"梳子"。有时患者在命名中也会有言语的保持现象出现,比如反复重复一个词,导致命名训练不能继续进行。经皮质混合性失语患者的阅读、书写严重障碍或完全不能。

（三）发病部位及机制

一般认为病变部位为优势半球分水岭区大片病灶,导致了传统的 Broca 区和 Wernicke 区这些传统的语言区被孤立起来,而 Broca 区、Wernicke 区及连接两者的区域没有受到损害（表 2-1-4）。

表 2-1-4　经皮质混合性失语的损伤部位及表现

损伤部位:优势半球分水岭区大片病灶,Broca 区、Wernicke 区和弓状纤维束不在损伤范围内,但损伤会干扰这些区域之间的联系

理解	表达
听——重度受损,可能非常严重	口语——能够重复别人说的话,但不能启动说话。命名困难
文字——重度受损,可能非常严重	文字——重度受损,可能非常严重

注:突出的能力是能够重复别人说的话,表现为反响语现象。启动说话不能

目前,低灌注的理论在失语症的发生机制中占有重要地位。随着医学影像学的发展,越来越多的研究表明,失语症患者的严重程度和脑血流灌注有着密切的关系,并且失语的严重程度与语言功能区的血流灌注量下降的严重程度相关。由于脑梗死导致的急性失语症可由动脉粥样硬化、血流动力学和心源性等方面的机制引起,主要是在颈内动脉和大脑中脑动脉的血管分布区,特别是灌注外侧裂周围的语言皮层区域。在两条主要动脉,如大脑前动脉和大脑中动脉之间的分水岭区的脑梗死导致的急性失语症较为少见。因此,经皮质混合性失语在临床并不多见。

经皮质混合性失语患者语言障碍严重,预后通常不好,有文献报道,部分早期经皮质运动性失语患者经康复训练可转为经皮质运动性失语。

（四）鉴别诊断

经皮质运动性失语需要与完全性失语相鉴别,在很多方面与完全性失语的表现类似,唯一保留的是患者能进行简单的复述,而完全性失语患者不能。此外,部分患者可以保留部分系列语言。

四、完全性失语

（一）基本概念

完全性失语（global aphasia）指患者的所有主要语言功能都受到严重损伤,听、说、读、写严重障碍或完全丧失。也称为混合性失语,占所有失语症类型的 13.07%。

（二）症状

完全性失语属非流畅性失语,是听、说、读、写所有语言模式受到严重损害的一种失语。主要表现为自发性言语极少,仅会说个别单词或重复性的刻板语,比如当问患者"你叫什么

名字"时,患者回答"ba ba ba"。有些这些语言也会有正常的音调节律变化,来表达患者的情绪。偶尔能说一些词,常常是感叹词或虚词。患者的系列语言受限,但患者有时能够说出部分系列语,如数出部分分数和唱出部分歌曲和歌词,但是往往并不能完成。

完全性失语的患者听理解相较表达要好,但他们的理解也是严重受损的,有时我们认为患者能够有部分听理解能力主要是因为患者能够依赖交流对象的手势、面部表情和环境,获得部分交流的信息,而这些并不是患者通过听获得的。在不能借助周围语境的情况下,让患者进行简单的指令,患者就会表现出严重的障碍。完全性失语的患者命名、复述、朗读不能,有时也会有在自发语表达中出现的刻板性言语,这主要是患者不能理解所致。阅读理解严重障碍,即使能理解也是极少数单词。

完全性失语的患者由于语言障碍重,往往预后差,只有极少数患者可以恢复成 Broca 失语的临床表现,多数患者经过语言训练,可以恢复不同听理解能力,可以简单地进行是否的反应,但是进行口语交流困难,很多患者一直会保留刻板性的言语表达。

(三) 病变部位

多数学者认为完全性失语是由于大脑优势半球外侧裂周围的语言区域受到广泛损害(表 2-1-5)。这类患者多伴有右侧偏瘫、偏盲及半身感觉障碍。也有大量文献报道指出,完全性失语是因为左侧大脑半球的 Broca 区和 Wernicke 区的广泛损伤所引起。但某些研究也发现有例外存在,部分完全性失语的患者并不存在 Wernicke 区的损伤。有报道指出完全性失语的患者也可能存在某些潜在的损伤部位,比如有的患者的损伤位于皮质下,认为是由于损伤了传入和传出的通路所导致的。

表 2-1-5 完全性失语的损伤部位及特征表现

损伤部位:常源于大脑中动脉主干的堵塞,造成了外侧裂周区大范围的受累	
理解	**表达**
听——严重受损。患者可能会接受信息的要点,但通常他们只是按照社会性线索产生反应而不理解单词内容的真正含义	口语——严重受损。可能会有刻板语言、语音和词性错语
文字——严重受损	文字——严重受损。可能会出现惰性书写

注:所有的语言模式严重受损。患者可能合并有右侧偏瘫和感觉困难。尽管他们的语言功能严重受损,但他们仍很警觉和具有社会适应力,可以理解和使用社会性线索

大脑是一个功能整合的整体,语言加工是依赖于左额、颞区及以外更多大脑皮层和皮层下核团共同组成的一个大脑网络(brain network),很多研究表明,人的大脑也具有无标度、模块性等网络特征。因此这些重要脑区的损伤和脑区之间联系纤维的广泛中断,势必造成严重的完全性失语的发生。

(四) 鉴别诊断

完全性失语诊断不难,但恢复比较困难,患者很难恢复到能用言语进行交流的程度。需要指出的是,完全性失语的患者随着治疗和时间的推移,症状有所缓解时可能同时具有 Broca 失语和 Wernicke 失语特征,有学者称之为混合性非流畅性失语。有的病例在恢复中理解改善较好,而口语表达障碍较重,呈现出 Broca 失语特征,这是完全性失语较常见的转化形式。

(罗　薇)

第二节　流畅性失语

一、Wernicke 失语

(一) 基本概念

Wernicke 失语,又称听觉性失语或感觉性失语,是被广泛公认的一种失语症。与优势半球颞上回后部(Wernicke 区)病变有关。临床特点为严重的听理解障碍,患者在听觉正常的情况下,不能听懂别人和自己的讲话。口语表达为流畅性,语量增多,发音与声调正常,但语言中缺乏有意义的实质词,令人难以理解,并且答非所问。存在着复述障碍,以及不同程度的命名、阅读和书写障碍。常见于脑梗死、脑出血、脑外伤、脑肿瘤等神经系统疾病。

(二) 症状

Wernicke 失语的口语表达为典型的流畅性,语量正常或过多,甚至出现强迫语言,滔滔不绝,需要阻止才能停止;由于听理解严重障碍,表现为答非所问;说话不费力,发音与语调正常,但短语表达冗长、语义含糊。语句大多有适当的语法结构,但在句子衔接、前后逻辑等方面文法出现错误。由于缺乏实质词或有意义的词,说的多却不能表达出想要表达的意思,即所谓的空话。有大量的错语:以语义错语和新语为主,语言无法被理解。

口语理解障碍是 Wernicke 失语的另一特点,但不同的患者其严重程度会有差异。有的患者可以理解一些单词、常用词、常用短语和短句,有的严重到几乎完全不理解,常常答非所问。有时可见"持续"现象,即前一个指令"闭眼"执行对了,而后一个指令"请举起手"还是做闭眼动作,这种转换理解检查项目困难,是 Wernicke 失语的另一特征。句子的理解与句中是否存在有意义的实质词、语法的复杂性及句型相关,两个简单的叙述句比有语法结构的短语更容易理解,简单的指令比问句更容易理解。此外,也要注意某些语言外的因素,如自然交谈中的交流、上下文的联系、口型及身体姿势、带情感的短语等,都会影响到患者的理解。

复述障碍在发病时就出现,患者因无法理解他要做什么,实际上常常无法进行复述测试。当 Wernicke 失语恢复几天或几周后,复述障碍与理解障碍大体一致。患者抓住一些能够听懂的词,加以猜测,以错语和赘语(要求复述之外的语言)进行复述。

命名障碍测试时有找词困难,但患者很少不反应,大多立即以错语、赘语反应,而且无论出示什么物品,患者的错语往往是一样的,患者也不接受提示。由于严重的听理解障碍,在命名测试时,患者往往不是进行命名,而代之以赘语。就是围绕着一个说不出的词,不停地说出一串无意义的词,或用大量的虚词如"他们""这个""那个"来代替。

朗读和文字理解障碍,对于口语和文字的理解障碍可一致,亦可分离。Wernicke 失语有严重的口语理解障碍,但文字理解障碍相对较轻,甚至有报道说不伴有失读。

书写障碍以听写严重受损为特点。可以自发书写熟悉的字,如姓名和系列数字,可以抄写而且并非照字描画,但写后却不认识字。如能自发书写,则可见构字障碍,出现形似字形但笔画错误,严重者写不出字形。

Wernicke 失语患者病初时常有病感失认,患者不知道自己有语言障碍,常滔滔不绝地、自顾自地说话,说话的内容与检查者的提问或要求无关,即使说话被打断,并重新提问,患者仍然继续自己先前的话题不变。由于病感失认，患者对自己的病情漠不关心，或责备旁人不仔细听他说话，或责备旁人谈话时说不清楚或故意不让他听懂，患者焦虑不安、偏执，甚至冲动。

这类患者往往除失语外没有其他明显的神经系统阳性体征，或者仅有轻微的偏身感觉障碍，或轻偏瘫，且持续几天很快恢复。少见皮质性感觉障碍且难以查出。约半数患者有上象限性同位性偏盲，但由于不理解也很难查出，视觉诱发电位检查可能有助于判断。

Wernicke 失语患者一般预后较差，恢复到有效的口语交流较困难。有的患者加上手势、表情和语境，日常生活中尚可交流。失语的程度与病灶的大小、病程的不同阶段有关。早期患者，不能与外界以语言交流，由于病感失认和严重的行为障碍，需要照顾。预后也与病因相关，如脑出血患者的预后比脑梗死要好。

(三) 发病部位及机制

典型 Wernicke 失语的病灶部位在优势半球颞上回后部（即 Wernicke 区），也有学者提出的 Wernicke 区范围不同，但都是以颞上回后部为中心的区域，此区通常叫做听联合皮层，此区与初级听皮质颞横回紧邻。由于病变累及颞上回后部的部位及范围不同，患者的临床症状会出现一定的差别，甚至有的病灶累及颞上回后部，却没有表现为 Wernicke 失语，但是有 Wernicke 失语症状的患者几乎都有颞上回后部的病变。而且，理解障碍的严重程度及预后与 Wernicke 区受损范围大小是显著相关的。

关于 Wernicke 失语患者的听理解障碍机制，Wernicke 本人认为第一颞回是听词语中枢。此区受损时，初级听皮层和感知声音能力完整，但听到的词语成为无意义的声音。

Luria 认为 Wernicke 失语患者有音位认知缺陷，这种缺陷是 Wernicke 失语患者听理解障碍的重要基础。但近期的研究还发现 Wernicke 失语患者中，有些患者的听理解障碍主要是音位理解障碍，而另一些患者主要是词义理解障碍。

还有许多其他的因素影响听理解：是否为常用词、说话的速度、句子中是否含有意义的词及句子语法结构的复杂程度等。

(四) 鉴别诊断

Wernicke 失语主要的临床表现为严重的口语理解障碍；口语谈话为典型的流畅性失语，语量正常或过多，含有错语、赘语、空话；复述严重障碍；命名有大量的错语；阅读时朗读及理解不正常；书写不正常。典型 Wernicke 失语的病灶部位在优势半球颞上回后部（即Wernicke 区）。

此型失语症起病时可以表现为说话量少，需要与 Broca 失语相鉴别，但是 Wernicke 失语患者发音清楚，短语不短，有错语和新语，说话不费力。Wernicke 失语患者不仅对有语法结构句的理解困难，单词理解也有困难。而 Broca 失语患者对语法的理解较实质词的理解更困难。Wernicke 失语患者存在不同语义范畴的理解障碍，动作名词比物品名词好一些，而对颜色和身体部位的理解最差。

严重的口语理解障碍患者几乎完全听不懂，而有些患者可以听懂一些单词、常用词、常用短语和短句；执行指令的转换困难是本型失语的一个特征；对于简单叙述句的理解好于有复杂结构的句子，对单纯指令理解好于问句。

由于病初的病感失认，患者表现为怀疑别人故意不说明白或不仔细理解他所说的，而表现为焦虑不安、偏执状态，甚至发生危险行为。因为严重的听理解障碍，又表现为答非所问。同时此类患者其他的神经系统功能障碍（如偏瘫等）表现不明显，所以常常被误诊，年轻人易被误诊为精神分裂症,老年人易被误诊为痴呆。这种情况下需要仔细询问病史,耐心地观察及检查患者,尝试能否用语言外的其他形式,如动作示意等予以沟通,作出正确判断。

二、经皮质感觉性失语

(一)基本概念

经皮质感觉性失语是分水岭区失语综合征中的一种类型,病变位于优势半球 Wernicke 区附近。表现为严重的听理解障碍,对简单词汇和复杂语句的理解均有明显障碍;口语表达为流畅性,语言空洞、混乱,找词困难,经常是答非所问,类似于 Wernicke 失语,但障碍程度较 Wernicke 失语轻;存在命名障碍;复述功能相对完整,但常不能理解复述的含义。有时可将检查者故意说错的话完整复述,这与经皮质运动性失语患者复述时可纠正检查者故意说错的话明显不同。常伴有严重的失读和失写。病因多见为优势侧颞、顶叶分水岭区的脑梗死。

(二)症状

口语表达为流畅性,语量多,语言滔滔不绝,发音与语调正常,由于有明显的词义错语及新语,而难以达意,表达为明显的空话或杂乱语。有强制性的模仿,将检查者说的词、短语混入自己的口语中,但由于不理解这些词的意义,对检查者所说的错话、无意义的词也模仿。有些患者语量不多,因找词困难说话常有中断,但与非流畅性失语不同,他们说话不费力。系列语言尚好,有完成现象。如数数、背诵唐诗宋词等,可以接着检查者提示往下说。

口语理解严重障碍,不能执行口语指令,是非判断题也不能正确作答,听觉辨认不能。常用词及动作词理解可部分保留。但是语法词(介词、副词、连接词)理解困难。

复述好至极好,能够完整准确地复述词、短语、简单句、复杂句、无关词组等,有的患者复述长复合句的能力受限。但是患者对于复述的内容是不能理解的,表现为对说错的话仍照样复述。

命名严重障碍,常以错语(语义错语)或新语来命名,检查者予以提示后仍然不能正确命名;对检查者提供的词语也不能正确选择;被告知该物体名称时,患者也不能辨别对方讲得对或不对。阅读时对文字理解障碍,表现为可以读出字词却不能理解含义,严重的患者甚至不能朗读。在检查词配画时,表现为形义失读,即可以正确读词,却不能正确配画。

书写障碍主要表现为听写与自发书写困难,有构字障碍,为错写或新字。而抄写保留,可以写自己名字。

大多数患者除失语外无其他明显的神经系统阳性体征,或瘫痪轻、持续时间短;常有轻度的感觉异常,或轻度皮质性感觉障碍,常有同向性偏盲。由于夸夸其谈又不能达意,听理解障碍而答非所问,易被误诊为精神病。

预后相对较差,常常遗留明显的语言障碍。

(三)发病部位及机制

病变累及优势半球后部的顶、颞部,或颞顶分水岭区,或后颞顶结合区。

失语而复述保留的机制与病变部位在外侧裂周的外围,即分水岭区有关,因外侧裂周区听理解与语音转换系统完整,因此可保留复述;但语义系统分离,致对复述的内容不能理解。有研究显示复述机制保留与未受损的右半球功能有关。

(四)鉴别诊断

经皮质感觉性失语主要特点为严重的听理解障碍,而复述好或极好。口语为流畅性,语量多,表现为滔滔不绝,混有明显的词义错语和新语。命名有严重缺陷,语音提示和选词都不能接受,有词义错语和新语。阅读中朗读为错语朗读或不能朗读,文字理解严重障碍,能够正常读出声的字词却不能理解其意。书写缺陷,可抄写,但听写与自发书写困难。

有些患者语量不多,由于找词困难导致说话常常中断,需要与非流畅性失语相鉴别,此型患者说话不费力,发音和语调正常,有词义错语与新语,有完整的短语。

三、传导性失语

(一) 基本概念

传导性失语是被研究较多的失语症类型。多数传导性失语患者病变累及优势侧缘上回、Wernicke区等部位,一般认为本症是由于外侧裂周围弓状纤维损害导致Wernicke区与Broca区之间的联系中断所致。传导性失语为中等度失语,明显的复述障碍是它的重要表现,较自发说话与听理解障碍更加严重,复述障碍与口语表达及听理解障碍的程度不成比例,是传导性失语的特点。口语表达为流畅性,患者语言中有大量错词,但自身可以感知其错误,欲纠正而显得口吃,听起来似非流畅性失语,但表达短语或句子完整。听理解障碍较轻,在执行复杂指令时明显。命名、阅读和书写也有不同程度的损害。

(二) 症状

口语表达为流畅性,但谈话常出现犹豫、口吃,这种现象是由于患者可以自知言语错误并试图纠正而出现,与命名性失语的忘词不同。由于口吃显得说话不流畅,听起来似非流畅性失语,但说话不费力,发音及语调正常,有语法词,并有完整短语或短句。虽然说话中有很多停顿,但连起来确是较完整的句子。传导性失语患者口语的另一个特点是错语,主要是语音性错语,但可根据上下文理解说话的大意。有大量的虚词,如"这个、那个",难以明确地表达意思。与Wernicke失语不同,词义错语和新语比较少,罕见杂乱性语言和难以理解的语言。

听理解障碍不严重,但并非完全正常,可能与检查方法与时间有关。尤其是对一些含语法的句子,如对执行复杂指令感到特别困难。

复述不成比例的差,传导性失语患者是听懂了要复述的内容,却不能准确地复述出来。但是在患者复述失败要求其解释时,患者是可以说出句子大意的。而且复述比自发谈话更困难,表现为在自发谈话时可以说出的词,在复述时却说不出。传导性失语较重的患者,在单词水平的复述也有困难;复述的错误,常表现为语音性错语。

命名障碍在传导性失语患者中的严重程度有很大差异,从严重障碍到接近于正常,大多为中度障碍。主要是错语命名,以语音性错语为主。患者可以知道某个名称是对的,但发不出正确名称的音。

朗读及阅读障碍,传统上认为传导性失语患者,包括朗读的口语表达错误以语音性错语为主,但也有不少患者在朗读中出现词义性错语。文字的理解较好。

书写障碍方面抄写正常,听写和自发书写常常出现构字障碍。写句困难,常有语法错误,又称为流畅性失语,患者所写内容读起来像流畅性失语的口语。

神经系统症状与体征表现为偏瘫或轻偏瘫,有不同程度的感觉障碍,疼痛综合征,同向性偏盲,存在观念性运动性失用。

预后与病因及病变性质不同有关,脑出血预后较好,病灶位于缘上回较同时累及颞叶者恢复好。大多数患者可恢复到正常交谈,但复述仍然存在不同程度的缺陷。

(三) 发病部位及机制

Wernicke最早从理论上推测传导性失语的病灶在岛叶皮质下的弓状纤维,20世纪下叶开始报道该病例时,也认为病灶在皮质下,且病灶较小。但是后来的许多研究发现其病灶部位不在岛叶皮质下而在缘上回。现在传导性失语的病灶部位已被公认的有两个,但以缘上回皮质和/或皮质下为主,岛叶皮质下为次。大多数传导性失语患者的病灶在左大脑半球缘上回,约 2/3 患者的病灶可累及 Wernicke 区,为何听理解障碍不严重,有学者推测患者的听理解区在右半球,Wernicke 区受损,中断了右侧语言理解区与左侧语言运动区之间的纤维联系。戊巴比妥试验、双耳分听实验可证实。

传导性失语的语言表达在患者间很不同,难以用一种理论来解释。有的语言表达很流利并有大量的错语似 Wernicke 失语,而有的则找词困难,犹豫、中断,自知有错欲纠正而口吃似 Broca 失语。此种不同与病灶的部位有关。口语流畅性差而理解相对好的患者,其病灶部位在外侧裂周区靠前,口语流利而理解差的病灶部位靠后。

关于复述障碍的机制有两种解释的理论:Wernicke-Geschwind 的联系中断学说认为听理解中枢与口语表达中枢间的联系因病变而中断;Storch-Goldstein 的中心理论学说认为是内部语言受损。这两种学说是解释传导性失语特征的经典理论。但是这两种理论不能够很好地解释传导性失语的其他症状,如错语、听理解障碍等。

(四) 鉴别诊断

传导性失语临床表现为复述明显障碍,与口语流畅性及听理解障碍相比不成比例的差为其特点,复述错误多为语音性错语;为流畅性失语;找词困难和音性错语比较严重;听理解障碍不严重,但对含有复杂语法结构的句子理解困难,执行复杂指令有错误;错语命名,以语音性错语命名为主,可接受选词提示,但仍反应为语音性错语;朗读不正常,阅读理解较好;书写不正常。

口语表现为犹豫、口吃、找词困难,听起来说话不流畅,需要与非流畅性失语鉴别。但是说话不费力,发音清楚,语调正常,有语法词,并有完整的短语或短句;有的传导性失语患者由于知道自己说话有缺陷会少说或不说,恢复期患者为了发音正确减少说错,讲话断断续续,但连起来是完整的句子。

传导性失语口语的一个特点是错语,以语音性错语为主,与 Wernicke 失语相比,词性错语与新语比较少,由于传导性失语听理解相对比较好,罕见杂乱语言和难以理解的语言。

四、命名性失语

(一) 基本概念

命名性失语又称遗忘性或健忘性失语,由优势侧颞中回后部病变引起。命名性失语是特指在脑部疾病早期即出现的以命名障碍为唯一表现或主要表现的一种失语综合征。主要特点为命名不能,患者表现为说不出事物的名称,表达低频词时表现得更为明显。当患者要说出指定物体的名称时,仅能叙述该物体的性质和用途,表现为迂回语言。别人告知该物体名称时,患者能辨别对方讲得对或不对。自发语言为流畅性,缺乏实质词,赘语和空话多。听理解、复述、阅读和书写障碍较轻。常见于脑梗死、脑出血等神经系统疾病。

特别要指出的是,命名障碍是一种症状,可见于许多脑部弥漫性疾病,各种类型失语症的恢复期常常可遗留命名障碍,且不易恢复。

(二) 症状

口语表达为流畅性失语,主要特征是口语中缺乏实质词,常见错语,以及虚词的替代,如"那个""这个"等,或者反反复复描述说不出的词,形成大量的空话、赘语,而不能表达信息。

口语理解：可以完全正常或轻度缺陷。

复述：非常好。

命名：命名障碍，但是各个患者的症状有所差别。典型的纯命名不能，患者知道名称，但说不出，而以描述代替，可以从列出的名词中作出正确的选择；一部分产词性命名不能的患者，知道物品名称，却启动发音困难，可以接受语音提示，但发音仍然欠清晰；比较严重的是词义性命名不能，此类患者不能接受语音提示，也不能接受选词提示；还有患者表现为特殊范畴的命名不能，如颜色命名障碍；等等。

阅读和书写：可接近正常，也可有明显障碍。有作者报道非文盲患者均有不同程度的失读与失写。

除了失语以外，患者常无其他神经系统阳性体征。

预后大多较好，但其他类型失语症可恢复到以命名障碍为主要表现，且常停留在此阶段不再恢复。

（三）发病部位及机制

命名从信息接收起始，经过信息的分析综合、信息提取、激活语言系统，到说出的全过程，涉及大脑多部位的参与，很难有一个明确的定位。不同类型的失语症患者常常都存在命名障碍的症状，而且在病情恢复的过程中，可遗留以命名障碍为主的失语模式，这种遗留的命名障碍恢复往往比较困难。所以在讨论命名性失语的病变部位时，首先应明确指出是发病时即产生的以命名障碍为主的命名性失语，还是其他型失语恢复不完全而遗留的命名性失语。

大多数学者认为命名性失语是一个独立的类型，是在发病早期即产生的，以命名障碍为主。其病变部位在优势半球颞中回后部或颞枕结合区，也有报道在优势半球颞叶后部颞顶结合区。

高素荣报道的8例命名性失语中，病灶单独累及颞中回后部或颞枕结合区者，为以命名不能为主的失语；病灶累及颞顶叶者，因颞中回及角回均受累，表现为明显的命名性失语，同时伴有明显的失读与失写；病灶累及颞枕结合区且枕叶范围较大者，命名性失语为主伴失读，或轻度失写。

正确的命名过程，首先需要语义系统的激活（包括视、听、触觉以及一些复杂的内容的刺激），通过复杂的中间过程，最终激活言语的运动而说出来。这些复杂的中间过程是如何加工和传输的，有许多理论，但是还不能完全阐释清楚，临床上许多证据支持两阶段理论。所谓两阶段理论，第一阶段指语义激活和特定词的选择，第二阶段指语音形成选择，在临床病例研究中相对应的是两类命名不能，语义性命名不能和非语义性命名不能。前者表现为不能恰当地激活语义表征，为第一阶段受损；而后者是知道词的意义，但语音不能激活，为第二阶段受损。这个理论可以为汉语失语症的研究提供有意义的指导。名词类别的多样性，包括一些抽象名词等，命名的过程也是非常复杂的过程，还有待进一步探讨。

（四）鉴别诊断

命名性失语是指患者发病早期，命名不能作为唯一的或主要症状的失语症。病变部位主要累及优势半球颞中回后部或颞枕交界区，也有报道在颞叶后部或颞顶结合区，前者以命名性失语为主，而后者伴有失读与失写。

口语表达为流畅性，但缺乏实质词，大量意义不明的词组成的自发流畅性语言，形成特征性的空话、赘语。主要为找词性命名不能，忘了名称，常以描述物品功能和属性来代替。

口语理解完全正常或轻度缺陷;复述正常;阅读中朗读与理解正常或有缺陷,书写正常或有缺陷。

(黄炼红)

第三节　其他类型失语

一、交叉性失语

(一) 基本概念

交叉性失语(crossed aphasia,CA)于 1899 年由 Bramwell 提出,是指任何与惯用手同侧的大脑半球病变引起的失语,但现在一般仅指右利手右侧半球病变后发生的失语。卒中后患者中的发病率比较低,一般为 1%~3%。亦可出现于脑外伤累及右侧大脑半球者。

(二) 症状

Alexander 等认为,根据交叉性失语的临床表现,可分为两种类型:镜像 CA 和不规则 CA。镜像 CA 与右利手左大脑半球病变产生的各类型失语无很大不同,且预后相似。临床表现为大脑半球语言优势侧部位的逆转,半球特殊性的逆转与遗传性有关。两半球病变的临床表现各类型失语是相同的,只是交叉性失语是右利手,其语言中枢在右侧大脑半球。而不规则 CA 则会有一些不同于左侧大脑半球损伤后失语症的表现。如听理解损害少见,书面语言比口头语言易受影响。言语表现为听理解轻度障碍,命名及复述轻度障碍,阅读理解轻度障碍,文字表达方面自发性书写明显障碍。脑卒中患者交叉性失语类型与年龄有一定关系。交叉性 Broca 失语较年轻,交叉性 Wernicke 失语年龄最大,交叉性完全性失语介于两者中间。

(三) 发病部位及机制

镜像 CA 的语言中枢在右侧大脑半球,此观点已由头颅 CT 扫描证实。如交叉性 Broca 失语,为右额叶大片低密度,右额下回后部受损,相当于左侧 Broca 区受损;交叉性 Wernicke 失语为右额叶低密度,右颞上回后部受损,相当于左侧 Wernicke 区受损;总之,右半球受损区多是与左半球对称的部位。而不规则 CA 患者会有不同的语言组织结构(如损伤部位靠前却是流畅性失语),或非常规的(或不完全的)语言侧化,或二者皆有。

(四) 鉴别诊断

需与左侧大脑半球损伤所致的失语症(具体详见相关章节)相鉴别,但一般确定利手(右)及通过影像学检查确定大脑损伤部位(右侧大脑半球)可以确定诊断。

二、皮质下失语

(一) 基本概念

皮质下失语(subcortical aphasia)是由各种原因(如出血、梗死、脓肿、变性等)引起的纹状体 - 内囊结构、丘脑和 / 或脑室周围白质(不包括紧邻各脑区的皮质下白质)的局限性病变所致。传统认为,失语症系由大脑优势半球皮层经典语言区,如位于额下回后部的 Broca 区、颞上回后部的 Wernicke 区等病变所致,且不同部位的损害有相对特异的临床表现。但近年来,随着神经影像技术和解剖学的发展,人们发现优势半球皮质下结构(如丘脑和基底节)受损也能引起失语。根据病变部位又可分为如下 4 类:内囊纹状体失语(也称基底核/节性失语)、丘脑性失语、脑室周围白质失语及小脑失语(认为右侧小脑参与非运动性语言过程)。但这些皮质下结构在语言过程中所起的作用尚不十分明确且备受争议。临床上较为常见的是基底节性失语及丘脑性失语,最常见的是基底节性失语。

（二）症状

皮质下失语可表现为多种失语症类型,但其语言障碍的程度常较皮质性失语轻,词汇记忆障碍往往较突出。复述能力相对保留是其共同特征(与经皮质性失语相似),但不同类型常有其较为特征性的语言障碍特点。

丘脑性失语的表现多种多样,优势侧丘脑腹前核及腹外侧核病变常可导致短暂失语综合征,常影响词汇语义加工过程,以错语、持续言语及命名障碍为主,语法错误并不常见。概括起来常有如下特点:急性期多缄默、音量小、声调低、发音尚清晰,言语尚流畅,自发语言输出减少;错语较多见,尤其是动词性错语,命名时突出,也可见新语、杂乱语、间断性应用术语,有模仿言语、言语持续现象等;常伴较严重的命名障碍;听理解能力受损,能理解单词及简单句,有不同程度的书写障碍;复述相对保留,但句子越长复述能力越差。严重者可见语言障碍程度自发性波动;此外,丘脑损伤可产生语言前水平,即语言感知水平的功能障碍。

基底节性失语(内囊纹状体失语),多由尾状核头、壳核、内囊前肢病变所致,与丘脑性失语不同,主要引起言语方面的障碍。其主要特点为自发性言语欠流利,病变靠前倾向非流利,靠后倾向流利;发音欠清晰,发音过弱,音韵、音律有障碍,字音或语调发得不准,但不偏离原来的音位;错语相对少见,常为语义性错语,受其影响常有命名障碍;复述相对保留,但对长句复述差,对较复杂的口头指令执行明显障碍;文字理解差,书写特别是自主书写障碍突出。

目前国内外对脑室周围白质失语的研究相对较少,有研究发现其临床表现与基底节性失语相似,但对长句的理解较好,主要为语言的产生受到影响。

（三）发病部位及机制

发病部位如前所述。

目前,有关皮质下失语的发病机制尚无明确定论,但有如下几种假说:

1. 神经功能联系失能(diaschisis),也称受损伤远隔部位的生理功能障碍,指的是皮质下病变切断了皮质与皮质下的功能联系,导致皮质去传入,而产生失语。

2. 皮质下结构直接参与语言加工过程,基底神经节,特别是尾状核、壳核,以及丘脑等在语言的加工、整理及协调过程中起重要作用,皮质下结构损害可直接导致失语。

3. 皮质下病变导致皮层语言区的低代谢及低灌注,如血肿压迫、缺血半暗带等的影响。

4. 皮层语言区断离(disconnection)。

5. 皮质下病变所致的皮层调节语言功能的释放。皮质下失语是以上一种或多种机制综合作用的结果。

（四）鉴别诊断

1. Broca 失语　基底节性失语表现为非流畅性更为多见,此时要与 Broca 失语进行鉴别,但基底节性失语复述较好,或复述恢复较 Broca 失语更快,依据影像学检查通常可以确定诊断。

2. 经皮质性失语　因经皮质性失语与皮层下失语的复述功能常常都是较好的,需要注意鉴别,依据影像学检查通常可以确定诊断。

三、纯失读

(一) 发病机制

首先要了解阅读的神经认知心理模型。我们在读熟悉的词时,可以很快认出这个字并理解意思。尽管有很多字体,还是可以通过偏旁部首的排列认出这个字。例如"苹果",不管是以下哪种字体都是一样的意思:苹果 = 苹果 = 苹果 = **苹果**。正字法输入心理词典是大脑中存储熟悉字词的字形的地方。图 2-3-1 中,我们会用输入及输出心理词典来描述阅读的认知加工。

正常情况下,正字法表征激活语义系统中恰当的词典,使我们可以理解所朗读词的意思。当大声朗读(或默读)的时候,我们能够通达语音输出心理词典中词音的存储表征。反之,在计划恰当的构音运动时,这一激活的表征会通达构成一个词的音素(phonemes),这些音素存储于短期记忆的语音缓存中。这些一连串的事件涉及通过词汇语义通路的阅读,这是因为我们通过激活心理词典中的词来获取语义。图 2-3-1 中,这一过程显示如下:文字"苹果"→视觉加工→词形输入缓存→正字法输入心理词典→语义系统→语音输出心理词典→语音缓存→说出词"苹果"。尽管人们阅读时通常会激活语义系统,但也有可能仅仅读出来了而不知道意思。我们可能都有过大声朗读但完全不知其意的经历。这种情况下,正字法输入心理词典跳过语义系统直接通达了语音输出心理词典。这是一个词汇通路,因为整个词都进行了加工;但它又是一个非语义通路,因为没有激活词的意思,即没有激活语义系统。不知道意思的朗读偶尔见于健康成人,但它是脑损伤患者一个较为常见的特征。

如果人们尝试读出不熟悉的词(生词),而这些词在正字法输入心理词典中没有相应的表征,那么就可能利用自身已有的知识或认识的字来推测生词的发音和意思。在汉语中,一个简单字加上一个偏旁或部首后,读音常常保持不变,如"方(fang)"加上"艹",还念"芳(fang)",这样,我们就会根据已知的发音尝试发出一个模棱两可、不知对错的音。在图 2-3-1 中(通路 b),这一过程就是形 - 音转换通路,也可以认为是词形 - 音素转换,正字法 - 语音转换,或简单来说就是语音朗读通路。这一朗读过程可认为是一种亚词典或非词典朗读通路,因为它并不一定激活了心理词典。这一亚词典通路除了用于朗读生词,还可用于朗读可读出来的非词或假字 / 词。如果脑损伤导致词典 - 语义通路损伤,那么,患者就会依靠亚词典通路读出真词和非词。语音朗读通路的一个典型特征就是:它只能在形 - 音有关联的时候才能发挥作用。英语中有很多不规则词,如果经亚词典通路读这些不规则词,那就可能出现"规则化"的错读,如将"pint"读成 /pint/(正确读音应为 /pait/),就是经亚词典通路"规则化"的结果。而汉语中的不规则字或半表音字占全部汉字的 90% 以上,比如"猜"念"cai",而不念"qing",这些字不能用这一通路来朗读。

实际上,对于汉语中是否存在亚词典通路,一直是有争议的。有的学者认为,由于汉字的表意性,汉字不存在拼音文字的那种心理词典以外通达语音的亚词典通路,汉字语音的通达必须经由心理词典完成;通过声旁读假字可能只是字形相似性效应。也有人认为汉语的正常朗读至少存在两个通路:涉及语义阅读的词典语义通路,即图 2-3-1 中经过语义系统的竖直的通路;联系正字法表征(如笔画、部件及字)和语音表征(如音节、韵脚及声调)的非语义通路,即通路 b。

(二) 基本概念及症状

纯失读,又称失读不伴失写、枕叶失读、逐字母阅读(letter-by-letter reading,LBL)。为阅

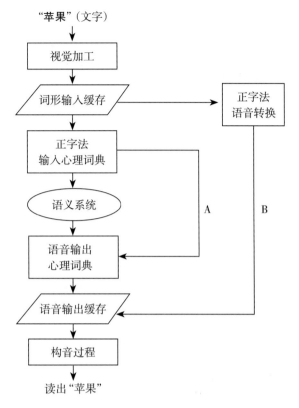

"苹果"（文字）

视觉加工

词形输入缓存 → 正字法 语音转换

正字法 输入心理词典

语义系统

A   B

语音输出 心理词典

语音输出缓存

构音过程

读出"苹果"

图 2-3-1 单个词读写的组成表征及加工

左侧直线通路指的是词典 - 语义通路,通路 A 是词典 - 非语
义通路,通路 B 是非词典 / 亚词典通路

读加工早期的损伤,不能分辨正字法词形信息。各种类型单词的正字法输入心理词典通路
受损,故朗读的准确性与词的类型如词频、具象性、语法类别、拼读的规则性等关系不大。但
具有明显的词长效应(word length effect),即朗读长单词需要更长的时间,且更容易出现错误。
如果患者自己临摹字形,或将字母写在患者身上,或摸方块上突出的字形,可以帮助患者拼
出该字。也就是说:患者可通过听觉、动觉、触觉等其他感觉途径来达到理解文字的目的。
在汉语中,也有类似 LBL 的特点,即逐部件朗读。也可以识别他人口头拼读的词。有学者
发现汉语纯失读患者常出现字的错读,主要是读成字形上或视觉上相近的字,如"抽"读成
"捆","厅"读成"干"。患者可以识别他人口头拼写的字,如检查者说"左边提手旁右边甲
乙丙丁的丁,是什么字"。患者很容易说出"打",但看到"打"字,却不认识。患者的数字阅
读能力常保留,可能与数字词汇较少有关。此型失读症一般不伴有书写障碍,但书写并非完
全正常,自发书写或听写表现较好,而抄写表现较差。出现患者不认识自己写出的字的情况。
患者的口语表达基本正常。可有轻度命名障碍,特别是常伴有颜色命名障碍:患者说不出所
示颜色的名称,也不能按听到的颜色名称指出相应的颜色,但患者可以配色,患者可用颜色
名称回答提问,如问"国旗是——",患者可答"国旗是红色的"。神经系统检查常伴有一些
视觉系统症状,如偏盲或视野缺损。

（三）发病部位

常在左侧枕叶距状区或外侧膝状体至距状区的视觉通路上,以及胼胝体压部或紧邻压

部外侧白质。

（四）纯失读的治疗

多种方法可以改善通达正字法输入心理词典或提供朗读代偿策略。根据刺激物的复杂程度，治疗也有不同的难易程度：篇章、单个词、或单个字母/字。主要方法有重复朗读（multiple oral rereading，MOR）法、短时正字法展示、多模式提示以强化字母辨认、经颅直流电刺激（tDCS）等。

四、纯失写

（一）基本概念及症状

失写症（agraphia）是指脑损伤所引起原有的书写功能受损或丧失。不同部位脑损伤可导致不同形式的失写症。纯失写（pure agraphia）是指除书写障碍外其他的语言功能正常或接近正常。

（二）发病部位

多为左顶叶病变使产生视觉控制下的手运动缺陷而导致单纯书写功能的障碍，可引起纯失写，也有其他部位局灶病变可引起纯失写的报道。

（三）鉴别诊断

注意与其他失语性失写相鉴别。

1. 流畅性失写　流畅性失语患者书写大多表现为流畅性失写，如患者利手无瘫痪，则书写时写出量较多或很多，书写不费力，字形尚可，句子长短正常。但拼写困难，缺实质性词，出现大量语音性和词义性错写。患者边写边大声朗读，大多是类似乱语样或错语样朗读。

2. 失读失写　详见下述"五、失读失写"。

3. Gerstmann 综合征患者的失写　Gerstmann 综合征有四个主要症状：失写、失计算、手指失认、左右失认，常见于优势半球的顶叶角回病损所致。失写表现为流畅性失写，书写不费力，有字母遗漏，或者字母秩序错误而组成无意义词。

4. 精神错乱状态失写症　是指在各种原因引起的精神错乱状态下，如药物中毒、代谢性脑病或麻醉状态，发生的语言功能障碍。有些患者的口语表达、理解、复述、命名和阅读能力正常或接近正常，但书写功能受损，表现为字形笨拙、书写量少，不能反映书写主题。

5. 深层失写症　指患者在书写中出现词义替代，即词义性错写，病变多位于优势半球顶叶。

6. 分离性失写症　多出现在胼胝体切除术后，患者用右手书写正常或接近正常。左手抄写尚可，但自发书写完全失败，不能写出有意义的文字材料。

五、失读失写

（一）基本概念及症状

又称为中央部失语症、皮质视觉性失语症、顶颞叶失读症。突出临床表现是全部或部分丧失了阅读和书写能力，既不能认识字，也不能认识词；既不能通过视觉途径认知文字，也不能通过（如在患者身体、皮肤上书写）、听觉（拼读字词给患者听）或书写动作（患者用手或笔描画拼出字词）来理解。书写障碍的程度也不一致，主要影响主动书写和听写，抄写能力常常保留。抄写常表现为临摹性质，摹本如为印刷体者只能抄写成印刷体，摹本为手写体者则只能抄写成手写体。对所抄写的摹本文字和自己抄写出的文字均不认识、不理解。失读失

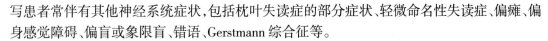

写患者常伴有其他神经系统症状,包括枕叶失读症的部分症状、轻微命名性失读症、偏瘫、偏身感觉障碍、偏盲或象限盲、错语、Gerstmann 综合征等。

（二）发病部位

失读失写的病变部位是优势半球角回,影像学改变常在顶颞叶交界区。

（三）鉴别诊断

需与其他类型失写症相鉴别,详见上述"四、纯失写"。

六、纯词聋

（一）基本概念及症状

纯词聋（pure word deafness,PWD）,是一种少见的综合征,最先由 Kussmaul（1877）提出,用于描述不能理解言语但言语产出及读写能力保留的患者。1974 年 Goldstein 对该综合征的临床及解剖进行了详细的阐述。临床上,纯词聋患者一般没有任何其他失语症状。并非真正"聋",详细的听力检查证明没有听力障碍,能识别非语言声音,但仅对语言声音有听失认,不能理解也不能复述口头语言,却能正确地阅读及理解文字语言,自发谈话正常。因此认为纯词聋不属于真正的语言功能障碍。

患者听力正常,口语理解严重障碍,症状持久,简单的测试也会产生错误。患者虽然对词的辨认不能完成,但是可能在犹豫后完成简单的指令,这是此症的典型表现。纯词聋存在对语音和非语音的辨识障碍,即患者可以不理解词语的信息,但是对非语音的自然音仍能辨识,如鸟鸣声、电话声等;复述严重障碍;口语表达正常或仅有轻度障碍;命名、朗读和抄写正常。

（二）发病部位

1. 双侧颞上回损伤或双侧听觉辐射投射到颞后上回的联络纤维损伤。

2. 左侧颞叶后部皮层下组织,左半球后颞叶深部,累及 Heschl 回或侵犯携带听纤维进入初级皮质的纤维,而 Wernicke 区及听联合皮质不受累。有学者发现左侧颞叶病灶均侵犯同侧侧脑室壁。

（三）鉴别诊断

纯词聋、听失认、皮质性聋同属皮质听觉障碍,三者均以自发谈话、阅读及书写正常,而词语的听理解及复述障碍为特点,因此容易相互混淆。其不同点是纯词聋仅有语言听理解障碍,而非语言声音能正确辩认。听失认则是能听到声音,但不能辨认是什么声音,包括语音和非语音。皮质性聋是皮质听觉障碍中最严重的一种,在没有脑干及耳蜗神经损害的情况下,表现为对所有听觉刺激均不产生反应,纯音听力测验也异常。这三类皮质性听觉障碍既有区别,又相互联系。当障碍最轻或临床恢复到最轻程度时即可表现为纯词聋,这可能与词语的理解机制最为复杂有关。

七、纯词哑

（一）基本概念及症状

纯词哑（aphemia）又称构音性失用（phonetic apraxia）或言语讷吃（anarthria）。在临床上真正的纯词哑是一种相当罕见且独特的言语障碍临床综合征。通常由于脑血管病影响左半球次级运动前皮质所致。此类患者口语表达能力严重障碍而文字表达及理解等其他语言功能均正常。1887 年 Bastian 用言语不能（aphemia）一词描述这种特殊的综合征,他研究的尸检资料表明该种言语不能者的病变部位在左额皮质下，而额叶皮质完整，因病变使其孤立于其正常传导。1956 年 Alajouanine 提出本征有如下三个特征：

1. 构音弱，呼气弱，似有运动障碍。

2. 构音时异常紧张，似有痉挛。

3. 伴有颜面部、口颊部与舌部的因企图努力而却失用性质的异常运动。

纯词哑临床表现独特，常急性起病，起病开始哑或仅有少量构音不清及低调口语，几天或几周后可发声，但说话慢、费力、声调低，语调不正常，可发生音素替代。自发口语开始可为电报式，但多可说出全句。患者尽管发音不清，但仔细听可发现语句的语法结构完整，用词正确。听理解正常。因口语不清，患者起病时复述、命名、朗读均不能或有轻度障碍。书写可正常或轻度障碍，可由漏字、替代或构字障碍，但写出语句的语法结构及用词正确，也可有轻度障碍，书写比口语好得多，可通过书写进行交流。有报告指出纯词哑患者的口语表达障碍数年后仍不能完全恢复，所以，有学者认为纯词哑并不是失语，也不是失用或构音障碍，而是一种特殊的临床综合征。

（二）发病部位

左半球中央前回下部、额下回后部皮质和皮质下被认为可以产生纯词哑，也有报道病变部位可在右侧额叶。

（三）鉴别诊断

1. Broca 失语　纯词哑并不是 Broca 失语的最轻型，两者的差别在于，Broca 失语有失语法、听理解障碍和命名障碍，而纯词哑则是单纯的发音障碍。

2. 构音障碍　纯词哑发音方面的表现如说话费力、声调低，有音素替代等，与构音障碍非常相似，但构音障碍患者的书写不会有漏字、替代或构字障碍、语法障碍等。且构音障碍患者会有口颜面运动功能的异常，要注意鉴别。

3. 言语失用　与运动性构音障碍（dysarthria）都属于运动性言语障碍（motor speech disorder），与纯词哑的表现亦十分相似，也会有音素的替代、省略，也有随意 - 自动分离现象，表现为自主发音不清，但自动言语，如系列数数、念熟悉的诗词和唱歌时，词的发音可明显改善，比自发谈话的发音清楚，甚至正常。有些学者用言语失用解释纯词哑，但文献报道纯词哑病例可不伴失用，或可能有口颜面失用，但无肢体失用，且纯词哑的口颜面失用比伴口颜面失用的言语失用患者恢复快。纯词哑患者的轻瘫、失用、复述、书写和口语中失误成分恢复很快，但口语表达进步很慢，可为遗留的唯一临床症状，发病 1 年后仍有口语表达障碍，说话费力、声音低等症状，这些都是与言语失用和构音障碍不同的临床特点。

八、双语失语

（一）基本概念及症状

掌握双语或多语的人大脑损伤引起语言能力受损或丧失称双语失语（bilingual aphasia）或多语失语（polyglot aphasia）。双语和多语定义至今仍无一致看法，大多数学者认为：双语是指个人或语言（方言）群体使用两种语言（方言）的现象。Paradis 认为双语者指熟练掌握两种语言的人，他们能在任何时候说出一种或另一种语言，并能相互转换，能在各种语言结构水平上相互混合。传统观点认为，双语是指两种正式语言，如汉语和英语，而未将方言纳入其中；也有学者认为，界定双语时应纳入方言。目前，较为一致的观点是，双语系指个人或语言（方言）群体使用两种语言（方言）的现象。中国学者陈恩泉也建议将双语和双方言综合起来，称为"双语双方言"，而无需过度区分。如普通话 - 粤语、普通话 - 英语、普通话 - 粤语 - 英语等双语及多语者脑损伤引起普通话、粤语及英语双语或多语失语。

（二）双语加工神经机制

1. 双语表征加工机制　双语表征研究即心理词典研究，关注的是两种语言的语言形式（字形和语音）和语义在大脑是如何存储和通达的。既往对双语表征持两种不同观点，分别是独立表征模型和共同表征模型。独立表征模型认为，两种语言的语言形式和语义系统均是独立表征的。然而，近年越来越多的行为学和神经影像学研究均支持共同表征模型，认为两种语言的语义表征是共享的，而词汇表征（包括字形和语音）是分离的。有学者发现，在某些语义任务中两种语言在左侧额叶和颞顶叶皮质存在相似激活，而一项关于中英双语者的研究显示，左侧颞叶中后部及相邻梭状回可能是两种语言语义信息存储的脑区。在双语表征的通达方式上，双语概念表征共享的方式因双语者第二语言的熟练程度不同而各异，表征模型可能是词汇连接模型（word association model）、概念中介模型（concept mediation model）和修正层级模型（revised hierarchical model）。词汇连接模型系指第二语言词汇与概念的联系需通过第一语言词汇；概念中介模型系指第二语言词汇可以直接通达语义，无需经过第一语言词汇。1990 年，Kroll 和 Stewart 提出的修正层级模型融合上述两种模型的观点，并获得多项研究支持。他们认为，双语词汇与概念之间的联系是动态的，仅是两种语言词汇表征之间和词汇与概念表征之间的联系强度不对称。第二语言词汇表征至第一语言词汇表征的联系较第一语言词汇表征至第二语言词汇表征的联系程度紧密，随着第二语言熟练程度的提高，其词汇表征与概念表征之间的联系逐渐建立并增强，但仍弱于第一语言词汇表征与概念表征之间的联系。在第二语言学习早期，其词汇主要通过第一语言词汇通达概念，随着第二语言熟练程度的提高，其词汇与概念的直接联系逐渐建立。1996 年，Heredia 引入"优势语言"与"非优势语言"的概念，并对修正层级模型的第一语言和第二语言进行修订。

2. 双语语言转换加工机制　双语者根据不同语言使用情境，由一种语言转换为另一种语言的现象称为语言转换（language switching）。多项研究显示，双语者在产生或理解一种语言时，另一种语言自动激活，但激活情况受两种语言熟练程度等因素的影响。正常双语者可以较好地应用目标语言而避免非目标语言的干扰，源于抑制控制系统的正常运行。抑制控制模型和双语交互激活模型均认为，语言任务图式可以"选择性"地抑制非目标语言，从而顺利提取目标语言。而且，当非目标语言为熟练语言时，更易自动激活，此时所需的认知功能抑制控制能力更强。语言理解转换同样存在对非目标语言的抑制，但与语言产生转换抑制机制不同。此外，关于语言转换的神经影像学研究结果显示，除语言加工的脑功能区（包括额下回和颞上回等）激活外，负责抑制控制系统的相关脑区亦激活，其中，前额叶皮质、扣带回和基底神经节可能是双语抑制控制中枢；基底神经节通过基底神经节 - 前额叶皮质环路影响语言控制加工；尾状核参与语言的选择；前扣带回负责冲突监控，将发现的冲突传导至前额叶皮质。此外，顶叶也参与语言转换的抑制机制，通过背外侧前额叶 - 顶叶环路抑制非目标语言语音层面的激活。

（三）双语和多语失语的语言定位

1. 两种语言的偏侧化　大脑两半球担负的语言功能是不对称的，称"大脑语言功能偏侧化"。双语在大脑半球中存在 5 种偏侧化模式：

（1）两种语言在同一半球，指左侧半球占优势。

（2）一种语言在左半球，另一种语言在右半球。

（3）一种语言在左半球，另一种语言在双侧半球。

（4）非优势半球对两种语言所起的作用较单语强。

（5）两种语言分别在两个半球，偏侧化不明显。

Paradis 在肯定第一语言左侧优势（右利手者）的前提下，提出第二语言的偏侧化模式；第二语言右侧优势，两种语言是双侧性的；第二语言定位双侧性，无明显偏侧化；第二语言左侧优势为主，但偏侧化不如第一语言明显；两种语言都是较少的偏侧化；获得双语后，两种语言偏侧化优势不明显；两种语言都是相同的左偏侧化；两种语言都是较多的偏侧化。

2. 两半球的协同作用 语言的获得是一个复杂的心理过程，需要两半球的协同参与。Paradis 总结语言获得过程后认为，双语中两半球的协同作用有 4 种假说：

（1）累赘的参与假说，认为右半球是一种累赘的参与。

（2）数量的辅助参与假说。

（3）质量上的平行参与假说。

（4）质量上的选择参与假说。

Paradis 认为，双语者两种语言认知过程中，可能出现以上一种或几种假说的语言关系，促成两半球的协同作用。鉴于目前的研究现状，Paradis 认为，左侧半球是双语中两种语言的优势半球，双语和单语的偏侧化并无质的差异，仅表现在两半球对各语言功能影响量的差异，并不影响其语言的左侧优势。偏侧化研究已有了定论。Berquier 等反对这种语言偏侧化研究的终极论，认为人的语言是功能性的，其偏侧研究是某些功能的侧重性。大多语言能力表现左侧优势，并不是无条件的，在神经心理学和神经语言学领域还有许多未知数，其研究仍有待深入，Paradis 立即给予回敬，认为这样的研究就像抓尼斯湖怪兽一样，仅提供幻想的素材。双语中两种语言的偏侧化研究就在这种争论中发展着。

3. 双语和多语失语的定位关系 两种语言的解剖定位关系研究从临床病例报道开始。1895—1965 年大量病例报道显示不同语言有不同代表区，显示多语中的语言代表区与单语不一致。Petsche 对皮层和皮层下电刺激发现，熟练程度低的语言皮层定位区较离散，而熟练程度高的语言皮层区较局限。Scoresby 和 Jackson 认为额下回后部是母语区。Luria 认为损伤颞上回后部累及拼音文字语言，顶枕区损伤多累及象形文字语言。Ojemann 对 2 例双语失语者以电刺激大脑不同部位检测其命名能力，结果显示，刺激不同部位时，对两种语言的影响不同，提出第二语言的代表区比第一语言范围大，两语言部分区域交融。但"命名"这一指令与许多语言系统有关，影响很复杂。Berthier 用 Wada 试验，提出新语中心学说认为，在左侧半球外侧裂区，第一语言在外周，第二语言在中心。Gomez 的 Wada 试验结果显示，母语与第二语言均定位在左侧半球的外侧裂附近，难以区别两语言解剖定位。近几年可见很多学者抨击不同语言不同解剖定位的报道。

4. 双语和多语失语的康复

（1）一些学者认为，两种语言同时治疗会抑制发病前非流利的语言，主张提供一种语言治疗。甚至有人建议禁止患者训练非治疗的语言，直到训练语言恢复到一定程度，再接受第二语言的治疗。应该选择哪一种语言训练时，意见分歧较大。Krapf 认为应选择母语，Chlenor 认为应选择首先自发出现恢复的那种语言，认为患者的优先倾向不应被压制。Hilton 认为如果患者优势恢复语言存在，患者的语言环境也应适应该语言。Watamori 等认为康复与两种语言差异有关，两种语言形式差异大时，难以发生语言能力的转换，康复作用只能针对于康复语言。Watamori 也认为有效地选择康复语言是非常重要的。另一些学者认为:双语的同时刺激是双语康复的最好方法,尤其是几种不同的语言进行刺激。当翻译功能残存时,翻译有助于患者第二语言的恢复。翻译康复特别有助于失语程度较轻的患者。

(2) 基于双语加工机制的语言康复新视角:双语失语患者由于相关脑区受损,导致双语心理词典加工障碍和抑制控制加工障碍,笔者建议,双语失语的康复应从下述双语加工机制进行阐述:

1) 心理词典的语义系统加工障碍:由于双语概念的共享,患者可能同时出现双语失语,在不考虑其他因素的影响下,熟练程度均衡的双语者可以出现平行恢复,熟练程度不均衡的双语者由于熟练语言语义与语言形式联系更紧密,熟练语言优先恢复。仅对一种语言有康复需求时,直接选择熟练语言进行康复治疗效果更佳;对两种语言康复均有需求时,首先选择非熟练语言进行康复,再利用双语翻译和转换等技术,对双语失语的康复效果更佳,这是由于语言转换中两种语言均获激活。

2) 心理词典的语言形式加工障碍:根据修正层级模型,双语词汇是分离表征的,若一种语言词汇表征加工障碍,双语失语者可能出现受损语言完全或部分失语,而另一种语言可以保留;若无词汇表征加工障碍,仅是与概念表征之间的联系中断,受损语言的词汇表征可以通过保留语言的词汇表征通达语义,从而保留部分功能,但是如果两种词汇之间的联系中断,受损语言也可以出现完全性失语,而保留语言出现优先恢复。因此,可以根据语言联系通路损伤部位和程度选择康复语种。

3) 抑制控制加工障碍:前额叶皮质、扣带回和基底神经节等结构损伤可以导致病理性语言转换,此时仅选择一种语言康复为佳,重点是使患者能够更好地管理两种语言。Ansaldo等通过翻译进行语言之间转换,即在语言康复过程中,若患者无法控制地转换为另一种语言,语言治疗师可以通过翻译使患者转换到治疗语言,从而增强语言转换障碍患者对两种语言的管理。此外,还可以通过设计认知控制任务以提高患者对冲突的抑制控制。

(庞子建)

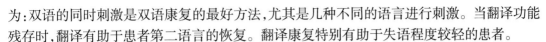

参 考 文 献

[1] 高素荣.失语症[M].2版.北京:北京大学医学出版社,2006
[2] 贾建平.神经病学[M].北京:人民卫生出版社,2013

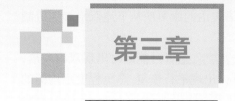

第三章

失语症评定

第一节　评定方法的选择及原则

一、评定方法

(一) 国际常用评定方法

1. 波士顿诊断性失语症检查　波士顿诊断性失语症检查(Boston diagnostic aphasia examination,BDAE)是失语症的权威性检查方法之一,此检查是由美国波士顿退伍军人管理局医院、波士顿大学失语症研究中心、波士顿大学医学院的 Harold Goolddglass 和 Edith Kaplan 在 1972 年编制发表的。该表是目前英语国家普遍采用的标准失语症检查法,许多国家都据此修改应用或作为蓝本制定本国的诊断试验。

BDAE 的目的是:①确定失语症的诊断和失语症的类型;②广泛测定语言功能水平,以确定起始水平和监测恢复过程中的变化;③全面综合评价患者的语言功能和恢复倾向,并用以指导治疗。

原版 BDAE 检查工具是由 2 张图片、6 个范畴词的图片和 1 张情境图及字卡构成,图片中的有些情景内容、拼音文字不全适用于我国的人文背景、文字特点,从而使得该测验在我国的实际应用受到限制。我国学者经过多年的临床研究后,在引进原版检查技术的基础上,按我国的实际情况进行修订,制定分级标准,设定了测验常模,形成了波士顿诊断性失语症检查汉语版。

其中修改的内容有:①图片:对不符合中国社会文化背景的画面进行更换,但是不改变检验难度,尽可能符合原版中的测验思想。②听理解测验:原版检查中听词辨认分测验使用的 6 张图片,有 4 张颜色暗淡,易认错,改用色彩鲜明、易分辨的颜色,对复杂概念听理解分测验中使用的外国人名、地名、生活习惯和文化背景进行了修改。③言语表达测验:对言语的灵活性检查中使用的英文词汇进行了更换;对自动语序分测验中背诵 26 个英文字母改为背诵四季名称;背诵和唱歌内容改为国人最熟悉的内容;在词、句复述分测验中,有些内容根据我国社会文化背景进行了修改,但是保持原版的检查难度水平;读词分测验中的词汇,也改为与听词辨认分测验的部分词汇相同;读句分测验中语句的更改与句复述分测验相同,对回答、呼名分测验中的两个词汇进行了改动,因一个词汇直译成中文对问题的回答有暗示作用,另一个词在我们的日常生活中不常见;看图呼名分测验的更改项目与听词辨认分测验相同。④阅读理解测验:测验中的字母、词的辨别均改为汉字辨别;语音联系分测验中使用的词汇不适合我国语言文字,根据该检查的目的和设计思想,对原版拼读(读字母)理解(说出单词)分测验删除;词图匹配分测验与读词分测验的内容相同;听词辨认、读词、识图呼名、词图匹配及看图书写分测验使用了部分相同的词汇项目;对阅读句子和段落的分测验中的3个不适合我国社会背景的段落进行了修改。⑤书写测验:删除26个英文字母的书写检查,初级水平听写分测验中的听写字母改为听写部首;原版中常见字的听写检查改为笔画简单的汉字;看图写字分测验中,原版为10个单词的书写,每个词1分,汉语词汇多为两字词,故改为6个词汇,10个字的书写,每字1分,与原版评分保持一致。

(1) BDAE评测方法和严重程度分级:BDAE评测方法,首先观察患者的自发语是否有言语失用,言语失用是指不能执行自主运动进行发音和言语的活动,而且这种异常是在缺乏或者不能用言语肌肉的麻痹、不协调或肌力减弱来解释的一种运动性言语障碍。其病因是由于脑损伤所致,大部分患者为单侧左大脑半球的损伤伤及第三额回。言语失用常常伴随Broca失语出现,单独出现的很少。言语失用的症状特征有:

1) 音的错误缺乏一贯性,重复同样的词时会出现不同的错误音。

2) 在错音种类中,辅音的置换最多,其次是辅音省略、添加、反复等。

3) 随着构音器官运动调节的复杂性增加,发音错误也相应增加,其中摩擦音和塞擦音最容易出现错误。

4) 辅音在词头的位置比在其他位置发音时错误多。

5) 在置换错误中,与目标音的构音点和构音模式相近的音被置换的最多。

6) 自发性言语和反应性言语(1~10、星期、问候语等)的错误少,有目的性、主动性的言语错误多。

7) 发音错误随词句的长度和难度增加而增多。

8) 有构音器官的探索行为。

9) 有韵律的障碍、反复自我修正、速度降低、单音调、口吃样的停顿等特点也会呈现出来。

10) 在多数情况下,患者对自己的错误很在意。

如果发现患者的言语符合以上的特征,则可以初步判断其有言语失用的障碍。

通过成套的失语量表评定,我们可知道患者有无失语,属哪种类型的失语,各言语功能的表现等。但是如何从整体上横向衡量患者语言功能损害的严重程度呢? 可参考本章第二节中BDAE失语症严重程度分级相关内容。

(2) 波士顿诊断性失语症检查的特征

1) 突出了对患者的对话与自由叙述时言语交流信息量及流利程度的检查,并可确定患者言语表达和理解的水平与特征。

2) 制定了失语症严重程度、发音和言语特征的分级标准,并可用评分的百分数表示,以直观地进行比较,评价患者口头语言的交流能力。

3) 除对失语症进行上述定量的分析外,还对每个患者语言障碍进行质的分析——即每个患者言语特征的分析,包括节奏、短语长度、构音能力、语法形式、错语、复述和找词能力等多个方面。

4) 此检查法与临床联系密切,除可确定失语症严重程度外,还可与临床常见的失语综合征相对应,有利于判断病变部位,对失语症做出诊断和分类,确定治疗方案。

2. 日本标准失语症检查(standard language test of aphasia,SLTA)　此方法在日本应用广泛,各项指标规定的详细而标准,也适合于日语的口语特点。这种检查不是一种特定的语言类型从理论上制定的,而是注重临床观察,从临床实践中筛选一些对诊断言语障碍有效的项目组成的。

SLTA 由两部分组成,一是每位患者都要进行的基本检查,二是针对不同情况要做详细检查的部分,即深入检查。此外,为获得解释两部分检查所必需的材料,还需要做准备试验。基本检查包括听、说、读、写、计算五大项,共包括 26 个分测验,按 6 阶段进行评测,还要把问题的快慢、是否需要提示考虑在内。仔细观察患者的反应,可以获得从什么角度来训练可能有效的材料。在图册检查设计上以多图选一的形式,避免了患者对检查内容的熟悉,使检查更加客观,试验结果按照试验项目的积分记录在检查图表上。此方法简洁、易于操作,而且对检查后的训练有明显指导意义。

3. 西部失语症检查(Western aphasia battery,WAB)　此检查法是由加拿大人 Andrew Kertesz 在 1982 年依据波士顿诊断性失语症检查修改后的短缩版,它克服了波士顿诊断性失语症检查冗长的缺点,在 1h 内可完成检查,比较实用,而且可单独检查口语部分;根据检查结果可作失语症的分类。具有量化的特点,鉴别流程清晰,而且受民族和文化背景影响小。是目前西方国家流行应用的一种失语症评估方法。此检查法的内容除了检查失语症之外,还包含运用视空间能力、非言语性智能、结构能力、计算能力等非语言功能内容的检查。

此检查方法可以从失语检查结果中计算出:失语指数(aphasia quotient,AQ),包括自发语言、理解、复述、命名;操作指数(performance quotient,PQ)包括阅读、书写、运用、结构、空间、计算大脑皮质指数(cortical quotient,CQ),是以上各项的综合,反映大脑认知功能的全貌。以最高 100% 来表示。在失语症的诊断和研究方面,均可以利用以上指标。因而该表格可以利用失语商的计算反映失语症的严重程度,也可以通过语言各个分项目的计分反映出失语症的不同类型,并且可以通过计算操作指数和皮层指数反映出大脑的非言语功能。根据此检查方法的言语功能部分(口语检查)的亚项(如自发谈话、听理解、复述和命名)的分数可以做出失语症的分类。此检查法评分标准、项目构成、内部一致性、复查的可信度、检查不同患者之间的可信度、不同检查者之间的可信度等标准化检查的条件全部满足,是一种较好的失语症检查法。也可以根据此检查方法计算出失语症患者左、右大脑半球的皮质指数(CQ),即失语症患者左、右大脑半球的全认知功能可分别计算。也正是由于以上这些特点,以及应用该表格时所涉及的知识版权问题,WBA 常用于科研工作,而较少应用于临床工作中。

WAB 是目前广泛应用于失语症检查的方法之一。因其内容受语言和文化背景影响较小,稍做修改即可用于我国。对失语类型的评定借助前 4 项便可,测验反应可按 1~10 或 1~100 计分。

4. Token 测验　又称代币测验,国际上研究较早,在发展过程中不断改良修改并沿用至今。Token 测验是一种适用于检查失语症患者言语理解能力的检测方法,是由 Renzi 和 Vignolo(1962)为那些在正常交谈中言语障碍轻微或完全没有失语症的患者设计的;对极轻微的,甚至潜在的失语症病例也有诊断意义,对于潜在的 Wernicke 失语来说是一个敏感的测验。Token 测验的操作包括多重因素，有助于澄清失语症与个体问题的性质；同时它又能敏感地反映出语言功能的损害（即使患者尚无交往缺陷的表现，例如隐性的失语症）。Token 测验得分与听理解测验的得分高度相关（Morleyetal, 1979），也涉及言语次序的短时记忆广度和句法能力，它还能鉴别那些由于其他的能力低下而掩盖了伴随的语言功能障碍的脑损伤患者，或那些在符号处理过程中仅存在轻微的不易被察觉出问题的脑损伤患者。然而对于判别失语症的严重度，Token 测验的特殊价值还未被证实，这或许是因为其难度太大。

Token 测验使用 20 个标志物，让患者指出、触摸或挑出相应的标志物，测验由逐渐加长和逐渐增加难度的指令组成。内容包括系列难度不等的语言性指令，要求被试者去完成使用 2 种形状（圆形和正方形）；2 种尺寸（大的和小的）；5 种颜色（红、蓝、黄、白、黑）共 20 个硬质、厚片状的标记物（塑料的或木质的）。做测验时，把它们水平排成 4 排，顺序为大圆形、大方形、小圆形、小方形，颜色按固定顺序排列。测验从最简单的指导语开始，然后进入到包含 2 个和 3 个属性的指导语，最后是更复杂的包含不同的动词、介词或副词的复合句指导语。让患者指出、触摸或挑出相应的标记物。测验的特点是检查患者的口语理解和抽象能力，识别 3 个属性（大小、形状、颜色）为标志的一个特殊标记物的抽象能力和对口语的语义复杂性的理解能力。

虽然这个检查看似简单，但必须避免检查者为迎合患者的反应而不知不觉地放慢检查速度。指令速度的减慢，可明显减少失语症患者错误的产生，而不影响右半球损害患者的结果；然而即使放慢了速度，失语症患者仍较右半球损害的患者出现更多的错误。

每项条目首次指令后不应再重复，如果患者在第二次实施成功（反应正确），计分则应以第一次反应为准，但若第一次实施时确因患者注意力未集中或缺乏兴趣而产生较多错误时，可按第二次实施的反应计分，计分方法依不同版本而不同。除填写计分外，还应注意详细记录患者在各项目的误反应及反应形式，以便整理分析。

测验由言语理解和抽象概念两种特征组成；要将这两个特征清楚地分开是困难的。测验可能揭露出患者理解力方面的两个问题：一个是对 3 个独立特征（大小、形状、颜色）标定的一个特殊标记的识别困难；另一个是由于语言功能缺陷对语义复杂性的判定困难。

Smith 指出 Broca 失语患者倾向于只使用少数类型的词，如名词和动词，尤其不愿意用在语言中功能少的词，如前置词等。他们在按言语指令安排互相关联的物体时有困难，但他们能按言语的各部分把词卡片排成系列，做出大致符合语言常规的叙述。由于 Token 测验的操作显然包括多重因素，就有助于区分失语症与个体问题的性质。

年龄和文化程度对 Token 测验的影响曾被陆续报道过，Wertz 等观察到随年龄的增长 Token 测验的错误随之增加，35~39 岁的正常人在最后部分所犯的错误若为 0 的话，65~69 岁时这部分的错误即为 3.2，而 70~74 岁时，会增长到 3.4，当年龄增至 75~79 岁时，其为 4.4。对于智力（如 Raven 检查）是否影响 Token 测验成绩，目前尚无定论。Coupar 报道 Raven 检查与 Token 测验成绩的相关系数为 0.35，这提示智力对 Token 测验成绩的影响是可忽略的。

Token 测验在数年来屡经修订，Boller 和 Vignolo（1966）在 Renzihe 和 Vignolo 的原始 Token 测验版本的基础上编制了一套简明版本，他们给所有的计分记录进行标准化分组。对照组正确率为 100%，右半球损害的非失语症患者正确率为 90%，正确率 65% 为非失语症患者，总的正确率以 88% 来划分。

Spreen 和 Benton（1969）在 Renzi 和 Vignolo 的原始版本的基础上编制了一套 39 个条目的简版，它被收编在为失语症而设立的神经感觉理解检查项目中。另外，Spellacy 和 Spreen

用 20 块相同的标志物在原始版本和简版的基础上组成了一个 16 条目的精简版本,它包括许多第Ⅴ部分的相关条目。在判定 85% 的失语症患者和 76% 脑损伤非失语症患者上,16 条目精简版与 62 条目原始版的第Ⅴ部分同样敏感,但在完整性上有欠缺。这表明原始版和精简版都可用于筛选,但对于精简版得分为临界的患者,进行完整的检查更为合适。

Benton 和 Hamsherd(1978)的多语言失语症检查套表中,包括了一个 22 条目的 Token 测验,前 10 条包含原始检查的第Ⅰ到第Ⅳ部分内容,最后 11 条涉及一些原始版第Ⅴ部分的复杂概念。DeRenzi 和 Faglioni(1978)将原始检查缩减一半设立了 36 条目的短版 Token 测验。短版第Ⅰ部分为 7 个条目,第Ⅱ~Ⅴ部分的每部分 4 个条目,从原始版第Ⅴ部分中抽取 13 个条目组成短版的第六部分(见附),在头五个部分,若患者在 5s 内不反应或反应错误,检查者应该将错放的标记物放回原处并重复指令,若第二次反应成功即得一半分。得分随受教育情况而调整——换算(表 3-1-1),以换算后的 29 分为鉴别失语症患者和正常人的分界。并基于换算后的 Token 测验得分,来划分临床上听理解的级别(表 3-1-2)。DeRenzi 和 Faglioni 报道 Token 测验低于 17 分的非流畅性失语者可考虑为完全性失语患者。

表 3-1-1   DeRenzi 和 Faglioni(1978)短版 Token 测验的换算

受教育年数	换算	受教育年数	换算
3~6	量表分 +1	13~16	量表分 –2
10~12	量表分 –1	17+	量表分 –3

表 3-1-2   DeRenzi 和 Faglioni(1978)短版 Token 测验与听理解障碍严重度

换算分严重度		换算分严重度	
25~28	轻	9~16	重
17~24	中	8 以下	极重

Token 测验修订版(RTT)为 McNeil 和 Prescott(1978)制定,这个原始 Token 测验的扩展版本包括十个 10 项条目的分测验,检查材料和布局同前,其长度取决于作者编制的 Token 测验,使之符合作为心理测量可接受的检查结构。前 4 个分测验的每一项包含的条目,在结构上与原始版的 Token 测验的前 4 部分的副本是相同的,第Ⅴ、Ⅵ、Ⅸ和Ⅹ分测验,包含原始版第 5 部分句法上的复杂条目的变化,第Ⅶ、Ⅷ分测验检查左右定向。每一个反应的 4~8 个语言成分被记作 1~15 分,与 PICA 的 15 点计分平行。作者陈述"RTT 量表的详细分析"提示了听觉功能障碍的特殊缺损,他们提供了 6 个表的数据(90 例正常对照组,30 例左脑损伤,30 例右脑损伤)来进行分析。至于这种版本是否能比更短版本的 Token 测验得分提供更多的临床上的有用资料,还没有明确的答案。尽管大多数脑损伤患者都能对最简单水平的指导语有反应,但仍有少数语言功能损害严重的患者无法进入 Token 测验这样的标准检查。另外,如患者有色盲、视觉空间认知障碍、色彩认知障碍,则不适合进行 Token 测验。

5. Henry Head 测验(1926)   此检查法是 Head 在 1962 年提出的,主要侧重于言语听理解和文字理解的测验检查,测试内容较少。包括 6 种常用物品及 8 种颜色的命名和认知;人、猫、狗测验则是最基本的读和写测验;钟表测验,按时间在钟盘面上显示和读出;饭碗试验为执行口头指令及朗读卡片上指令后执行;手、眼、耳定位试验。此项检查法着重检查患者的听理解和文字理解,对患者的口语表达及文字表达能力则测试内容较少。

6. 双语失语症检测法　大脑是语言功能的基础,我国在失语症领域中的研究起步较晚,尤其是在双语失语方面。双语失语(或多语失语)是指能熟练掌握两种或以上语言者,由于脑功能受损导致其两种或多种语言功能损伤。我国的通用语言为普通话,但由于我国地域辽阔、民族众多,存在着各种不同的方言,如广州话与普通话在语音表达方面有70%不同,而且各自有大量的独特方言词汇及一些特殊语法,从这一角度来看,两者也属于双语关系。

如果一位发病前熟练掌握多种语言的失语症患者,当其失语后原先熟练掌握的各种语言是否均受到损害、损害的程度是否一致、何种语言功能恢复较快等问题,仅通过检查、分析患者平常使用的某一种语言是不足以了解其语言缺陷情况的,也不利于制定个性化的最佳康复方案,必须对患者所有熟练掌握的语言都加以测试。

国际和国内常用的双语失语症检测法(bilingual aphasia test,BAT),是知名学者 Michel Paradis 教授经过多年的调查研究,检测各国的双语人群并取得正常范式的基础上编制的,是目前双语检测中使用较全面、涉及语种较多的一套权威检测方法。其各语言版本不是直接翻译的,而是按照统一的原则,十分注意每一个亚项在语言上及文化上的平衡,因此具有语言间的可比性。

在国外该检测法可供 65 种语言及 160 多种配对语言使用,此表采用语言学上的听、说、读、写等 4 种形式对语言各个层面、语言单位及词、句、段落等 3 个层面进行检测。BAT 包括 3 个部分,即:①个人的双语历史;②对两种语言各项能力的评估;③两种语言间的相互转换检测,也称翻译评估。

通过 BAT 检测到的数据为双语失语症大规模的调查、研究、诊断及治疗提供了有益的资料。根据每一种语言的残存能力,确定交流最好的语言作为康复语言进行康复治疗,用以评估双语或多语失语者的恢复模式,评估单语失语症类型,制定治疗方案,为调查研究提供资料等。此检查法有其独到之处,但不能做出失语症分类,不适用于临床应用。

7. 日常生活交流能力检查　日常生活交流能力检查(communicative abilities in daily living test,CADL-T)是由 Holland 在 1980 年提出的,包括 68 项体现每天语言活动的项目,日本版将其简化为 34 项,重点在日常生活交流项目,对失语症患者的日常生活交流能力得出客观的结果并能指导检查后的语言训练。评分以是否具有实用性为标准,反应按 3 分制计分,即错误、尚可、正确;日本版按 5 制计分。

8. 明尼苏达失语症鉴别诊断测验　明尼苏达失语症鉴别诊断测验(Minnesota test for differential diagnosis of aphasia,MTDDA)是由 Hidred Schull 在 1948 年提出的,是目前世界上最早、最全面、最综合的失语成套测验。由 47 项鉴别项目组成,特别适用于识别及分类。在理解、说话、阅读、书写等方面采用 6 级评分制,反应无论正确与否均予以积分。依据检查结果可将患者分类,并由此推出预后。平均 3h 完成。但指导语不清楚,失语分类与现今采用的不相一致。目前应用较少,后人多以此进行革新。

9. Porch 交流能力指数测试　是由 Porch 在 1967 年提出的,由 18 组各含 10 项亚级试验组成。检查用 10 种物体以引起患者的反应,来测定患者的手势、言语、画图方式的交流行为。独特的评分采用以反应的准确性、完整性、迅速性、敏感性、有效性为依据所制定的 16 点多元系统进行计分,报告结果以患者的完成情况与一大群左脑受损者的计分相比较的百分数来表示。此法仅评定口语功能,对轻型及重型语言缺陷不够敏感。

10. 功能性交往能力测验　功能性交往能力测验(functional communication profile,FCP)能够较客观和完整地评估脑卒中后失语症患者的日常生活语言沟通能力,由 45 项日常交流行为构成,采用9分制评分,可分为运动、说话、理解、阅读和其他(使用钱币等)5大类。检查通过非正式面谈,观察患者交流行为,以量化其实际交流行为,数据均记录于检查表中。

(二)国内常用评定方法

1. 汉语失语症成套测验　汉语失语症成套测验(aphasia battery of Chinese,ABC)是按照失语检查的基本原则,由原北京医科大学第一医院神经心理研究室的高素荣等在1988年编制的,主要参考西部失语症检查(WAB)严格按照失语检查的基本原则,并结合中国国情和临床经验,经过探索、修改而拟订的。

此检查法按规范化要求制定统一指导语、统一评分标准、统一图片及文字卡片及统一失语症分类标准。其内容以国内常见词、句为主,适量选择使用频率较少的词、句,无罕见词、句及复杂句。检查内容包括谈话(问答、系列语言)、理解(是/否问题、听辨认、口头指令)、复述(词复述、句复述)、命名(视命名、反应命名、列名)、阅读(视-读、听字-辨认、字-画匹配、读指令并执行、读句选答案)、书写(写姓名和地址、抄写、系列书写、听写、看图书写、写病情)、结构与视空间(照画图、摆拟块)、运用、计算、失语检查总结条图。ABC还包括利手评定、记忆、运用、视空间能力、计算和定向力、注意力的简短测查,可为分析和诊断失语症时提供参考。

该检查法临床使用较广泛,为减少文化水平的差异,该测验大多数测试语句比较简单;适用于不同性别、年龄、利手和文化水平的失语症患者。

2. 中国康复研究中心汉语标准失语症检查　中国康复研究中心汉语标准失语症检查(China Rehabilitation Research Center aphasia examination,CRRCAE)是中国康复研究中心听力语言科以日本标准失语症检查(standard language test of aphasia,SLTA)为基础,同时借鉴国外有影响的失语评价量表的优点,按照汉语的语言特点和中国人的文化习惯所编制。于1990年由李胜利等编制完成,经40例正常人测试后,制成试案开始应用于临床,至今已有二十几个省市的甲级医院应用。于1999—2000年对151名正常人和非失语症患者进行检测并计算出均数和标准差,并用方差分析年龄、性别、利手、职业和文化水平对此检查法的影响,除了不同文化组间在执行口语指令和描述图有差异外,其他项目未发现显著差异。因此,本检查方法适用于我国不同地区使用汉语的成人失语症患者。

此检查包括两部分内容,第一部分是通过患者回答12个问题了解其言语的一般情况,第二部分由30个分测验组成,分为9个大项,包括听、复述、说、朗读、阅读、抄写、描写、听写和计算。本检查法从第1部分开始,会话检查必须录音。分测验按顺序从第1部分开始,但计算、听、说、阅读4大项目之间从哪一项开始均可。失语症是通过语言模式来观察反应的差异,即检查人员给予刺激,患者做出反应,所以每项分测验均有严格的指导语,以确保刺激条件的一致性。每个项目限定患者的反应时间,超过后必须提示,提示方法也有严格的规定。

在检查过程中所有的检查必须做详细的记录,如实记录患者反应、身体姿势、表情等。在每一项目中应记录患者反应的时间及内容,检查人员提示的内容及反应。除了列名、计算之外均采用6等级评价。其中6~5级为正答,4~1级为误答,未达4级必须提示。检查完成后,根据6等级检查结果进行总结,根据6~5级的数计算出正确率,以百分数的形式在检查成绩页上绘出失语症曲线,对患者的反应时间和提示方法都有比较严格的要求,除此之外,还设定了中止标准。另外,还要整理出检查中患者是否有以下言语表现:①构音障碍;②言语失用;③探索行为;④错语;⑤无意义语;⑥韵律;⑦语法障碍;⑧说话量;⑨镜像文字;⑩自己更正;⑪持续记忆;⑫愿望;⑬易疲劳性;⑭注意力。

本检查法是引用了发达国家失语症检查法的理论和框架,在语句的选用方面严格依据汉语习惯和规则。检查用图均由设计者提出,国内画家按中国的文化背景所绘制编成图册,并在图的位置安排上进行变化,避免了患者因多次评价对图位置的熟悉。本检查是通过语言的不同模式来观察反应的差异,为避免检查太烦琐,在一些不同项目中使用了相同词语;为了不使检查时间太长,身体部位辨别,空间结构等高级皮层功能检查没有包括在内,必要时可另外进行检查;又为了尽量避免和减少患者由此造成对内容的熟悉,在图的安排上有意设计了一些变化。通过测出的数据,可以诊断是否有失语症。检查中的语言形式都遵循由易到难的顺序,患者的成绩与失语症程度密切相关,可以判定失语症严重程度。最后将各项分测验的成绩绘制成失语症曲线,评价人员对失语症的情况一目了然,并为制订失语症治疗计划和研究提供重要依据。另外,训练后的评价曲线与初次评价曲线进行比较,可以评定治疗的效果和指导下一步计划的制订。

此检查只适合成人失语症患者,使用此检查前要掌握正确的检查方法,应该由参加过培训或熟悉检查内容的检查者来进行检查。CRRCAE 在评价患者的训练效果方面具有较好的敏感度,可以很好地应用于失语症训练中的评价,但需要注意复测时间。一般间隔 3~4 周进行再评价,以了解患者康复情况并调整训练。

3. 北京医院汉语失语症检查 此检查法是王新德、高素荣等于 1988 年提出的,最初称为"汉语失语症检查法(草案)"。自 1989 年以来,他们利用该草案检查了 200 例脑血管病引起的失语症,在应用草案的过程中发现,虽然在草案发表前在少量人群中测验过,但有的地方设计不够合理,因此在原基础上进行了修改;于 1994 年进行了修订。此检查法包括口语表达、听理解、阅读、书写几大项目的检查,其中口语表达检查中,以自发言语这一项目来确定运动性或者感觉性失语具有重要的参考价值。检查成绩可以定量地显示出失语症的类型、自然恢复情况及言语康复的动态性观察,并可用于言语康复治疗的疗效评定。该方法更适用于设有神经科专业医院和设有神经心理检查室的医院。

4. 临床汉语测定方法 我国使用的汉语与西方拼音语迥然不同,就语法体系来看,汉语有严格的词序约束,但无严格的词形变化,属于孤立语型。就文字来说,汉字基本上属表意文字,每一个汉字是一个意符,它像一幅图画。汉字通常是只有一个音节的单音字。一个汉字有时就是一个代表独立意义的语词,它不与拼音语中字母等价。汉字构形,大部分属于嵌进结构,每个汉字都由最基本的笔画组成,如居中结构、偏旁部首等。国外测验方法是针对西方拼音的认知特点而设计的,因此不能很好表现汉语特点,以致有些项目无法进行,如拼读测验。

语言作为人的一种信息交流工具,具有很大的社会性,因而受文化、生活习惯、言语习惯等因素的影响和制约。尤其由于我国幅员辽阔、民族众多,人群的文化参差不齐,地域性方言和民族语言种类繁多,生活内容差异较大,对测验内容的编排必须充分考虑这些因素,否则将影响测评结果的真实性。如语句理解测验,提问语句的内容和提问方式如不符合受试者的文化水平、生活和语言习惯,就谈不上言语理解。

中国科学院心理研究所神经语言学研究工作者近年来在言语行为的大脑机制的研究实践中,通过对正常人的反复预试,编制了一套符合汉语认知特点、可供研究和临床使用的临床汉语言语测评方法。这个测评方法设计的条目框架是以言语行为的心理、解剖生理学结构,以及以语言学为内涵的分析为其理论依据,而测验中所选用的具体内容,则充分考虑以上所提出的汉语语言特点。

测验包括两个部分:其一,基本分测验;其二,延伸性分测验。基本分测验可以满足一般临床诊断的需要,即判定有无语言障碍、障碍的基本性质和严重程度;延伸性分测验则满足了进一步探讨汉语语言大脑机制的研究。基本分测验包括了:①针对不同汉语语言层级的认知过程本身;②与语言能力相关的其他心理能力测评。

5. 汉语失语症心理语言评价(PACA) 随着认知神经心理学的迅速发展,认知神经心理学的理论被应用到失语症研究领域,国际上对失语症的认识远远超出了经典的分类。21世纪初,认知心理学的方法被推荐为临床实践标准。近几年来,在国内认知心理学的理论也被应用到失语症的检查与治疗中。对语言的行为功能已经不是模糊分类(如感觉性失语、运动性失语),而是功能模块化。通过使用认知神经心理学(CNP)方法发展起来的语言认知加工模型,为我们提供了检查语言加工过程是否受损,记忆受损的模块和损害原因的逻辑思维方法。一些语言病理学家根据语言加工模型(图2-3-1)试图解释正常和异常语言现象。语言障碍的各种表现被解释为语言加工系统的缺陷。语言词汇加工模型由多个模块组成,每个模块有各自的功能,它不仅储蓄信息,而且不同的语言信息通过不同的通路在此进行加工。该模型有4个心理词典,心理词典是指存在于人脑内部的抽象的联系网络,包括个体已经获得的有关某一语言词汇知识的全部信息。就像是人们日常学习所用的词典一样,有许许多多的条目表征者单词的具体意义(语义)、读音和拼写(字形),以及句法信息(词是如何连接起来形成句),它们使我们能发出词的声音、理解词义。脑损伤可以选择性地破坏一些模块,而其他模块不受影响。汉语失语症心理语言评价以语言加工模型为基础,根据患者的临床表现,推测或假设患者可能存在的语言加工障碍,将这种语言加工模型应用于失语症患者的评价与治疗,也为汉语失语症评价与治疗提供了更为先进的理念。

6. 失语症相关神经心理学测验 脑卒中后不仅会引起运动、感觉功能障碍,还常常导致认知功能障碍,这种脑卒中后出现的认知功能障碍称为卒中后认知功能障(post-stroke cognitive impairment,PSCI),其发生机制可能与卒中后神经退行性病变与血管损伤的相互作用有关。PSCI在急性期最常见的表现就是记忆力下降、执行功能障碍、注意力障碍及视觉感知和视空间能力损害,另外,视觉记忆、抽象思维、忽视等认知功能障碍也常有发生。卒中后失语是脑卒中另一常见的临床综合征,脑损伤后导致语言中枢受损后出现的高级神经功能障碍,表现为听、说、读、写能力中某一方面或某几个方面的障碍,临床许多研究表明,失语症患者很多都伴随有认知功能障碍,语言功能与认知功能之间存在着有效的相互关系,它们之间是相互促进和相互影响的。

临床上对认知功能的评定包括总体认知功能、记忆力、语言理解、执行力、视空间结构能力及逻辑推理能力,其中语言是人类特有的复杂的认知心理活动。目前用于认知功能障碍评估的量表有简易精神状态检查量表(mini-mental state examination,MMSE)、蒙特利尔认知评估量(Montreal cognitive assessment,MoCA)、阿尔茨海默病评定量表-认知量表(Alzheimer disease assessment scale,ADAS-cog)、Mattis痴呆评估量表(Mattis dementia rating scale,DRS)等,这些测评方法对语言都有一定的依赖性。

与言语能力相关的其他心理能力的一些测评:

(1) 言语动力状态,主动性、灵活性、有无持续性言语;

(2) 记忆能力测定;

(3) 思维能力测定;

(4) 运算能力测定;

（5）智力测定。

通过大脑损伤患者病态心理行为的观察、测评，来分析它们和大脑功能系统结构的相互关系，是神经心理学的重要研究途径之一。国外临床心理学家，应用心理测验的方法来测定脑损伤患者的知觉、感觉 - 运动技能、思维、记忆、注意、情绪、个性等各方面的心理能力，不断形成一些有效的、专门的神经心理学测验，这不仅是进行脑 - 行为相互关系的神经心理学理论研究必不可少的手段，也为神经病学提供了一些客观的测评方法，使高级神经功能障碍的诊断趋于精确。神经心理学研究目前在我国还是一个正在被开拓的领域。神经心理学研究对象是人的高级心理活动，心理活动有很强的社会性，在选择测评方法时，要结合我国的文化教育水平、社会生活习惯等。

二、评定原则及方法

1. 全面有针对性地评定失语症，根据相应的国内、国际评定量表的评定方法，判定患者是否存在听觉理解障碍、口语表达障碍、阅读理解障碍、书写障碍等，进行分析，明确是否存在失语，并根据相应的症状，判定失语症的类型以及损伤的严重程度，并明确对患者实施康复的方向。

2. 选取相应的国内外常用量表，简单流畅地进行评定，评定时间不宜过长，以不引起患者疲劳为宜，确保评定的准确性。检查环境尽量选择安静的房间，避免干扰。

3. 对于多种语言障碍的患者，要分别进行资料收集、听理解检查、言语表达检查、阅读与朗读检查、书写检查等评估。有些患者失语症同时合并构音障碍和认知障碍，在进行失语症评估的同时注重构音障碍和认知障碍的评估。对于多种语言障碍的患者，要分别进行言语认知功能的评估。

4. 注重听理解和口语表达，并重点从听、说、读、写四方面评估，听觉理解和口语表达是语言最重要的方面，应视为评估的重点。失语症评定目的是通过系统全面的语言评定发现患者是否有失语症及其程度，鉴别各类失语症，以及失语症与其他言语障碍的鉴别诊断，并了解各种影响患者交流能力的因素，评定患者残存的交流能力，制订治疗计划。

三、评定方法的选择

（一）国外常用量表优缺点及适应证

1. 波士顿诊断性失语症检查（BDAE）

（1）优点：详细、全面测出语言各种模式的能力，可确定失语症严重程度，既可做出失语症的分类，又可以对各言语功能之间进行比较，观察语言功能的变化。推测大脑受损部位，包括语言功能的检查和非语言功能的检查；对患者语言既可进行定量分析，又可进行定性分析。

（2）缺点：检查需要的时间较长，评分较困难，其测验的结果只是从诊断的症状方面给予解释，而这些诊断出的症状其实是语言损伤所形成的表面症状。题量大，对后续康复指导意义小。

（3）适应证：语言功能有关的脑组织的病变，如脑卒中、脑外伤、脑肿瘤、脑部炎症等，造成患者对人类进行交际符号系统的理解和表达能力的损害，尤其是语音、词汇、语法等成分、语言结构和语言的内容与意义的理解和表达障碍，以及作为语言基础的语言认知过程的减退和功能的损害。

2. 西部失语症检查（WAB）

（1）优点：克服了 BDAE 冗长的缺点，在 1h 内检查可完成；根据检查结果可作失语症的分类;可以计算出失语商、大脑皮质商、操作商;可以分别计算失语症患者右、左大脑半球的全认知功能;此检查法复查的信度、检查不同患者的信度、不同检查者之间的信度均较好;内容丰富,还包含非言语性智能、结构能力等非语言功能内容的检查。比较实用,而且可单独检查口语部分,根据检查结果可作失语症的分类。是目前西方国家流行应用的一种失语症评估方法,很少受民族文化背景的影响。评估内容包括流利程度、听力、重复、命名、阅读、写作和计算。也评估了一些非语言能力:绘画,块设计,实践和视觉思维。同时能利用相对较短的时间评定失语症。

(2) 缺点:只能测试大脑语言功能、视空间能力、结构能力、计算能力等非言语功能,并不能根据分类特点去判定具体的失语症类型,如是混合性的、完全性的、感觉性的还是运动性的失语等,对后续康复指导意义小。WAB 量表以西方英语发音为基础,并不完全符合中国汉语失语症的评价。

(3) 适应证:与语言功能有关的脑组织的病变,如脑卒中、脑外伤、脑肿瘤、脑部炎症等,造成患者对人类进行交际符号系统的理解和表达能力的损害,尤其是语音、词汇、语法等成分、语言结构和语言的内容与意义的理解和表达障碍,以及作为语言基础的语言认知过程的减退和功能的损害。

3. 双语失语检查法(bilingual aphasia)

(1) 优点:双语失语的患者是指在日常生活中使用两种或两种以上语言的患者(只学过一门或一门以上外语,而平日不使用者不在其内)。因此这种检查法有独到之处,可对双语患者进行检查。能评定失语后患者原先熟练掌握的各种语言是否均受到损害、损害的程度是否一致、何种语言功能恢复较快等问题,此量表是目前双语检测中使用较全面、涉及语种较多(在国外该检测法可供 65 种语言及 140 多种配对语言使用,各语言间具有可比性)的一套权威检测方法,它共包括 3 个部分,即:①个人的双语历史(甲部);②对两种语言各自的评估(乙部);③两种语言间的相互转换(丙部),也称翻译评估。本研究着重应用第一部分及第二部分。

(2) 缺点:不能做出失语症分类,不适合临床应用。

(3) 适应证:日常生活中使用两种或两种以上语言的患者(只学过一门或一门以上外语,而平日不使用者不在其内)

4. 日本标准失语症检查(SLTA)

(1) 优点:简而易行,对检查后的训练有明显的指导意义。

(2) 缺点:每项内容不尽全面。

(3) 适应证:语言功能有关的脑组织的病变,如脑卒中、脑外伤、脑肿瘤、脑部炎症等,造成患者对人类进行交际符号系统的理解和表达能力的损害,尤其是语音、词汇、语法等成分、语言结构和语言的内容与意义的理解和表达障碍,以及作为语言基础的语言认知过程的减退和功能的损害。

5. 日常生活交流能力检查(CADL-T)

(1) 优点:重点在日常生活交流项目,对失语症患者的日常生活交流能力得出客观的结果并能指导检查后的语言训练。

(2) 缺点:只注重日常交流项目,对其他方面的听、说、读、写侧重较少,评分只是大概轮廓的说明错误、尚可、正确,不能将每一项细化。

(3) 适应证:语言功能有关的脑组织的病变,如脑卒中、脑外伤、脑肿瘤、脑部炎症等,造成患者对人类进行交际符号系统的理解和表达能力的损害,尤其是语音、词汇、语法等成分、语言结构和语言的内容与意义的理解和表达障碍,以及作为语言基础的语言认知过程的减退和功能的损害。

6. Token 测验

(1) 优点:可诊断汉语失语症患者,还可判断中度(失语商为 41~81 分)汉语失语症严重程度的灵敏而有效的测验方法,涉及言语次序的短时记忆广度和句法能力,可鉴别那些由于其他能力的低下而掩盖了伴随着的语言功能障碍的患者,或那些在处理符号过程中仅存在轻微的、不易被觉察出问题的患者。但此测验对不同类型失语症无区别,对患有听记忆和纯言语听理解缺陷的患者,检查的结果假阳性较高。

(2) 缺点:年龄与文化水平对其评价效果存在明显的影响。

(3) 适应证:检测轻度或者潜在的失语症患者的听理解。

7. Henry Head 测验

(1) 优点:能着重检查患者的听理解和文字理解。

(2) 缺点:对患者的口语表达及文字表达能力测验内容较少。

(3) 适应证:语言功能有关的脑组织的病变,如脑卒中、脑外伤、脑肿瘤、脑部炎症等,造成患者对人类进行交际符号系统的理解和表达能力的损害,尤其是语音、词汇、语法等成分、语言结构和语言的内容与意义的理解和表达障碍,以及作为语言基础的语言认知过程的减退和功能的损害。

8. 明尼苏达失语症鉴别诊断测验(MTDDA)

(1) 优点:对失语症患者进行诊断和分类,明确患者在不同语言能力中的优势和劣势,为后续的康复项目提供参考依据,是目前世界上最早、最全面、最综合的失语成套测验。检查结果可将患者的失语进行分类。

(2) 缺点:题量大,检查需要的时间较长,失语分类与现今的不一致。

(3) 适应证:语言功能有关的脑组织的病变,如脑卒中、脑外伤、脑肿瘤、脑部炎症等,造成患者对人类进行交际符号系统的理解和表达能力的损害,尤其是语音、词汇、语法等成分、语言结构和语言的内容与意义的理解和表达障碍,以及作为语言基础的语言认知过程的减退和功能的损害。

9. Porch 交流能力指数测试

(1) 优点:独特的评分采用以反应的准确性、完整性、迅速性、敏感性、有效性为依据所制定的 16 点多元系统进行计分,报告结果以患者的完成情况与一大群左脑受损者的计分相比较的百分数来表示,内容少而简洁。

(2) 缺点:此法仅评定口语功能,对轻型及重型语言缺陷不够敏感。测试材料多有重复。

(3) 适应证:语言功能有关的脑组织的病变,如脑卒中、脑外伤、脑肿瘤、脑部炎症等,造成患者对人类进行交际符号系统的理解和表达能力的损害,尤其是语音、词汇、语法等成分、语言结构和语言的内容与意义的理解和表达障碍,以及作为语言基础的语言认知过程的减退和功能的损害。

10. 功能性交往能力测验

(1) 优点:测试项目具有功能性,通过测试项目可以了解日常活动的真正含义,测试时,患者不会对测试产生疲惫的感觉,测试的问题非常贴合实际,对损伤进行一定程度的评判语言或者非语言的反应都可以,它提供了所有的沟通可能性并且不仅仅局限于口语表达,这个测试完善了美国联盟管理机构的标准。

(2) 缺点:更偏功能的测试,不够全面。

(3) 适应证:语言功能有关的脑组织的病变,如脑卒中、脑外伤、脑肿瘤、脑部炎症等,造成患者对人类进行交际符号系统的理解和表达能力的损害,尤其是语音、词汇、语法等成分、语言结构和语言的内容与意义的理解和表达障碍,以及作为语言基础的语言认知过程的减退和功能的损害。

（二）国内常用量表优缺点及适应证

1. 汉语失语症成套测验

(1) 优点:该检查法临床使用较广泛,适用于不同性别、年龄、利手和文化水平的失语症患者。

(2) 缺点:题量大,检查需要的时间较长。

(3) 适应证:语言功能有关的脑组织的病变,如脑卒中、脑外伤、脑肿瘤、脑部炎症等,造成患者对人类进行交际符号系统的理解和表达能力的损害,尤其是语音、词汇、语法等成分、语言结构和语言的内容与意义的理解和表达障碍,以及作为语言基础的语言认知过程的减退和功能的损害。

2. 北京医院汉语失语症检查

(1) 优点:检查内容包括口语表达、听理解、阅读、书写几大项目。其检查成绩可作为汉语失语症患者检查的参考值,用来定量地显示出失语症的类型、自然恢复情况及言语康复的动态性变化和疗效评定。可以准确、全面地评定汉语失语症患者的语法缺失程度。通过研究,该量表具有良好的效标,且文化程度是影响失语法成绩的重要因素,所以其评价的失语法指数的正常分界值是按文化程度划分的。

(2) 缺点:需要评定的患者有一定能力的文化水平,不适用于所有的失语症患者,评定的条件有局限性。

(3) 适应证:适用于有一定文化水平的失语症患者。

3. 中国康复研究中心汉语标准失语症检查

(1) 优点:在大多数项目中采用了 6 等级评分标准,对患者的反应时间和提示方法都有比较严格的要求,除此之外,还设定了中止标准。本检查是通过语言的不同模式来观察反应的差异,为了避免检查太烦琐,在一些不同项目中使用了相同词语。又为了尽量避免和减少患者由此造成对内容的熟悉,在图的安排上有意设计了一些变化。

(2) 缺点:此检查只适合成人失语症患者。使用此检查以前要掌握正确的检查方法。应该由参加过培训或熟悉检查内容的检查者来进行检查。

(3) 适应证:所有成人失语症患者。

（三）各常用量表之间围度比较

1. 比较西部失语症检查和中国康复研究中心汉语标准失语症检查 测查维度比较,听理解、复述、阅读、书写、计算五个因子,这些有显著的相关性的上述五个因子具备了言语交流沟通能力的基本特征,并且适用于脑损伤后的失语症的评定,适合于临床应用。比较这两个量表的听理解、复述、阅读、书写、计算。

(1) 听理解

1) 西部失语症检查:听理解最高分 60 分,用是或否回答一些问题,若难于用言语或手势回答,可用闭眼表示"是",听词辨认,将实物随机放在患者面前,若患者有偏盲要确保物品放在他完好的视野之内,向患者出示给出的物体、形状、字母、数字和颜色的卡片,让他指向相应的客体,连续指令,部分执行指令的根据正确执行的每一个动作上方的数字给分。假如患者要求重复或看起来没听懂,可用完整的句子重复指令。患者面前的桌子上依次分别摆好钢笔、梳子和书并口头说明:"看到钢笔、梳子和书了吗? 请你按我说的指出来并用这些物品作动作,准备好了吗?"假如患者好像不明白让他干什么,可用梳子指钢笔一下示范后再重新开始。

2) 中国康复研究中心汉语标准失语症检查:主要是以看图提问的方式,检查患者对听理解的反应,如将检查图册翻到需要的页面,检查者说:"我说一个词,请指出来是哪个图?"如提问"哪一个是西瓜",看患者能否指认正确。

相对比两者之间的听理解:CRRCAE 主要针对的是患者听到提问后看图指出,从词语到句子,再到复杂句的口头命令执行;而 WAB 是由容易到难的评测听理解,先是"是,否",然后是词语,最后是句子,都遵循了循序渐进的原则。

(2) 表达

1) 西部失语症检查:让患者复述词和句,然后记录答案。假如患者要求重复或患者似乎未听到的话可重复一次。假如复述不完全,每一个可辨认的词给 2 分。较轻的构音错误或口语发音可算正确给 2 分。词序错误或每一个语音错误减 1 分。例如"床,香蕉,电话响着呢,做糕点、令人兴高采烈、把 5 达饮料罐的装潢装进我的盒子"等,由易到难,开始是字,到最后的词、简单句子、复杂句子循序渐进地复述。

2) 中国康复研究中心汉语标准失语症检查:包含名词、动词、句子的复述,名词、动作词的说明,图画说明,漫画说明,列举(水果名称)。例如"椅子,坐,孩子们/堆了/一个/大雪人。"检查者指图册并同时问"这个是什么";动词部分,检查者指图,同时问:"这个人或者他(它)在干什么",要告诉患者用动词来说明,提示要按规定的提示语进行。出示漫画图,让患者描述,同时检查者要在图边记录下患者说的话语。

相对比复述这个因子,每一项举例非常清楚,两个量表都遵循循序渐进的原则,只是CRRCAE 相对更加细致,细致到有名词、动词,图片表述中更是分得很详细,指图说明再到漫画描述等。

(3) 阅读

1) 西部失语症检查:包含句子的阅读理解、书面单词与物品搭配、画与书面单词搭配、口语单词与书面单词搭配等。

2) 中国康复研究中心汉语标准失语症检查:包括名词、动词、句子,向患者出示词句卡片和图册 P38~P57,让患者先看词卡或句卡,然后指出相应的图。执行文字命令,首先要把物品按规定的位置摆好,然后再向患者出示句卡,要求患者按句卡上文字指令来移动物品。

比较 CRRCAE 和 WAB 阅读因子,WAB 更偏向于句子运用时的语法理解,CRRCAE 偏向于对整体词句的阅读理解。

(4) 书写

1) 西部失语症检查:WAB 中的书写因子由书写姓名地址、听写数字和字母、实物描写、抄写句子、图画描写等条目组成,其内容与前面检查重复很少。

2) 中国康复研究中心汉语标准失语症检查:其中的书写因子由抄写、听写、描写三部分组成,其中听写和抄写部分与听理解、复述等项目是相同的词汇,检查过程中经过多次重复,因而相对失语程度轻的患者,可能会比较容易得分;描写部分由动作描写、图画描写和漫画描写组成,相对得分较难。

尽管如此,两者仍显示高度的相关性。

(5) 计算:计算因子 WAB 与 CRRCAE 虽没有显著差异但仍显示出相当的相关趋势。CRRCAE20 道计算题,1 位数的加减乘除法占 10 题(83%),2 位数除 1 位数的除法占 2 题(17%);1 位数的加减乘除法有 6 题(30%),2 位数与 1 位数的加减乘除法占 5 题(25%),2 位数以上乃至 4 位数的计算题占 9 题(45%)。显而易见 CRRCAE 计算题难度大于 WAB。

2. 比较西部失语症检查和波士顿诊断性失语症检查　测查维度比较自发性言语、听理解、阅读、书写、复述五个因子,有显著的相关性。这些有显著的相关性的五个因子,具备了言语交流沟通能力的基本特征,并且适用于脑损伤后的失语症的评定,适合于临床应用。比较这两个量表的自发性言语、听理解、阅读、书写、复述的相关性。

(1) 自发性言语

1) WAB:用纸记录或用录音机记录下患者的言语,必要时可用更简单的问题提问,流畅度和信息内容按下面的标准评分,如"你今天好吗?"评定内容全面,有无正常长度和复杂的描述图画的句子,是否对画有合情合理的描述,流畅度、文法能力和错语是否错误。

2) BDAE:简单对答,通俗易懂,提问的同时加以引导,激发患者尽可能多的回答。逐字记录患者的语言,如可能最好录音。如"你今天怎么样?"(好,不错等)自发谈话,引导患者尽可能多讲话,建议用比较熟悉的话题,如"你得病之前做什么工作?"或"讲讲你得病时的情况。"交谈时间至少 3min。避免那些只会引出"是"或"不"回答的问题。将回答逐字记录,也可录音。逐字记录:图画描述(简表、标准表以及扩充检查表):出示卡片 1 上的"偷饼干"图画,指示患者"尽量详细地描述一下这幅图上都画了什么,发生了什么事情",可以指出患者忽略的部分,引导患者有更多的描述。故事叙述(伊索寓言):"我给你看几套卡通漫画,每套漫画包含有几幅图,说了一个故事,我先给你讲这些故事,然后你再用自己的话将故事给我讲一遍,用漫画来提示你。"把第一套图片摆放好后,检查者一边读故事,一边指着相关的图片,顺序从左至右。读完后检查者说:"好,现在你来讲这个故事。"把四张图片按顺序排好,录音并记录患者所说内容。

比较自发性言语,BDAE 相对来说更加详细、细致,由易到难,由简单的句子到复杂的句子,再到图画描述、故事叙述,相对来说更全面,不仅注重说话而且是否有思维等表达。WAB 更加偏重于简单句子的流畅度、完整与否,更注重于说话。

(2) 听理解

1) WAB:听理解最高分 60 分,用"是"或"否"回答一些问题,若难于用言语或手势回答,可用闭眼表示"是";听词辨认,将实物随机地放在患者面前,若患者有偏盲要确保物品放在他完好的视野之内,向患者出示给出的物体、形状、字母、数字和颜色的卡片,让他指向相应的客体,连续指令,部分执行指令的根据正确执行的每一个动作上方的数字给分。假如患者要求重复或看起来没懂,可用完整的句子重复指令。

2) BDAE:包括单词理解、词类辨别、词意的理解、执行指令。

两者相比较,BDAE 更加详细,针对逐个词语、词类辨别,简单句子、复杂句子,对词义、语义、句意听理解分得很详细,能够很清楚地知道患者究竟是哪些问题。

WAB 虽然也是针对听理解,但是只是针对词语、简单句意的理解等做了简单评定,没有 BDAE 详细但是评定相对简单,易于临床上的评定,可节省时间。

（3）阅读

1）WAB：包含句子的阅读理解、书面单词与物品搭配、画与书面单词搭配、口语单词与书面单词搭配等。

2）BDAE：包含基本常用符号的识别、字母大写和小写的匹配、单词辨认、字 - 图匹配、读音检查、同音词匹配、语音分析、口语词匹配、朗读（常用词、扩充词、词义的错读等）、句子的朗读和理解。

相比较 WAB 和 BDAE，两者都比较详细地针对阅读这个因子进行了非常细致的评分，但是 BDAE 更偏向于字、词、句、复合句、段落等理解和朗读，更细致；WAB 更偏向于语句的理解，阅读更多一些。

（4）书写

1）WAB：包含按要求书写，如让患者写出他的姓名和地址，书写表达如摆出郊游风景画（同前），指导患者"就画中进行的事写一个故事"，听写如让患者写出听到的句子："把 5 打饮料装潢放进我的盒子。"或由检查者口述，让患者写出单词、汉语拼音和数字。

2）BDAE：包含字的构成、听写、口头拼读、书写表达。

BDAE 和 WAB 相比较，WAB 更偏向于听理解的书写，BDAE 更偏向于书写的模仿。

（5）复述

1）WAB：让患者复述下面的词和句，然后记录答案。

2）BDAE：请患者跟随检查者重复单词，如果需要检查者可重读一次，应确保患者理解单词意思，若发音清晰度受损，可在相应单词的栏目中做标记分为词、句子的复述。

BDAE 和 WAB 都是简单到复杂，有逐个单词到句子的复述。

3. 比较中国康复研究中心汉语标准失语症检查和波士顿诊断性失语症检查 测查维度比较复述、听理解、阅读、书写 4 个因子，有显著的相关性。这些有显著的相关性的上述 4 个因子，具备了言语交流沟通能力的基本特征，并且适用于脑损伤后的失语症的评定，适合于临床应用。比较这两个量表的复述、听理解、阅读、书写 4 个因子相关性。

（1）复述和命名

1）CRRCAE：包含名词、动词、句子复述、名称、动作说明、画图说明、漫画说明、列举（水果名）。例如"椅子，坐，孩子们 / 堆了 / 一个 / 大雪人 /，"检查者指名图册，同时问"这个是什么？"。动词部分，检查者指图，同时问："这个人或者他（它）在干什么？"要告诉患者用动词来说明，提示要按检查表规定的提示音节和语音进行。出示漫画图，让患者描述，同时检查者要在图边记录下患者说的词语。

2）BDAE：请患者跟随着检查者重复读单词，如果需要，检查者可重读一次，应确保患者理解单词意思，若发音清晰度受损，可在相应单词的栏目中做标记分为词、句子的复述。

BDAE 和 CRRCAE 都是简单到复杂，由逐个单词到句子的复述。相对比复述这个因子，每一项举例都非常清楚，两个量表都遵循循序渐进的原则，只是 CRRCAE 相对更加细致，细致到由名词、动词，图片表述中更是分得很详细，指图说明再到漫画描述；BDAE 在于发音和声音的清晰以及整体的复述能力。

（2）听理解

1）CRRCAE：主要是看图提问的方式，检查患者对听理解的反应，如将检查图册翻到需要的页，检查者说："我说一个词，请指出来是哪个图"，看患者能否指认正确。还有口头命令的执行,检查患者的听指令情况。

2)BDAE:包括单词理解、词类辨别、词意的理解、执行指令。

BDAE 和 CRRCAE 相比较,BDA 和 CRRCAE 都是由词语到句子,再到句子指令 CRRCAE 评定时间短,适合临床评定。

(3)阅读

1)CRRCAE:名词、动词,向患者出示词卡片和检查图册,让患者先看词卡,然后指出相应的图;句子水平,向患者出示词卡和图册并让患者指出相应的图;执行文字命令,向患者出示词卡,按词卡上文字指示移动物品,首先要把物品按规定的位置摆好,然后再向患者出示词卡。

2)BDAE:包含基本常用符号的识别、字母大写和小写的匹配、单词辨认、字-图匹配、读音检查、同音词匹配、语音分析、口语词匹配、朗读(常用词、扩充词、词义的错读等)、句子的朗读和理解。

CRRCAE 和 BDAE 相比较,两者都比较详细地针对阅读这个因子进行了非常细致的评分,但是 BDAE 更偏向于字、词、句、复合句、段落等理解和朗读,更细致,更偏向于语句的理解,阅读更多一些,用时较长,CRRCAE 更适合于临床应用。

(4)书写

1)CRRCAE:书写因子由抄写、听写、描写三部分组成,其中听写和抄写部分与听理解、复述、命名、阅读等项目是相同的词汇,检查过程中经过多次重复,因而相对比较容易得分;描写部分由动作描写、图画描写和漫画描写组成,相对较难。

2)BDAE:包含字的构成、听写、口头拼读、书写表达。

BDAE 和 CRRCAE 相比较,CRRCAE 更容易,更偏向于文字,词语,句子的书写;BDAE 更偏向于书写的模仿;BDAE 相对来说更难些。

4. 比较中国康复研究中心汉语标准失语症检查、波士顿诊断性失语症检查和西部失语症检查　测查维度比较听理解、复述、阅读、书写 4 个因子,有显著的相关性。这些有显著的相关性的上述 4 个因子具备了言语交流沟通能力的基本特征,并且适用于脑损伤后的失语症的评定,适合于临床应用。比较这三个量表的听理解、复述、阅读、书写 4 个相关因子相关性。

(1)听理解

1)CRRCAE:主要是看图提问的方式,检查患者对听理解的反应,如将检查图册翻到需要的页,检查者说:"我说一个词,请指出来是哪个图?"看患者能否指认正确。还有口头命令的执行,检查患者的听指令情况。

2)BDAE:包括单词理解、词类辨别、词意的理解、执行指令。

BDAE 和 CRRCAE 相比较,BDAE 更加详细、细致,由词语到图片,再到句子,非常全面地评定患者的听理解能力,CRRCAE 主要是看图的理解,相对来说没有 BDAE 全面,但评定时间短,适合临床评定。

3)WAB:听理解最高分 60 分,用是或否回答一些问题,若难于用言语或手势回答,可用闭眼表示"是",听词辨认,将实物随机地放在患者面前,若患者有偏盲要确保物品放在他完好的视野之内,向患者出示给出的物体、形状、字母、数字和颜色的卡片,让他指向相应的客体,连续指令,部分执行指令的根据正确执行的每一个动作上方的数字给分。假如患者要求重复或看起来没懂,可用完整的句子重复指令。

三者相比较,BDAE 更加详细,针对逐个词语、词类辨别,逐个简单句子、复杂句子,对词义、语义、句意听理解分得很详细,能够很清楚地知道患者究竟是哪些问题。WAB 虽然也是针对听理解,但是只是针对词语、简单句意的理解等做了简单评定,没有 BDAE 详细,但是评定相对简单,易于临床上的评定,节省时间。CRRCAE 主要针对的是让患者听到问题,看图指出相应的图,都遵循了循序渐进的原则。

（2）复述

1）CRRCAE:包含名词、动词、句子,例如"椅子,坐,孩子们 / 堆了 / 一个 / 大雪人 /"。

2）BDAE:请患者跟随检查者重复读单词,如果需要,检查者可重读一次,应确保患者理解单词意思,若发音清晰度受损,可在相应单词的栏目中做标记分为词、句子的复述。

3）WAB:让患者复述下面词和句,然后记录答案。

BDAE 和 CRRCAE 都是简单到复杂,从单词到句子的复述。相对比复述这个因子,每一项举例均非常清楚,两个量表都遵循循序渐进的原则,只是 CRRCAE 相对更加细致,细致到名词、动词,图片表述中更是分得很详细,指图说明再到漫画描述,BDAE 在于发音和声音的清晰以及整体的复述等。相对比复述这个因子,每一项举例均非常清楚,三个量表都遵循循序渐进的原则,只是 CRRCAE 相对更加细致。

（3）阅读

1）CRRCAE:名词、动词,向患者出示词卡片和图册,让患者先看词卡,然后指出相应的图、句子,向患者出示词卡和图册并让患者指出相应的图。执行文字命令,向患者出示词卡,按词卡上文字指示移动物品,首先要把物品按规定的位置摆好,然后再向患者出示词卡。

2）BDAE:包含基本常用符号的识别、字母大写和小写的匹配、单词辨认、字 - 图匹配、读音检查、同音词匹配、语音分析、口语词匹配、朗读(常用词、扩充词、词义的错读等)、句子的朗读和理解。

3）WAB:包含句子的阅读理解、书面单词与物品搭配、画与书面单词搭配、口语单词与书面单词搭配等。

相对比,CRRCAE 和 BDAE 都比较详细地针对阅读这个因子进行了非常细致的评分,但是 BDAE 更偏向于字、词、句、复合句、段落等理解,更细致,偏向于语句的理解、阅读更多一些,用时较长;CRRCAE 更适合于临床应用。比较 CRRCAE 和 WAB 阅读因子,WAB 偏向于句子的阅读理解,CRRCAE 偏向于词句。

（4）书写

1）CRRCAE:书写因子由抄写、听写、描写三部分组成,其中听写和抄写部分与听理解、复述、命名、阅读等项目是相同的词汇,检查过程中经过多次重复,对于失语程度轻的患者,相对得分容易;描写部分由动作描写、图画描写和漫画描写组成,相对较难得分。

2）BDAE:包含字的构成、听写、口头拼读、书写表达。

3）WAB:包含按要求书写,如让患者写出他的姓名和地址,书写表达如摆出郊游风景画(同前),指导患者"就画中进行的事写一个故事",听写如让患者写出听到的句子:"把 5 打饮料装潢放进我的盒子。"

BDAE 和 CRRCAE 相比较,CRRCAE 更容易,更偏向于文字、词语、句子的书写,BDAE 更偏向于短文的书写;BDAE 相对来说更难。尽管如此三者仍显示高度相关性。

5. 比较原北京医科大学第一医院神经心理研究室的汉语失语症成套测验与中国康复

研究中心汉语标准失语症检查　测查维度比较复述、阅读、书写、计算4个因子,有显著的相关性。这些有显著相关性的上述4个因子具备了言语交流沟通能力的基本特征,并且适用于脑损伤后的失语症的评定,适合于临床应用。比较这两个量表的复述、阅读、书写、计算4个因子相关性。

(1) 复述

1) ABC:词语复述,如"门、活蛤蟆";句子复述,如"听说过,别告诉他,掉到水里啦,吃完饭就去遛弯,办公室电话铃响着吧,所机全微他合"等由易到难。

2) CRRCAE:包含名词、动词、句子,同时检查者要在图边记录下患者说的词语。

相对比,CRRCAE复述更偏向思维逻辑,相对来说更难;ABC比较简单容易,由字、词再到句子的传统复述。

(2) 阅读

1) ABC:包含视—读,如:明,听字—辨认,如:唱(歌)、唱、倡、昌、畅、常,字—画匹配,读指令并执行,读句子选答案填空。

2) CRRCAE:名词、动词,向患者出示词卡片和检查图册,让患者先看词卡,然后指出相应的图、句子,向患者出示词卡和图册并让患者指出相应的图。执行文字命令,向患者出示句卡,按句卡上文字指示移动物品,首先要把物品按规定的位置摆好,然后再向患者出示句卡。

ABC由易到难,阅读更偏向于思维逻辑,应用选择形式,更容易判断,由字、词、句子选图,读指令,读句子选答案,越来越难。CRRCAE主要以读卡片找相应的图的形式,相对来说比较容易。

(3) 书写

1) ABC:分为写姓名、地址,抄写,系列书写,听写,偏旁,数字,字,词,短句,看图写字,写病情。应用常用的字词等结合自身书写,最后书写自己的病情较难。

2) CRRCAE:书写因子由抄写、听写、描写三部分组成,其中听写和抄写部分与听理解、复述、命名、阅读等条目是相同的词汇,检查过程中经过多次重复,因而相对比较容易得分;描写部分由动作描写、图画描写和漫画描写组成,相对较难。

(4) 计算

1) ABC:包含加、减、乘、除各三道题,其中如5+4=9,20,1,8;利用选择题的形式来评定,题简单,数字计算量少。

2) CRRCAE:包含 +、-、×、÷ 各5道计算题。

两者比较,CRRCAE更难。

6. 比较原北京医科大学第一医院神经心理研究室的汉语失语症成套测验与西部失语症检查测查维度　比较复述、命名、阅读、书写4个因子,有显著的相关性。这些有显著相关性的上述4个因子具备了言语交流沟通能力的基本特征,并且适用于脑损伤后的失语症的评定,适合于临床应用。比较这两个量表的复述、命名、阅读、书写4个因子相关性。

(1) 复述

1) ABC:包含词语复述,如"门、活蛤蟆"。句子复述,如"听说过,别告诉他,掉到水里啦,吃完饭就去遛弯,办公室电话铃响着吧,所机全微他合"等由易到难。

2) WAB:让患者复述词和句,然后记录答案。

（2）命名

1）ABC：包含词命名，共 20 项，每一项均有反应，触摸，提示，例如铅笔。列名，记录前半分钟和后半分钟说出的蔬菜名。颜色命名，如"请告诉我，这是什么颜色？红__黄__黑__蓝__白__绿__。"反应命名如"您切菜用什么？"

2）WAB：包含物品命名，词的频度，完成句子，反应性命名。

两者都包含了物体命名和反映性命名，相似度比较高。

（3）阅读

1）ABC：包含视—读，如：明，听字—辨认，如唱（歌）、唱、倡、昌、畅、常，字—画匹配，读指令并执行，读句子选答案填空。

2）WAB：包含句子的阅读理解、书面单词与物品搭配、画与书面单词搭配、口语单词与书面单词搭配等。

比较 ABC 和 WAB 阅读因子，WAB 更偏向于句子的阅读理解，ABC 则包含了字、词语、句子，更加容易。

（4）书写

1）WAB：书写因子由书写姓名、地，听写数字和字母，实物描述，抄写句子，图画描写等条目组成，其内容与前面检查重复很少。

2）ABC：分为写姓名、地址，抄写，系列书写，听写，偏旁，数字，字，词，短句，看图写字，写病情。应用常用的字词等结合自身书写，最后书写自己的病情较难。

7. 比较原北京医科大学第一医院神经心理研究室的汉语失语症成套测验与波士顿诊断性失语症检查　测查维度比较对话及自发谈话、复述、阅读、书写、运用 5 个因子，有显著的相关性。这些有显著的相关性的上述 5 个因子具备了言语交流沟通能力的基本特征，并且适用于脑损伤后的失语症的评定，适合于临床应用。比较这两个量表的对话及自发谈话、复述、阅读、书写、运用 5 个因子相关性。

（1）对话及自发谈话

1）ABC：主要以问答形式，如"您好些吗？序列语，如从 1 数到 21，看能数多少？"

2）BDAE：包含简单对答，尽量提问得通俗易懂，提问的同时自发谈话，图画描述等。

BDAE 相对来说更加详细、细致，由易到难，由简单句子到复杂的句子，再到图画描述，故事叙述，相对来说更全面，不仅注重说话，更多的在于是否有思维等表达。ABC 用提问方式，更偏重于简单的句子。

（2）复述

1）ABC：词语复述，如"门，活蛤蟆"；句子复述，如"听说过，别告诉他，掉到水里啦，吃完饭就去遛弯，办公室电话铃响着吧，所机全微他合"等由易到难。

2）BDAE：请患者跟随检查者重复下列单词，如果需要，检查者可重读一次，应确保患者理解单词意思，若发音清晰度受损，可在相应单词的栏目中做标记，分为词、句子的复述。

（3）阅读

1）ABC：词语复述，如"门，活蛤蟆"。句子复述如"听说过，别告诉他，掉到水里啦，吃完饭就去遛弯，办公室电话铃响着吧，所机全微他合"等由易到难。

2）BDAE：包含基本常用符号的识别、字母大写和小写的匹配、单词辨认、字 - 图匹配、读音检查、同音词匹配、语音分析、口语词匹配、朗读（常用词、扩充词、词义的错读等）、句子的朗读和理解。

ABC 和 BDAE 相比较,两者都比较详细地针对阅读这个因子进行了非常细致的评分,但是 BDAE 更偏向于字、词、句、复合句、段落等理解和朗读,更为细致,更偏向于对语句的理解,阅读更多一些,用时较长,ABC 更适合于临床应用评定相对简单,形式多以选择题为主。

(4)书写

1)ABC:分为写姓名、地址、抄写、系列书写、听写、偏旁、数字、字、词、短句、看图写字、写病情。应用常用的字词等结合自身书写,最后书写自己的病情较难。

2)BDAE:分为字的构成、听写、口头拼读、物体书写表达。

(5)运用

1)ABC 运用包括面部动作、上肢动作、复杂动作。

2)BDAE 运用包括先天手势的运用、传统手势的运用、工具的运用、口-面/呼吸运用。BDAE 将上肢动作分为了先天的手势和传统的手势。

8. 比较原北京医科大学第一医院神经心理研究室的汉语失语症成套测验、波士顿诊断性失语症检查、西部失语症检查和中国康复研究中心汉语标准失语症检查 测查维度比较复述、阅读、书写 3 个因子,有显著的相关性。这些有显著的相关性的上述 3 个因子具备了言语交流沟通能力的基本特征,并且适用于脑损伤后的失语症的评定,适合于临床应用。比较这四个量表的复述、阅读、书写 3 个因子相关性。

(1)复述

1)WAB:让患者复述下面词和句,然后记录答案。

2)BDAE:请患者跟随重复下列单词,如果需要,检查者可重读一次,应确保患者理解单词意思,若发音清晰度受损,可在相应单词的栏目中做标记,分为词、句子的复述。

3)ABC:词语复述,如"门,活蛤蟆"。句子复述,如"听说过,别告诉他,掉到水里啦,吃完饭就去遛弯,办公室电话铃响着吧,所机全微他合"等由易到难。

4)CRRCAE:包含名词、动词、句子、动作说明、画图说明、漫画说明、列举(水果名)。例如"椅子,坐,孩子们/堆了/一个/大雪人/。"检查者指示图册,同时问"这个是什么?"。动词部分检查者指图,同时问:"这个人或者他(它)在干什么?"要告诉患者用动词来说明,提示要按检查表规定的提示音节和语音进行。出示画图,让患者描述图中的内容,同时检查者要在图边记录下患者说的词语。出示漫画让患者描述,同时检查者要在图边记录下患者说的词语。

BDAE、ABC 和 CRRCAE 都是简单到复杂,由逐个单词到句子的复述。相对比复述这个因子,每一项举例均非常清楚,三个量表都遵循循序渐进的原则,只是 CRRCAE 相对更加细致,细致到由名词、动词,图画表述等更是分得很详细,指图说明再到漫画描述;BDAE 在于发音和声音的清晰以及整体的复述等。

(2)阅读

1)WAB:包含句子的阅读理解、书面单词与物品搭配、画与书面单词搭配、口语单词与书面单词搭配等。

2)BDAE:包含基本常用符号的识别、字母大写和小写的匹配、单词辨认、字-图匹配、读音检查、同音词匹配、语音分析、口语词匹配、朗读(常用词、扩充词、词义的错读等)、句子的朗读和理解。

3)ABC:词语复述,如"门,活蛤蟆";句子复述,"如听说过,别告诉他,掉到水里啦,吃完饭就去遛弯,办公室电话铃响着吧,所机全微他合"等由易到难。

4) CRRCAE:名词、动词,向患者出示词卡和检查图册,让患者先看词卡,然后指出相应的图。句子,向患者出示句卡和图册并让患者指出相应的图。执行文字命令,向患者出示句卡,要求按句卡上文字指示移动物品,首先要把物品按规定的位置摆好,然后再向患者出示句卡。

(3) 书写

1) WAB:书写因子由书写姓名地址、听写数字和字母、实物描写、抄写句子、图画描写等条目组成,其内容与前面检查重复很少。

2) BDAE:包含字的构成、听写、口头拼读、书写表达。

3) ABC:分为写姓名、地址,抄写,系列书写,听写,偏旁,数字,字,词,短句,看图写字,写病情。应用常用的字词等结合自身书写,最后书写自己的病情较难。

4) CRRCAE:书写因子由抄写、听写、描写三部分组成,其中听写和抄写部分与听理解、复述、命名、阅读等条目是相同的词汇,检查过程中经过多次重复,因而相对比较容易得分;描写部分由动作描写、图画描写和漫画描写组成,相对较难。

9. 比较 Token 测验、波士顿诊断性失语症检查、西部失语症检查和中国康复研究中心汉语标准失语症检查　　测查维度比较听理解这个因子,有显著的相关性。这一有显著的相关性的因子具备了言语交流沟通能力的基本特征,并且适用于脑损伤后的失语症的评定,适合于临床应用。比较这四个量表的听理解这个因子相关性。

听理解

1) Token 测验:利用代币法评定听理解,影响因子有受教育年数,通过代币法,将听理解障碍分为正常、轻度、中度、重度、极重度。

2) BDAE:包括单词理解、词类辨别、词意的理解、执行指令。

3) WAB:听理解最高分 60 分,用是或否回答一些问题,若难于用言语或手势回答,可用闭眼表示“是”,听词辨认,将实物随机地放在患者面前,若患者有偏盲要确保物品放在他完好的视野之内,向患者出示给出的物体、形状、字母、数字和颜色的卡片,让他指向相应的客体,连续指令,部分执行指令的根据正确执行的每一个动作上方的数字给分。假如患者要求重复或看起来没懂,可用完整的句子重复指令。患者面前的桌子上依次分别摆好钢笔、梳子和书并口头说明:“看到钢笔、梳子和书了吗? 请你按我说的指出来并用这些物品作动作,准备好了吗?”假如患者好像不明白让他干什么,可用梳子指钢笔一下示范后再重新开始。

4) CRRCAE:主要是看图提问的方式,检查患者对听理解的反应,如将检查图册翻到需要的页,检查者说:“我说一个词,请指出来是哪个图?”如“把梳子 / 和 / 剪子 / 拿起来。”看患者能否指认正确。

四者相比较,Token 测验更适合评定损伤的程度。BDAE 更加详细,针对逐个词语、词类辨别,逐个简单句子、复杂句子,对词义、语义、句意听理解分得很详细,能够很清楚地知道患者究竟是哪些问题。WAB 虽然也是针对听理解,但是只是针对词语、简单句意的理解等做了简单评定,没有 BDAE 详细。但是评定相对简单,易于临床上的评定,节省时间。CRRCAE 主要针对的是患者听到问题看图指出,而 WAB 是由容易到难的评测听理解,先是“是、否”,然后是词语,最后是句子,相对来说更加遵循了循序渐进的原则。

（罗丽华）

第二节　国际评价量表

一、波士顿诊断性失语症检查

波士顿诊断性失语症检查是目前英语国家普遍采用的标准失语症检查法，许多国家都据此修改应用或作为蓝本制定本国的诊断试验。

（一）量表内容

此检查由 27 个分测验组成，分为对话和自发言语、听觉理解、言语表达、书面语理解、书写等 5 大项。还附加一组评价顶叶功能的非言语分测验，包括计算、手指辨认、左右辨认、时间辨认和三维木块图测查等。

（二）评定方法

参见本节附表 3-2-1。

二、日本标准失语症检查

日本标准失语症检查是日本失语症研究会设计完成，检查包括听、说、读、写、计算五大项目，共包括 26 个分测验，按六个阶段评分，此方法易于操作，而且对训练有明显指导作用。

量表内容：由于日方不愿意我们使用检查表进行介绍，故无法提供日方失语症检查表，有意者可以去日方相应网站查阅！

三、西部失语症检查

西部失语症检查由加拿大人 Andrew Kertesz 在 1982 年依据波士顿诊断性失语症检查修改后的短缩版，此检查法评分标准、复查的信度、检查不同患者的信度、不同检查者之间的信度均较好。

（一）量表内容

此检查由 27 个分测验组成，分为自发性言语、听理解、复述、命名、阅读、书写、相关认知功能七大项。其中自发语，以对话及图片叙述的形式检测患者自发语的信息内容和流畅性；听理解，指出所听单词的对应图片或躯体部位，以"是"或"不是"回答提问，执行口头指令等；复述，包括复述字句及数字等；阅读，包括语句理解，执行文字指令，字 - 图匹配，听字指字、朗读数字、字句，笔画辨别，字结构听辨，叙述字结构等；书写，包括自动书写（书写姓名等）、序列书写、抄写、看图书写、描述（情景画）书写、语句听写、视物听写单词等；相关认知功能，包括运用、运算、绘图、积木组合及 Raven 检查等。

评定标准：

1. 测验反应可按 1~10 或 1~100 计分。

2. 此检查法可以从失语检查结果中计算出失语指数（aphasia quotient，AQ）、操作性指数（performance quotient，PQ）、大脑皮质指数（cortical quotient，CQ）、以最高为 100% 来表示。

（1）失语指数：计算方法为从自发谈话分数，口语理解分数除以 20，复述分数除以 10，命名分数除以 10，然后相加乘以 2 得出指数。它表示了口语障碍程度的可信赖程度，可反映出失语症的严重度，并作为失语症好转与恶化的评定指标。

(2) 操作性指数:为失语症套表中非口语性检查的分数总和。计算方法为阅读和书写分数除以 10,运用分数除以 6,结构分数除以 10,然后各项相加。可反映大脑的非口语性功能,即阅读、书写、运用、结构、计算、推理等多方面的功能状况。

(3) 大脑皮质指数:计算方法为自发谈话、口语理解、复述、命名、阅读和书写各除以 10 后加上运用分数除以 6 与结构分数除以 10,大脑皮质指数表示大脑认知功能的全貌。

在失语症的诊断和研究方面都可以利用上述指标。根据言语功能部分如失语指数的各项分数可以作出失语症的分类,此分类结果经多因素分析统计学处理证明是有效的。

(二) 评定方法

参见本节附表 3-2-2。

四、Token 测验

Token 测验由 Renzi 及 Vignolo 在 1962 年提出,DeRenzi 和 Faglioni 于 1978 年将原始检查缩减一半,设立了 36 个条目的短版 Token 测验。

测验的材料由 2 种大小(半径分别为 25mm 和 15mm)、2 种形状(圆形和正方形)、5 种颜色(红、黄、蓝、白、黑)的 20 个标记物组成,给予患者 37 个逐渐加长和逐渐增加难度的指令,以标记物的大小、颜色、形状 3 种属性为基础,测验由仅包含一个属性的最简单指令开始,过渡到包括 2 个和 3 个属性的复合指导语,最后是包含有介词、连词和副词等表示得更复杂的语义关系的指令,让患者指出、触摸或挑出相应的标记物,测验的特点是检查患者的口语听理解和抽象能力,识别以 3 个属性(大小、形状、颜色)为标志的一个特殊标记物的抽象能力和对口语语义复杂性的听理解能力。也涉及言语次序的短时记忆广度和句法能力,可鉴别那些由于其他能力的低下而掩盖了伴随着的语言功能障碍的患者,或那些在处理符号过程中仅存在轻微的不易被觉察出问题的患者。但此测验对不同类型失语症无区别,对患有听记忆和纯言语听理解缺陷的,假阳性较高。

(一) 量表内容

参见本节附表 3-2-3。

(二) 评定方法

1966 年的评分方法:完成一项指令得 1 分,最高分为 62 分。临床应用时为了节省时间,不一定完成全部指令,如患者能顺利完成一组指令中的开始几个,即可转入下一组指令。当然,为了研究目的而必须有一分数时,则不在此例。

应用时必须避免检查者为迎合患者的反应而不知不觉地放慢检查速度。指令速度的减慢可明显地减少失语症患者错误的产生,而不影响右半球损害的患者的结果。每项条目首次指令后不应再重复,如果患者在第二次反应正确,计分则应以第一次反应为准,但若第一次实施时,确因患者注意力未集中或缺乏兴趣而产生较多错误时,可按第二次实施的反应计分,计分方法依不同版本而不同。除填写计分外,还应注意详细记录患者在各项目的误反应及反应形式,以便整理分析。

进行简式 Token 测验时,如果 1~5 部分中每一个指令在 5s 之内没有反应,或者反应是错误的,检查者要把这些塑料片放回原来的位置,然后说:"让我们再试一下"并且再说一遍指令。在第一次指令下,患者所做正确给 1 分,重复后正确给 0.5 分。第六部分不可重复,自我纠正算正确。如果患者表示忘了指令中的部分内容,要告诉他按记住的内容尽量做。如果前 5 部分连续错 5 项,测验中止;如果前面项目患者的操作符合要求,第六部分要全部完成(表 3-2-1)。得分情况受教育程度调整换算,依据最后得分来确定理解障碍的程度(表 3-2-2)。

表 3-2-1　简式 Token 测验使用说明(1978)

摆放顺序	形状	颜色				
	大圆	红	黑	黄	白	绿
	大方	黑	红	白	绿	黄
	小圆	白	黑	黄	红	绿
	小方	黄	绿	红	黑	白

表 3-2-2　简式 Token 测验的换算和失语症理解障碍程度

Token 测验换算		失语症理解障碍程度	
受教育年数	换算	得分	程度
3~6	量表分 +1	36~29	正常
10~12	量表分 −1	28~25	轻度
13~16	量表分 −2	24~17	中度
≥ 17	量表分 −3	16~9	重度
		8~0	极重度

(张艳明)

附表 3-2-1　波士顿诊断性失语症检查

I. 对话及自发谈话
A. 简单对答(简表,标准表以及扩充检查表) 尽量提问得通俗易懂,提问的同时加以引导,激发患者尽可能多的回答。逐字记录患者的语言,如可能,最好录音。 1. 你今天怎么样?（好,不错等） 2. 你以前来过这儿吗? 或我以前给你检查过吗?（是,没有等） 3. 你认为我们能帮助你吗?（能,可能等） 4. 你觉得你的病能好转吗?（能,希望能等） 5. 你打算什么时候出院?（不知道,很快吧等） 6. 你叫什么名字? 7. 你家住在什么地方?（省,市,区,街道,门牌号） 得分:回答正确的句子数量　　/7

续表

B. 自发谈话
引导患者尽可能多讲话,建议用比较熟悉的话题,如:"你得病之前做什么工作?"或"讲讲你得病时的情况。"交谈时间至少3min。避免那些只会引出"是"或"不"回答的问题。将回答逐字记录,也可录音,逐字记录。
C. 图画描述(简表、标准表以及扩充检查表)
出示"偷饼干"图画(图略),指示患者:"尽量详细地描述一下这幅图上都画了什么,发生了什么事情。"可以指出患者忽略的部分,引导患者有更多描述。尽可能逐字记录患者描述内容,对于用标准表以及扩充检查表检查的患者,用录音记录其描述内容以便更易于评分。
记录内容:

在下一页上有评分说明,依据其标准将患者各项得分写在下面。	
	数量 / 占所有句子的百分比 %
1. 句子总数	/100%
2. 空话	/ %
3. 词(亚句)	/ %
4. 单句	/ %
5. 复句	/ %
6. 语法词的遗漏	/ %
7. 复杂性指数	/ %

对话、图画描述及故事叙述(伊索寓言)评分说明。

1. 统计句子数量——用斜线(/)标在每句叙述的结尾,一句完整的话或者一个由于言辞障碍而中断的努力表述。同一内容的表述不重复统计,以简写字母表示有问题句子的分类,将简写字母标在每句话后面,以便于最后统计。

2. 空话——(empty vtterances,e 表示)感叹词或评论语,不能表现图片内容。(例:哎,不好说,不知道)。

3. 词(亚句)——(subclausal vtterances,sc 表示)不含完整的主语、谓语的句子结构,但含有同图画有关的词(名词、动词、形容词、副词等)。

4. 单句——(single clause vtterances,cl 表示)完整或不完整的句子,必须包含有主语、谓语结构或动宾结构。

5. 复句——(multi-clause vtterances,mcl 表示)句子含一个以上谓语动词(例:狐狸看见乌鸦叼着一片肉)。

6. 语法词的遗漏——标出在语法结构上应该具备但被患者遗漏的词

例如:

a. 在具体名词前遗漏冠词,如:"(the)boy… (the)girl… (the)cookie jar"。

b. 遗漏助动词,系动词,动词变形,前置词等,如:"the boy(is)giv(ing)cookies(to the)girl"。

c. 在主谓宾结构句中遗漏动词,如:"Mother(is washing)…dishes. Uh…washin"(遗漏的动词也可能被插入到句子的其他位置)。

7. 复杂性指数——计算成句的叙述在所有叙述句子的比率,即除去空话后的句子在患者所叙的所有句子中的比率。
D. 故事叙述——伊索寓言
检查者指示: "我给你看几套卡通漫画,每套漫画包含有几幅图,说了一个故事,我先给你讲这些故事,然后你再用自己的话把故事给我讲一遍,用漫画来提示你。"把第一套图片摆放好后,检查者一边读故事,一边指着相关的图片,顺序从左到右。读完后检查者说:"好,现在你来讲这个故事。"把四张图片按顺序排好。录音并记录患者所说内容。 得分:需要将患者的回答逐字记录,可以参照录音,按上面所述打分原则,对每一个故事单独打分。
1. 狐狸和乌鸦 狐狸正在林中散步,它看见一只乌鸦站在树上,嘴里叼了一片肉,狐狸想:"我要吃到那片肉。" "噢,乌鸦,你神气得简直像一个国王。"乌鸦没有张开嘴。 狐狸再试着说:"噢,乌鸦,如果你能唱歌的话,你才是一个真正的国王。" 乌鸦张开嘴歌唱来显示他的歌喉,肉就掉下树来。 狐狸拣到肉后就嘲笑乌鸦,乌鸦气愤地意识到自己被骗了。 逐字记录: 得分:e_____ sc_____ cl_____ mcl_____ agr_____ 句子总数(e+sc+cl+mcl)
2. 老鼠和狮子 一个小老鼠从熟睡的狮子身边经过。 突然狮子醒了,抓住了小老鼠要吃掉它。 老鼠求狮子放了它,并发誓会报答狮子,狮子觉得很可笑,但还是放了小老鼠。 不久以后,猎人抓到了狮子,并把它绑在大树上。 小老鼠听到狮子的哀叫,跑来咬断了绑狮子的绳子。 人有时真想不到比自己弱小者也能给予帮助。 逐字记录: 得分:e_____ sc_____ cl_____ mcl_____ agr_____ 句子总数(e+sc+cl+mcl)
3. 狐狸和鹤 狐狸在林中遇见了鹤,邀请鹤到自己家吃饭。 狐狸把汤盛在平平的盘子里,它舔干净了自己盘里的汤,可鹤的嘴却吃不到平盘里的汤。 第二次他们又见面了,鹤请狐狸吃饭。 鹤把吃的东西盛在细长的瓶子里,它吃得香极了,可狐狸却吃不到。 鹤说:这回咱们扯平了。 逐字记录: 得分:e_____ sc_____ cl_____ mcl_____ agr_____ 句子总数(e+sc+cl+mcl)

续表

4. 兔子和乌龟
兔子要和乌龟赛跑,目的地是远处山上的一棵树下。 兔子跑得很快,把乌龟远远甩在后面。 兔子觉得这次比赛他赢定了,于是就躺下睡个觉,休息一会儿。 等兔子睡醒后跑到终点,发现乌龟已经先到了。 坚持不懈,就能胜利。 逐字记录: 得分:e____ sc____ cl____ mcl____ agr____ 句子总数(e+sc+cl+mcl)
所叙述句子总数 复杂指数:计算复句在所有意义句子中所占比例; 语法缺失指数:具有不完整语法结构的句子所占比率以百分比表示; 失语严重程度和语言特征分级(针对对话,图画描述及故事叙述)。

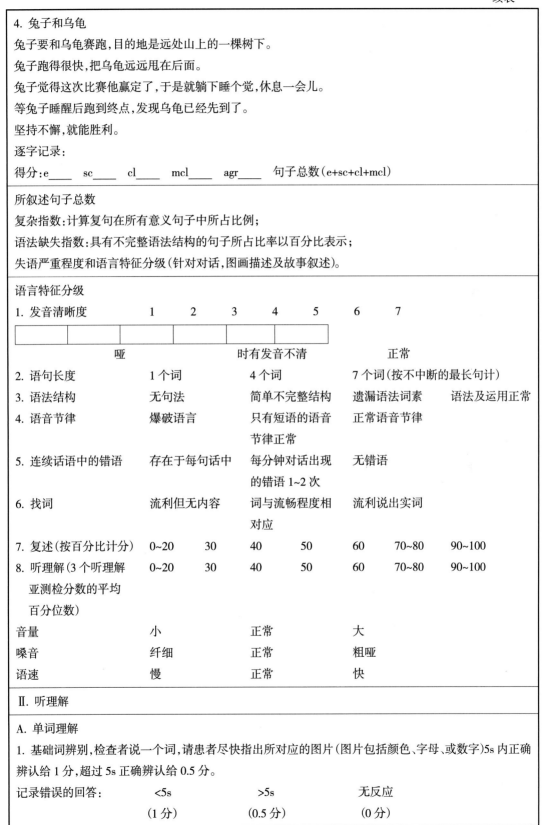

语言特征分级

1. 发音清晰度	1	2	3	4	5	6	7

哑　　　　　　　时有发音不清　　　　　　正常

2. 语句长度	1 个词	4 个词	7 个词(按不中断的最长句计)
3. 语法结构	无句法	简单不完整结构	遗漏语法词素　　语法及运用正常
4. 语音节律	爆破语言	只有短语的语音 节律正常	正常语音节律
5. 连续话语中的错语	存在于每句话中	每分钟对话出现 的错语 1~2 次	无错语
6. 找词	流利但无内容	词与流畅程度相 对应	流利说出实词
7. 复述(按百分比计分)	0~20　　30	40　　50	60　　70~80　　90~100
8. 听理解(3 个听理解 亚测检分数的平均 百分位数)	0~20　　30	40　　50	60　　70~80　　90~100
音量	小	正常	大
嗓音	纤细	正常	粗哑
语速	慢	正常	快

Ⅱ. 听理解

A. 单词理解

1. 基础词辨别,检查者说一个词,请患者尽快指出所对应的图片(图片包括颜色、字母、或数字)5s 内正确辨认给 1 分,超过 5s 正确辨认给 0.5 分。

记录错误的回答:　　　　<5s　　　　　　>5s　　　　　　无反应

　　　　　　　　　　　　(1 分)　　　　　(0.5 分)　　　　(0 分)

躯体部位的词辨别时,说:"指给我看哪是你的……"。
1. 肩膀
2. 面颊 / 脸
3. 耳朵
4. 鼻子
5. 膝盖
6. 蜡烛
7. 熊
8. 花生
9. 衬衫
10. 公共汽车
11. 锯
12. 蚂蚁
13. 郁金香
(颜色)
14. 蓝色
15. 棕色
16. 粉色
17. 绿色
18. 紫色
(字母)
19. T
20. N
21. G
22. K
23. J
(数字)
24. 4
25. 13
26. 5
27. 20
28. 257
29. 电话
30. 鹿
31. 汉堡包
32. 帽子

续表

33. 货车			
34. 螺丝钉			
35. 天鹅			
36. 蜘蛛			
37. 爱丽丝			
总计：	简表得分	/16	
	标准表得分	/37	

2. 词类辨别,将错误的答案用圆圈圈上,回答正确则在前面栏内标记。

(1) 工具(补充测查)

a. 勺子	茶杯	刀	叉
b. 叉	螺丝刀	勺子	刀
c. 钳子	扳手	叉	螺丝刀
d. 剪子	夹子	扳手	钳子
e. 刀	锯	锤	刨子
f. 螺丝	钳子	眼镜	瓶起子
g. 锤子	曲别针	钉子	锯
h. 漏斗	眼镜	稻草	瓶子
i. 扳手	剪子	螺丝刀	锤子
j. 顶针	锤子	剪刀	螺丝刀
得分	/10		

(2) 食物(补充测查)

a. 面包	比萨饼	纸杯蛋糕	煎饼
b. 派	奶酪	蛋糕	曲奇饼
c. 冰激凌	派	曲奇饼	煎饼
d. 蛋	汤	奶酪	面包
e. 蛋糕	冰激凌	比萨饼	面包
f. 松饼	派	汉堡	饼干
g. 奶酪	比萨饼	汉堡	蛋糕
h. 比萨	面包	面条	汉堡
i. 汤	蛋	面条	面包
j. 煎饼	蛋糕	冰激凌	比萨饼
得分	/10		

续表

(3) 动物（补充测查）			
a. 马	熊	公牛	母牛
b. 猪	羊	兔子	鹿
c. 羊	狗	马	母牛
d. 虎	熊	狮子	公牛
e. 蛇	鼠	蝙蝠	鼬
f. 狮子	老鼠	斑马	犀牛
g. 水獭	兔子	松鼠	猫
h. 大象	犀牛	长颈鹿	河马
i. 公牛	猩猩	熊	虎
j. 松鼠	耗子	鼬	青蛙
得分　　　　/10			

2. 词类辨别（扩充检查表）

(4) 躯体部分（扩充检查表）

要求患者指出检查者呼名的部位

a. 胳膊肘	k. 嘴唇
b. 拇指	l. 手腕
c. 下巴	m. 头发
d. 大脚趾	n. 手掌
e. 臀部	o. 小腿
f. 脖子	p. 指关节
g. 脚踝	q. 大腿
h. 眼眉	r. 脚
i. 脚跟	s. 环指
j. 胸	t. 舌头

得分　　　　/20

(5) 地图上位置辨认

给患者看美国地图，提问地名，要求患者在地图上指出具体位置。

a. 太平洋

b. 纽约

c. 达拉斯

d. 加利福尼亚

e. 加拿大

f. 墨西哥

g. 芝加哥

h. 迈阿密

i. 大西洋

j. 缅因州

续表

k. 华盛顿特区 l. 新奥尔良 m. 俄勒冈州 n. 蒙大拿州 o. 堪萨斯州 得分   /15
3. 词意的理解（扩充检查表）
给患者看图,按下面顺序问问题,问题所属类型见圆括号内: C(分类)、Ph(自然特征)、F(功能),加号和减号显示答案是肯定(+),还是否定的(-)。10个问题的顺序是随机排列的,每一问题,有6个小题,6个小题回答结束后让患者说出图片上物体的名称。在名称后的栏内划上 + 或者划 -。

(1) 火鸡   (F+)是能吃的东西吗？（yes）

                               （C-）是生活在林子里中吗？（no）

                               （Ph-）它有手臂吗？（no）

                               （F-）它能耕田吗？（no）

                               （Ph+）它有翅膀吗？（yes）

                               （C+）是被圈养的家禽吗？（yes）

                                                            名称

(2) 塘鹅   （C+）它是鸟吗？（yes）

                               （Ph+）有毛吗？（yes）

                               （C-）是昆虫吗？（no）

                               （F+）能吃吗？（yes）

                               （Ph+）有羽毛吗？（yes）

                               （F+）能飞吗？（yes）

                                                              名称

(3) 骆驼   （F+）能用它来驮东西吗？（yes）

                               （C-）是家畜吗？（no）

                               （F-）从这种动物身上能得到象牙吗？（no）

                               （Ph+）身上有毛吗？（yes）

                               （C+）生活在沙漠里吗？（yes）

                               （Ph-）身体上有鳞吗？（no）

                                                          名称

(4) 鲸鱼   （F-）它下蛋吗？（no）

                               （C-）它是生活在林子里吗？（no）

                               （Ph+）它的个头比狮子大吗？（yes）

                               （F+）会游泳吗？（yes）

                               （Ph-）身上有毛吗？（no）

                               （C+）生活在海里吗？（yes）

                                                             名称

续表

(5) 锯   (Ph−)是软的吗？（no）

                    (C+)是木匠用的吗？（yes）

                    (Ph+)很锋利吗？（yes）

                    (F−)可以用来裁剪衣服吗？（no）

                    (C−)是在厨房用的吗？（no）

                    (F+)能用来切割木头吗？（yes）

名称

(6) 耙子   (F−)能用它切割木头吗？（no）

                    (C+)是在花园里用吗？（yes）

                    (Ph−)是用纸板做的吗？（no）

                    (F+)是用来收集落叶的吗？（yes）

                    (C−)是在厨房里用的吗？（no）

                    (Ph+)比螺丝重吗？（yes）

名称

(7) 芹菜   (Ph−)是蓝色的吗？（no）

                    (C−)是水果吗？（no）

                    (F+)是吃的吗？（yes）

                    (C+)是蔬菜吗？（yes）

                    (F−)是烤着吃的吗？（no）

                    (Ph+)是绿色的吗？（yes）

名称

(8) 蜘蛛   (C+)是昆虫吗？（yes）

                    (Ph−)有翅膀吗？（no）

                    (Ph+)比鸟长得小吗？（yes）

                    (F−)它能吱吱地叫吗？（no）

                    (C−)是蛇类的一种吗？（no）

                    (F+)能吐出丝来结网吗？（yes）

名称

(9) 手套   (Ph+)是软的吗？（yes）

                    (F+)能为你保暖吗？（yes）

                    (C+)是穿戴用的吗？（yes）

                    (Ph−)它有袖子吗？（no）

                    (F−)它能吃吗？（no）

                    (C−)是玩具吗？（no）

名称

续表

(10) 急救车	(F−) 是用来运动物的吗？（no）
	(C−) 是住人的地方吗？（no）
	(Ph+) 有窗户吗？（yes）
	(C+) 是交通工具吗？（yes）
	(Ph−) 比救火车大吗？（no）
	(F+) 车跑的时候响警笛吗？（yes）

名称

得分：

	"是项"			"否项"	
C	/10		C	/10
Ph	/10		Ph	/10
F	/10		F	/10
总计"是"项	/30		总计"否"项	/30

B. 执行指令（简表查粗体字的第 2、3、5 项）

让患者完成指令,完成每一个画线部分给 1 分。如果患者重复指令一次,但要重复全句。

1. 握拳。

2. 指一下**天花板**,再指**地板**。

 （把铅笔、手表和本按顺序在患者面前摆好,指示患者……）

3. 把**铅笔**放在**本上**,再把它**放回原处**。

4. 把表放到铅笔的另一边,再把**本翻过来**。

5. 用**两个**手指分别拍打**两边**的**肩膀**各**两次**,同时**把眼睛闭上**。

得分：简表得分　　　/1
　　　标准表得分　　 /15

C. 复杂概念理解（简表内容为 1、2、5、6、9、10 题,以粗体字标记）

下面是包含 a、b 两个问句的 10 道题,每道题的答案是一对、一错,每道题必须 a 和 b 两个问句均回答正确才可得 1 分,第 5~10 题是根据短文做判断,将短文读给患者听。

1a. 软木塞放在水里会沉下去吗？

2a. 用锤子能钉钉子吗？

1b. 石头放在水里会沉下去吗？　　　　　　　　　　　1a　　　　b

2b. 用锤子砍树行吗？　　　　　　　　　　　　　　 2a　　　　b

3a. 两斤面比一斤面称得多吗？

4a. 下雨天穿雨靴脚会湿吗？

3b. 一斤面比两斤面重吗？　　　　　　　　　　　　 3a　　　　b

4b. 下雨天穿雨靴能防水吗？　　　　　　　　　　　 4a　　　　b

"下面我要给你念一段故事,然后问一些问题,准备好了吗？"（以正常语速朗读）朱先生要去纽约,他想乘火车去,他妻子开车送他到火车站,可路上有一个轮胎瘪了,但是最后他们还是赶到了车站,坐上了火车。

5a. 朱先生没赶上火车,对吗？

6a. 朱先生要去纽约吗？

5b. 朱先生按时到了车站了吗？　　　　　　　　　　 5a　　　　b

6b. 朱先生是从纽约回家对吗？　　　　　　　　　　 6a　　　　b

续表

"再读一段故事,谁备好了吗?"

一个士兵到驻地的邮局去汇款,服务人员对他说:"你必须在部队上再找一个你的朋友一块来,需要他帮你做证明。"士兵沮丧地说:"可我在部队上没有朋友啊!——我是司号员。"

7a. 士兵取到钱了吗?

8a. 士兵是和朋友一块去的吗?

| 7b. 服务人员没有给士兵取钱,对吗? | 7a | b |
| 8b. 士兵在部队上没有朋友,对吗? | 8a | b |

"再读一段故事,准备好"

一位男士到大饭店登记住宿,他的一只手上提着一个行李箱,另一只手拿着一条绳子。服务员问他:"先生,请问您为什么要带绳子呢?"那人回答说:"如果不幸饭店起火了,我好从楼上顺着绳子逃出去"服务员回答:"对不起先生,凡是准备了逃跑措施的客人,我们都要先收房费,再安排住宿。"

9a. 这位顾客是两只手都拿着行李箱吗?

10a. 服务员对顾客有疑问吗?

| 9b. 这位顾客的一只手上是不是提着一个不寻常的东西? | 9a | b |
| 10b. 服务员对顾客信任吗? | 10a | b |

"再读最后一段,请仔细听好"

狮子的幼仔在出生时就有着根深蒂固的捕食本能,幼狮们在玩耍时就能互相扑击。在他们为期一年半的成长发育时期里,这种游戏锻炼了它们攻击和捕食的能力。但捕食技巧需要长时间的练习,模仿成年狮,能够服从母狮的指点。

11a. 这段文章是写狮子怎么学习捕食吗?

12a. 这段文章写了狮子生下来就个个有捕食技巧,对吗?

11b. 这段文章写了如何捕猎狮子吗?

| 12b. 狮子在捕食之前需要练习捕食技巧,对吗? | 11a | b |
| | 12a | b |

得分:简表　　　　　/6

　　　标准表　　　　/12

D. 与语法有关的理解检查(扩充检查表)

1. b 碰 a　检查者在说指导语的同时,用手指着图卡上的物品"在以下的图片里,有叉子、梳子、剪子、铅笔、刀、勺子,每张卡上都画着一个人或者一只手握着或摸着其中一件物品,请指出哪一个是…"(检查者注意:句子中有用"and(和)"加注的2个句子,有用"with(用)"加注的4个句子,还有未加注的共6个句子。括号里的数字指示所问问题的图片所在的位置)

a. 手摸着勺子和剪子	(and)	(3)
b. 手摸着叉子和刀	(and)	(2)
c. 用梳子碰铅笔	(with+)	(3)
d. 用剪子碰刀	(with+)	(2)
e. 拿着勺子碰梳子		(1)

续表

f. 拿着梳子碰剪子		(3)
g. 拿着勺子碰刀		(4)
h. 用梳子碰叉子	（with+)	(1)
i. 拿着剪子碰铅笔		(2)
j. 拿着刀碰梳子		(3)
k. 用剪子碰叉子	（with+)	(1)
l. 拿着勺子碰叉子		(4)
得分：	"and"	/2
	"with+"	/4
	未加注	/6
总计：		/12

2. 所有格测查

指导语"这些图里，哪个是……"

a. 猫妈妈的孩子	小猫	大猫
b. 训导员的狗	狗	人
c. 船的船长	船长	船
d. 孩子的爸爸	男人	男孩
e. 骑师的马	马	骑手

f. 猫孩子的妈妈	大猫	小猫
g. 狗的训导员	人	狗
h. 船长的船	船	船长
i. 爸爸的孩子	男孩	男人
j. 马的骑师	骑手	马
得分： /10		

3. 句子的含义

指导语："我要给你看些图片，那上面有些人在干事情。一个卡上有 4 张图片，请你仔细听找出我描述的那张图片。"（括号中数字表示正确答案的图的位置）

a. 戴帽子的男孩正用脚踢小女孩。(1)

b. 小女孩在追赶穿着靴子的小男孩。(1)

c. 男孩动手打正坐着的女孩。(4)

d. 那个在喊妈妈的孩子长着黑色头发。(3)

e. 正亲吻妻子的男人很胖。(4)

f. 女孩用脚踢戴帽子的男孩。(3)

g. 穿靴子的男孩在追女孩。(2)

h. 打男孩的女孩正坐着。(2)

i. 妈妈在喊长着浅色头发的孩子。(4)

j. 那个胖女人正亲吻她丈夫。(1)

得分 /10

续表

Ⅲ. 言语表达		

A. 口部活动的灵活性(标准表和扩充检查表)

1. 非语言的灵活性。

检查时治疗师示范,然后让患者尽可能快速重复以下的口部动作。

动作(5s 内动作次数)	2 分	1 分
a. 噘嘴,放松	8	4~7
b. 张嘴,闭嘴	10	6~9
c. 缩回双唇,放松	8	4~7
d. 舌头交替向两嘴角移动	8	4~7
e. 伸出舌,缩回舌	8	4~7
f. 用舌头舔上齿,舔下齿	7	3~6
得分:	/12	

2. 言语的灵活性

让患者尽可能快速重复以下的词,计数在 5s 内复述的次数,可以示范给患者或教患者读出。

复述词 5s 内复述的次数	2 分	1 分
妈妈,妈妈……等	9	3~8
踢踏,踢踏	6	2~5
五十,五十	5	2~4
谢谢你,谢谢你	9	3~8
草莓,草莓	7	3~6
篮球运动员,篮球运动员	5	2~4
堪培拉,堪培拉	7	3~6
得分:	/14	

3. 序数词(简表:星期和数字)

让患者背诵下面 4 种序数词系列,检查者可帮助其说出第一个词来开头。如果在每一系列中,患者在帮助下不能成功地连续说出 4 个词,则停止该系列检查。得分依据为:患者在不依靠检查者的帮助情况下独立地按正确顺序说出的词的数量。

类型	内容	1 分	2 分
a. 星期	星期日、星期一、星期二、星期三、星期四、星期五、星期六	连续 4 个	全部
b. 月份	1 月、2 月、3 月、4 月、5 月、6 月、7 月、8 月、9 月、10 月、11 月、12 月	连续 5 个	全部
c. 数到 21	1、2、3、4、5、6、7、8、9、10、11、12、13、14、15、16、17、18、19、20、21	连续 8 个	全部
d. 字母表	a、b、c、d、e、f、g、h、i、j、k、l、m、n、o、p、q、r、s、t、u、v、w、x、y、z	连续 7 个	全部

简表　/4

得分:　标准表　/8

续表

B. 背诵、歌唱和节律（标准表和扩充检查表）
1. 背诵 让患者完成以下的背诵，括号内的词可作为附加提示 吃葡萄（不吐……） 子鼠丑牛（寅虎……） 床前明月光，（疑是……）
2. 歌唱 让患者唱一段自己熟悉的旋律，不要求一定唱出歌词。 如：国歌、生日快乐歌等
3. 节奏：检查者在桌上重复拍打下列节奏（每种节律拍打 6 次），接着请患者继续将节律拍打下去。 ∪'∪'　　　　　　（类似 "along，along"） '∪∪'∪∪　　　　　（类似 "long fellow，long fellow"） '∪''∪''　　　　　（类似 "a long time，a long time"） '∪∪''，''　　　　　（类似 "shave and a haircut，shave and a haircut"） 级别　　　　　背诵　　　　　歌唱　　　　　节律 2（基本全部完成） 1（可部分完成） 0（不能完成）

标记口语障碍类型的符号

这里提供了一些简写符号来表示口语表达障碍的类型，在下面 3 个检查口语表达的分测验以及波士顿命名检查表中需要用到。

Ph	与正常音素完全不同的奇特语
Ph/v	有正常音素和错语
V	用语错杂但词义相关
V/u	用语错杂且词义无相关
N	口语
Mw	词序错乱 / 语法倒错
Out	与主题无关的言语表达（不能被归于错语）
Cl	迂回的说法（不能被归于错语）
P	刻板的重复

C. 复述
1. 单词复述 请患者跟随着重复下列单词，如果需要，检查者可重读一次，应确保患者理解单词意思，若发音清晰度受损，可在相应单词的栏目中做标记。

续表

患者发音	清晰度受损	口语障碍类型
a. 棕色		
b. 椅子		
c. 什么		
d. 山丘		
e. 学生		
f. W		
g. 十五		
h. 1776		
i. 强调		
j. 大主教		

得分　简表　　　　　/5

标准表　　　　/10

2. 无意义词的复述（扩充检查）

a. 思得坡

b. 歌怀特

c. 风晒

d. 波这亭

e. 宝吹客

得分：　　　　/5

3. 句子的复述（简表检查项 2 和 9）

若被检查者对每句话的内容不能复述，或复述不超过两个单词，且连续两句话的复述均如此，即可停止检查，将复述正确的单词打钩，遗漏复述的内容划掉，复述错误的发音，记录在后面给出的空格中。检查是否有发音不清，整理被检查者复述障碍类型，并填到最后一栏中。

每个复述句中，所有单词均复述正确且没有说出多余的新词则得分。

句子	复述内容	发音清晰度	口语障碍类型
a. 下午六点钟			
b. 爸爸回家了			
c. 他停下车			
d. 车停在另外的两辆车中间			
e. 他在找家门的钥匙			
f. 钥匙就在衣服兜里			
g. 他打开了家门			
h. 家里好像还没有人回来			
i. 他拿起茶几上的报纸			
j. 翻到体育版看篮球比赛的结果			

得分　简表　　　　　/2

标准表　　　　/10

续表

D. 命名

1. 反应性命名(简表以粗体字标记)

请患者尽量用词来回答提问,根据患者反应时间得分、注意是否有发音不清。

应用口语障碍标记符号记录口语障碍类型。

问题	患者反应时间		发音不清	口语障碍类型
	1~5s	2分		
	>5s	1分		
	无反应	0分		

a. 我们用什么看时间?

b. 剃刀用来做什么?

c. 肥皂用来做什么?

d. 铅笔用来做什么?

e. 用什么裁纸?

f. 草是什么颜色?

g. 用什么给蜡烛点火?

h. 一打有多少个?

i. 煤是什么颜色?

j. 在哪儿能买到药?

简表得分 /10
标准表得分 /20

整理单词复述、句子复述、反应性命名检查中的口语障碍类型,记录在下面。

音素方面问题(Ph 及 Ph/v 总和)

用词方面(V 及 V/u 总和)

新语(N)

词序错乱(Mw)

2. 特殊词类的符号(简表和标准表检查)

a. 字母

1. S	3. T
2. E	4. R

得分: /4

b. 数字

1. 7	3. 13
2. 9	4. 200

得分: /4

续表

c. 颜色	
1. 红色	3. 蓝色
2. 绿色	4. 棕色

得分：　　/4

总分：　　/12

3. 不同词类的名命（扩充检查表）	
c. （接上面）增加四个描述颜色的词，同上面标准表中表示颜色的词一起计分。	
5. 灰色	7. 粉色
6. 紫色	8. 黄色

得分：　　/8

d. 动作	
出示画有动作的图片，提问："他（她、它、他们）在做什么？"	
1. 吃东西	7. 缝纫
2. 唱歌	8. 扫地
3. 写字	9. 求婚
4. 挖掘	10. 下跪
5. 倒水	11. 演杂技
6. 祷告	12. 织毛衣

得分：　　/12

e. 动物	
1. 马	7. 海星
2. 猪	8. 大象
3. 羊	9. 公牛
4. 虎	10. 松鼠
5. 蜗牛	11. 斑马
6. 狮子	12. 臭鼬

得分：　　/12

f. 工具 / 用具	
1. 勺	7. 锤子
2. 叉子	8. 板子
3. 钳子	9. 订书器
4. 剪子	10. 夹子
5. 锯	11. 圆规
6. 螺丝	12. 电钻

得分：　　/12

续表

Ⅳ. 阅读

A. 基本常用符号的识别。

字母大写和小写的匹配（简表、标准表以及扩充检查表）。

G	h	Q	g	S
F	f	T	s	p
pot	Gat	TOP	POT	dot
of	AT	if	To	OF

b	p	g	B	p
pal	pot	PAL	BAT	lap
ARE	and	ask	ear	are
T	t	G	S	g

简表得分： /4

标准表得分： /8

数字匹配；

以手指表示的数字与阿拉伯数字匹配；

检查者以手指表示数字，请患者指出来。将患者所指数字圈出。

手指表示的数字	阿拉伯数字				
5	6	4	5	3	2
4	5	1	7	4	6
6	9	6	4	7	5
8	4	8	2	6	10

亚分： /4

阿拉伯数字与点图匹配

数字	点图			
3	3	4	7	5
7	3	4	7	5
5	5	4	7	8
2	1	4	3	2

亚分： /4

罗马数字与阿拉伯数字匹配

罗马数字	阿拉伯数字			
Ⅵ	9	6	5	4	7
Ⅹ	5	2	8	10	12
Ⅳ	5	6	9	4	12
Ⅺ	9	11	8	6	10

亚分： /4

简表得分： /4

总得分： /12

续表

| B. 单词辨认 |

字 - 图匹配(简表查 1、2、6、10 项)

检查者出示图片,请患者在给出的四个待选词中指出与图片相对应的词。将患者所指的词圈出。

图片	待选词			
1. 钟	木板	时间	手表	钟
2. 床	围裙	床	睡觉	打盹
3. 书	钩子	页	读	书
4. 房子	卧室	老鼠	房子	建筑
5. 幽灵	山羊	巫婆	死亡	幽灵
6. 砝码	等候	砝码	磅秤	八个
7. 骑士	国王	宝剑	骑士	决斗
8. 舌头	牙齿	工会	项链	舌头
9. 花环	到达	鞠躬	呼吸	花环
10. 望远镜	单筒镜	视觉	望远镜	罗盘柜

简表得分:　　　　/4

标准表得分:　　　　/10

词汇的判定(标准表以及扩充检查表)

向患者逐行出示卡片上的词语,请患者挑出每行中真正的词。指对的数目减去指错的数目为得分数。

1. 思迫	楼拨	贸易
2. 平等	克傲	披熬
3. 来突	哪里	黑音
4. 润特	拼仅	平静
5. 她	候恩	萄

标准表得分:　　　　/5

扩充检查表加查后 5 行

6. 治疗	为合	费它
7. 并由	砂糖	四推
8. 追赶	外甜	佛个
9. 吃走	是否	荡否
10. 可哎	飞那	各处

总分:　　　　/10

| C. 读音检查 |

1. 同音词匹配(标准表和扩充检查表)

出示卡,每个目标词后有 4 个单词。请患者从 4 个单词里找出与目标词发音相同的词。检查者不能读出目标词的发音,但若患者不能指出相应的同音词,检查者可大声读出以提示患者(例如:这个词是"邮件",从这 4 个词中找出和它发音相同的词)。

续表

目标词	待选词			
1. 诚挚	惩治	成功	承载	斗志
2. 柏树	柏株	白昼	摆竖	百战
3. 下雨	大狱	夏语	打雷	嫁女
4. 对	村	难	退	队
5. 关灯	观登	关门	送灯	宽大

得分：　　　/5

2. 语音分析—— 假同音词的匹配(扩充检查表)

出示卡,每个目标词后有 4 个假词请患者从假词中找出与目标词发音相同的词,如果选择失败,检查者可以用下面形式提示患者:"这个词念'OCEAN',这 4 个词中哪一个词也可以念'OCEAN'？"。

目标词	待选的假词			
1. ocean	ausin	ashen	otchon	sion
2. school	skole	sholl	skule	shull
3. cough	kuff	cowse	chao	kawf
4. high	hy	hiff	hee	hish
5. bright	broit	braik	bryte	breat

得分：　　　/5

D. 派生词和语法用词的词形态检查

口语词匹配(标准表和扩充检查表)

读出目标词,请患者依次从卡片的待选词中找出。

虚词

目标词	待选词			
1. 从	以	从	沿	他	在
2. 她	他	哪个	她	在	以
3. 什么	是	她	谁	什么	他
4. 为了	经由	为了	你的	我们	但是
5. 是	是	那时	是否	他	怎样

目标词	待选词			
6. did	是	哪个	在	did	曾是
7. 是	我们的	比	是	这	以内
8. 这么	或者	他们的	从	这么	
9. 已经	已经	我们	之内	任何	为何
10. 关于	我的	他们的	之外	关于	是

得分：　　　/10

续表

E. 朗读
1. 常用词(粗体词为简表内容),让患者依次读出卡上的单词,得分随患者的反应时间调整,将上面给出的表示口语障碍类型的符号填入相应的单词后。

	被测时间	患者反应时间	发音不清	口语障碍类型
		0~3s　　3 分		
		3~10s　　2 分		
		10~30s　　1 分		
		不能读出　0 分		
椅子				
圆圈				
吊床				
学生				
十五				
三角形				
七 - 二十一				
棕色				
点滴				
抽烟				

	简表:	/15
	标准表:	/30

2. 特殊因素(扩充检查表)

(1) 词的变形:不规则动词变形(v irr),与语法有关的词的变化(gr),派生词(der)。

a. 是(be)(gr) 　　　　　　g. ……的(of)(gr)

b. 抓住(caught)(v irr) 　　　h. 画图(drew)(v irr)

c. 开启器(opener)(der) 　　 i. 失败者(loser)(der)

d. 是(were)(gr) 　　　　　　j. 谁(who)(gr)

e. 打碎(broken)(v irr) 　　　 k. 杀害(slain)(v irr)

f. 音乐家(musician)(der) 　　 l. 吵闹者(noisier)(der)

	得分:	gr	/4
		v irr	/4
		der	/4
	总分:		/12

右上角：续表

(2) 词义的错读 (semantic paralexia-prone words)	
a. 忠诚	g. 憎恨
b. 钦佩	h. 抵抗
c. 庆祝	i. 征服
d. 争吵	j. 胜利
e. 热忱	k. 音乐家
f. 羡慕	l. 毁灭

得分：　　　/12

F. 句子的朗读和理解

请患者读出卡上的句子,并向患者告知会根据这些句子的提出问题请患者回答,逐字记录患者所读内容。句子中词的朗读全部没有错误才得分。

1. 夏日里。
2. 阳光明媚的一天。
3. 杰和梅把野餐的食品装进袋子。
4. 他们把沙滩椅和浴巾装上车。
5. 他们带上东西出发了。
6. 开车 45min 后他们到达海滩。
7. 因为海水温暖而平静,他们决定下海游泳。
8. 他们再游到岸上时,他们饿极了。
9. 这时他们想起忘了带准备的食物。
10. 值得庆幸的是,他们找到了一个餐饮店,里面卖各种各样的小吃。

句子朗读和分:简表：　　　/5

标准表：　　　/10

句子理解:指示患者读出卡上的句子并依照刚才所读的内容从下面给出的 4 个词中,选一个适当的词填空,患者可以读出所选的词,也可以指出来,选择正确得分。

1. 那天的天气很……

　　　凉爽　　　　晴朗　　　　寒冷　　　　潮湿

2. 梅和杰乘坐……

　　　火车　　　　船　　　　汽车　　　　飞机

3. 他们大约走了……到达海滩

　　　半天　　　　5min　　　　45min　　　　2h

4. 海水……

　　　波涛汹涌　　　温暖　　　　寒冷　　　　危险

5. 他们忘了带……

　　　浴巾　　　　雨伞　　　　食品　　　　游泳衣

句子理解得分：

　简表：　　　/3

标准表：　　　/5

续表

G. 句子和段落的朗读和理解

检查者出示卡上的例句,向患者示范,读出例句及给出的待选词,再将正确答案读出。然后指示患者:读出卡上的句子,选择你认为正确的答案并读出来(简表所查内容以粗体标记)。

例句:水是……飞翔　湿的　干燥　红色　孩子们玩……鞋　钱　球

1. 狗会……

	说话	叫	唱歌	猫

2. 妈妈抱着……

	树	厨师	孩子	卡车

3. 朱先生给人洗剪头发,他是个……

	刮脸的	勤杂工	大老粗	理发师

4. 鸟儿在初夏飞回故里,它们筑……

	巢	蛋	麻雀	猫

5. 国家建学校和修路都需要钱,这些钱来自……

	房屋	农村	税收	警察

6. 有一类艺术家是画家或是雕塑家,还有一类艺术家是…

	摄影	音乐家	图书馆	战士

7. 提纯的铝曾经非常昂贵。后来,电解解决了铝的提纯问题,现在铝变得……了

	很硬	矿工	电子	便宜

8. 巴斯德向人们展示了,加热食物杀死其中的细菌后,再把食物密封起,这样食物就不会腐烂,加热杀菌是……

	卫生	新鲜食物	巴斯德的发现	细菌

9. 美国政府官员享有特权曾是个不成文的规矩,他们的收入比实际的付出要高,美国公务员改革是按照所负责任确定职务待遇,公务员改革的目的是……

	谋求更高收入	维护特权	减少税收	工资与责任挂钩

10. 很早以前在美国,政府所起的作用很小,地方官员在大部分的民政事务上起主要作用,那时大家对中央集权持不信任态度。工业化及城市化的进程改变了以上状况,今日的农民更关心……

	地方政务	木材的价格	政府的作用	地方长官的权力

得分:简表　　　　/4

标准表　　　　/10

V. 书写

A. 字的构成(粗体词为查简表用)

指示患者将下面9道题的答案写在下一页的纸上,将得分写在对应的栏内。

注意:在"字母排序"一项里,忽略字母或数字是否正确

字母排序	字母的选择	书写能力
2- 全对	3- 没有错误	2- 未被损害
1- 有部分	2-> 半数	1- 吃力,不流畅
0- 难以辨认	1-< 半数	0- 书写不能
0-<2 个正确		

续表

1. 签名			
2. 印刷体签名			
3. 听写字母 T-G-S-B			
4. 缩写(PM DMD TV VS FBI)			
5. 抄写下面的句子(草书):一只棕色的狐狸敏捷地从懒狗身上跃过			
6. 印刷体抄写该句			
7. 全部字母表			
8. 阿拉伯数字 1~10			
9. 听写数字 2-12-9-11-6			
简表得分总计:	/14	/21	/14
标准表得分总计:	/18	/18	/18

B. 听写

请患者将内容写在白纸上,检查者将得分写在检查册上。

1. 初级单词

a. 猫	d. 狗
b. 跑	e. 男人
c. 去	f. 女孩

简表得分 /4

标准表得分 /6

2. 规则拼写的单词

a. flag(旗)	d. backbone(脊柱)
b. apartment(部分)	e. telegram(电报)
c. tomato(西红柿)	

简表得分 /2

标准表得分 /5

3. 普通不规则拼写的单词

a. nation(国家)	d. laugh(大笑)
b. knife(刀)	e. height(高度)
c. cough(咳嗽)	

简表得分 /3

标准表得分 /5

4. 特殊不规则拼写的单词（扩充检查表）

a. reign（统治）（皇帝将统治很长一段时间）

b. choir（合唱团）（他同合唱团一直演唱）

c. yacht（游艇）（我们要求他的游艇出游）

d. gnaw（咬、啃）（狗喜欢啃骨头）

e. colonel（上校）（他由少校被晋升为上校）

扩充检查得分　　/6

5. 无意义的词

提示我要念一些人名，你可能从未听说过，请将它们写下来（扩充检查）（不是唯一答案，读音相同即可）。

a. 史先生　　b. 付先生　　c. 戴夫人　　d. 路夫人　　e. 欧阳小姐　　f. 诸葛先生

得分：　　/6

C. 口头拼读（扩充检查）

请患者读出下列单词的拼写字母

1. shoe（鞋）	4. cough（咳嗽）
2. water（水）	5. theater/theatre（剧院）
3. yellow（黄）	6. telephone（电话）

得分　　/6

D. 看图写字（粗体字项为简表内容）

描述物包括物体、动作、动物等，检查者指向每一个图，让患者写出每一个图所代表的词。

1. **物体**　指示语：这是什么？请把它写下来

a. 树	c. 小船
b. 衣架	d. 棚架

2. **动作**　指示语：他（她、他们）在干什么？请写下来

a. 吃东西	c. 祈祷
b. 扫除	d. 耍杂技

3. **动物**　指示语：这是什么？请把它写下来

a. 马	c. 羊
b. 海豹	d. 长颈鹿

得分：物体　　/4

动作　　/4

动物　　/4

简表得分　　/4

标准表得分　　/12

续表

E. 认知/语法影响下的单词的变化(扩充检查)

1. 口语影响部分 - 听写

a. 虚词

1. was(是)	4. could(能)
2. who(谁)	5. under(在……以下)
3. she(她)	6. but(但是)

得分: /6

b. 派生词

1. baker(面包师)	4. largest(最大)
2. faster(更快)	5. quickly(快)
3. reality(真实)	6. careful(细心)

得分: /6

c. 动词形式

1. am(是,第一人称)	4. drew(画画,过去式)
2. caught(咳嗽,过去式)	5. slain(杀害,过去式)
3. were(是,过去式)	6. ought(应该)

得分: /6

2. 与时态有关的句子

a. 她在这

b. 曾经是它

c. 他们来过这

d. 他做不了这事

e. 可能是这样

f. 她不必那样

得分: /6

F. 书写表达(简表、标准表、扩充检查表)

向患者出示的"偷吃饼干"图片(图略),并指示:"请将图片中发生的事尽量详细地写出来",让患者写在纸上,限时 3min。如果患者书写内容比检查者预想的少,可以用下面的问题来促使患者有更多描述。

1. 图画中的人物之间是什么关系?
2. 谁背着画中的妈妈在干什么事?
3. 为什么小姑娘不让小男孩弄出声响来?
4. 你为什么认为小男孩可能会受伤?
5. 在妈妈的前方正有什么事情发生?

得分说明:患者自发的或经过提示后的描写,与画面有关或无关的词句都作为评定内容。

单词的构成	单词的使用数量	句法、句子结构	描写的内容
2- 拼写正确	3- 充足	3- 句法正确	3- 描述完整
1- 有缺陷但易辨认	2- 主要单词有遗漏	2- 句法结构有缺陷	2- 内容切题但不完整
0- 大部分词不易辨认	1- 主要单词少于 8 个	1- 主要由词组构成	1- 有少量与主题有关的内容
	0- 主要单词少于 2 个	0- 单字无句法	0- 与主题内容无关

得分: /11

定性的评定:与主题无关的多个词　　多次出现　　较少出现　　从未出现

每个句子句型相同,仅为单词的替换　　多次出现　　较少出现　　从未出现

其他

Ⅵ. 运用

(扩充检查)

向患者口头说出指示,患者按检查者指示做动作,评判标准如下。

得分标准:

3- 正常

2- 可识别

1- 表达不成功(表情倒错、发声)

0- 无法被识别 / 没有反应

模仿:口头指示后,从头开始找出患者得分小于 3 分的项目,让患者模仿检查者的运用动作,比较患者原来动作按照进步(I),无变化(U),更差(P)评判。

A. 肢体及手的运用

1. 先天的手势,提问,"你怎么来表示……"。

问题	得分	模仿(I、U、P)
a. 东西的味道很差		
b. 太吵了		
c. 你觉得太冷了		
d. 你觉得太热了		

2. 传统的手势,提问,"你怎么来表示……"。

问题	得分	模仿(I、U、P)
a. 挥手再见		
b. 敬军礼		
c. 招手让别人到你这儿来		
d. 交通警车指挥停车		

续表

3. 工具的运用"拿起这些东西分别做下面的动作"。		
问题	得分	模仿(I、U、P)
a. 写字(铅笔)		
b. 开门(钥匙)		
c. 望远处(望远镜)		
d. 倒一杯水(水罐)		
e. 刷牙(牙刷)		
f. 梳头(梳子)		
g. 钉钉子(锤子)		
h. 把螺丝钉起出来(螺丝刀)		
B. 口 - 面 / 呼吸的运用,给患者以下指示:		
问题	得分	模仿(I、U、P)
a. 咳嗽几声		
b. 做吹灭蜡烛的动作		
c. 做闻花香的动作		
d. 用吸管吸饮料的动作		

得分:
1. 先天手势的运用	/12
2. 传统手势的运用	/12
3. 工具的运用	/24
4. 口 - 面 / 呼吸运用	/12
总计:	/60

模仿:

进步(I)

如故(U)

退步(P)

解释:对反应可依据所属试验用加减方式定额计分或用普通计分法。试验结果按照所属试验的计分排列在言语特征试验图上。

附表 3-2-2　西部失语症检查的失语症分类标准

分类	流畅性	听理解	复述	命名
完全性失语	0~4	0~3.9	0~4.9	0~6
Broca 失语	0~5	4~10	0~7.9	0~8
Wernicke 失语	5~10	0~6.9	0~7.9	0~9

续表

分类	流畅性	听理解	复述	命名
命名性失语	5~10	7~10	7~10	0~9
经皮质混合性失语	0~4	0~3.9	5~10	0~6
经皮质运动性失语	0~4	4~10	8~10	0~9
经皮质感觉性失语	5~10	0~6.9	8~10	0~9
传导性失语	5~10	7~10	0~6.9	0~9

临床诊断:＿＿＿＿＿＿＿＿＿＿＿＿＿＿＿＿＿＿＿＿＿＿＿＿＿＿＿＿＿＿＿＿＿＿＿＿

发病日期:＿＿＿＿＿＿＿＿＿＿＿＿＿＿＿＿＿＿＿＿＿＿＿＿＿＿＿＿＿＿＿＿＿＿＿＿

言语障碍:＿＿＿＿＿＿＿＿＿＿＿＿＿＿＿＿＿＿＿＿＿＿＿＿＿＿＿＿＿＿＿＿＿＿＿＿

评价日期:(1) ＿＿＿＿＿＿＿＿　　　AQ=　　　CQ=

　　　　　(2) ＿＿＿＿＿＿＿＿　　　AQ=　　　CQ=

Ⅰ. 自发语　A+B=	A+B=	A+B=
1. 您最近身体怎么样?		
2. 来我们医院之前您在哪里治病?		
3. 您叫什么名字?		
4. 您家住哪儿?		
5. 您以前是干什么工作?		
6. 您是因为什么入院?		
7. 请说一下这幅图里发生的事情。 (用具:情境图片卡,略)		

续表

A. 信息内容	B. 流畅性、语法能力、错语
(0) 完全无内容 (1) 仅有一点不全反应。 (2) 前6问中,对1问反应正确。 (3) 前6问中,对2问反应正确。 (4) 前6问中,对3问反应正确。 (5) 前6问中,对3问反应正确,对图片也有些反应。 (6) 前6问中,对4问反应正确。 (7) 前6问中,对4问反应正确,对图片也有些反应。 (8) 前6问中,对5问反应正确,对图片也有些反应。如有音韵性错语也算正确。 (9) 前6问都反应正确,对图片能大致完整的叙述,即至少对10项的人,物,行为进行叙述称呼,有些迂回表现也可以。 (10) 前6问中及图片反应正确。能用正确篇幅和复杂性的话语把人物及活动的大部分叙述出来,对图片能完整的叙述。	(0) 完全无音调,或仅有无意义的发音。 (1) 可有不同语调的刻板性言语反复发出,可传达一些意思。 (2) 单词句,可有错语,费力性,停滞。 (3) 可连续发出流畅性言语,如小声嘀咕一些杂乱语。 (4) 减缩的电报体言语,单词句中常有错语,常伴动词及助词。如总是"好像不明白吧"之类持续语句。 (5) 常以电报体表述,但比(4)流畅,有语法结构正确的部分,错语明显,句中几乎无主题。 (6) 完整的主题语有增加,可有正确的语法方式。也可见错语。 (7) 说话有正常语法的语调节律,但伴有音韵变化,新造语及音韵性杂乱语,常为流畅性也有赘语。 (8) 流畅性言语,显著命名障碍有迂回现象,及语性错语等,可见语义性杂乱语,多数为完整语句,也有不适当内容的情况。 (9) 几乎都是适当的表达,时有犹豫及错语,也有些命名障碍或构音错误。 (10) 正常长度的复杂性文句,无明显迟滞及犹豫或构音障碍,无错语。

Ⅱ. 听理解(A+B+C)×1/20					

A. 用"是""否"回答问题。得分:正确3分,错误0分,反复提问后回答正确1分。将反应记录在相应的栏内形式:口语,手势,眨眼。

问题	答案				得分
1. 你是李华吗?	否				/3
2. 你是王冰吗?	否				/3
3. 你是(真实姓名)吗?	是				/3
4. 你住在王府井吗?	否				/3
5. 你是住在(实际住址)吗?	是				/3
6. 你住在丰台吗?	否				/3
7. 你是男(女)的吗?	是				/3
8. 你是医生吗?	否				/3
9. 我是男(女)的吗?	是				/3
10. 这屋里有电器吗?	有				/3
11. 这屋的门是关的吗?	是				/3
12. 这里是饭店吗?	否				/3
13. 这里是医院吗?	是				/3

续表

14. 你现在穿的红衣吗？	否				/3
15. 火能点着纸吗？	是				/3
16. 3 月在 6 月之前吗？	是				/3
17. 香蕉没有皮对吗？	否				/3
18. 7 月份下雪对吗？	否				/3
19. 马比狗大对吗？	是				/3
20. 用斧子割草对吗？	否				/3
				A	/60

B. 单词　用具：物品，卡片，计分：正确 1 分，错误 0 分。

物品				数字			
1. 火柴				1. 5			
2. 梳子				2. 61			
3. 杯子				3. 500			
4. 铅笔				4. 1 867			
5. 花				5. 32			
6. 钥匙				6. 5 000			
图片				色卡			
1. 杯子				1. 蓝			
2. 钥匙				2. 粉			
3. 火柴				3. 绿			
4. 花				4. 红			
5. 梳子				5. 黄			
6. 铅笔				6. 黑			
图形				家具			
1. 正方形				1. 桌			
2. 三角形				2. 椅			
3. 圆圈				3. 灯			
4. 箭头				4. 门			
5. 十字形				5. 沙发			
6. 圆柱形				6. 柜子			

续表

字卡				器官			
1. 山				1. 耳			
2. 马				2. 鼻			
3. 分				3. 眼			
4. 中				4. 胸			
5. 立				5. 头			
6. 米				6. 下巴			
指	左/右	左/右	左/右		左/右	左/右	左/右
1. 拇指				7. 右眉			
2. 示指				8. 左膝			
3. 环指				9. 左踝			
4. 小指				10. 左腕			
5. 中指				11. 左肘			
6. 右耳				12. 右脸			

B /60

C. 听从口头指令(B "单词的听理解"项的得分少于 2 分时不实施本项)。

计分:以下标线为采分标准　终止标准:连续 5 项为 0 时,停止检查。

1. 闭上你的眼睛				/2
2. 举起你的手				/2
3. 指门				/2
4. 指桌子,指椅子				/4
用具:铅笔,梳子,本				
5. 指一下铅笔和本				/4
6. 用铅笔碰本				/8
7. 让梳子被铅笔碰一下				/8
8. 用本碰梳子				/8
9. 让铅笔被本碰一下				/8
10. 把铅笔放在本上,然后给我				/14
11. 把梳子放到铅笔的另一边, 再把本翻过来				/20

C /80

(补充,不计分)词卡							
1. 钥匙			2. 铅笔			3. 杯子	
4. 火柴			5. 花				

(附)听记广度检查
A:(呼名用实物)(1) 眼镜 - 火柴　(2) 花 - 杯子 - 眼睛　(3) 铅笔 - 眼镜 - 钥匙
　　　　　　　　(4) 火柴 - 花 - 钥匙 - 铅笔　(5) 眼镜 - 铅笔 - 火柴 - 钥匙 - 杯子
(附)听记广度检查
B:(1) 5-3(6-9)　(2) 6-4-3(7-2-8)　(3) 4-2-7-3(7-5-8-3)
　(4) 3-9-2-4-8(6-1-9-4-7)　　　(5) 5-9-1-7-4-2(4-1-7-9-3-8)

Ⅲ. 复述	得分 ×1/10					

计分:1 个单词计 2 分。少量轻度构音障碍的发音正确,语序错误,扣 1 分,1 个单节性错语扣一分。终止标准:连续 3 问为 0 分时停止检查。

1. 床					/2
2. 鼻子					/2
3. 烟斗					/2
4. 窗户					/2
5. 香蕉					/2
6. 雪球					/4
7. 四十五					/4
8. 百分之九十五					/6
9. 六十二点五					/10
10. 电话铃响了					/8
11. 他还没回来					/10
12. 糕点师傅很高兴					/10
13. 八路军第一野战炮兵					/8
14. 没有假如,但是只有成功					/10
15. 把五打饮料罐的装潢装进我的盒子					/20
					/100

Ⅳ. 命名	(A+B+C+D)×1/10		1		

A. 呼名　用具:物品 20 个,时间限制:20s。计分:正确呼名,稍有构音不良 3 分,音节性错语 2 分,提示后正确或音节性错语 1 分。终止标准:5 问连续 0 分时,停止检查。

物品	反应	触觉提示	音素提示	分数
1. 枪				/3
2. 球				/3
3. 刀				/3

续表

物品	反应	触觉提示	音素提示	分数
4. 杯				/3
5. 别针				/3
6. 锤子				/3
7. 牙刷				/3
8. 橡皮				/3
9. 挂锁				/3
10. 铅笔				/3
11. 螺丝刀				/3
12. 钥匙				/3
13. 纸夹子				/3
14. 烟斗				/3
15. 梳子				/3
16. 松紧带				/3
17. 汤勺				/3
18. 胶带				/3
19. 叉				/3
20. 火柴				/3
B. 词语联想　用具:秒表　时间限制:1min　/10				
C. 完成语句　计分:正确2分,音节性错语1分　/10				
1. 草是				/2
2. 砂糖是				/2
3. 苹果是红的,梨是				/2
4. 他们打架就像猫和				/2
5. 国庆节的月份是				/2
D. 回答问题　计分:正确2分,音节性错语1分　/10				
1. 你用什么东西写字				/2
2. 冬天下的雪是什么颜色的				/2
3. 一个星期有几天				/2
4. 护士在哪里工作				/2
5. 你到哪里能买到邮票				/2

续表

(附表)数数　从1数到21					
V. 阅读	(A+B+C+D+E+F+G+H+I)×1/10				

A. 语句理解　用具:卡片(　)计分:选择正确得2分　终止标准:4问连续0分时停止检查

1. 雨是(　) 蓝色的　湿的　金属　海洋　　/2			5. 铲和锯时常用的工具,它们有的部分是用(　)制造的。 农民　森林　金属　切断　　/6	
2. 士兵拿着(　) 枪　射击　玩笑　食品　　/2			6. 农民生产稻米,小麦和其他庄稼,他们还种(　) 煤　拖拉机　土地　蔬菜　　/6	
3. 老王修理小汽车和卡车,他是一个(　) 裁缝　机器　修理工　公共汽车　/4			7. 可利用的能量是比较多的,由于石油缺乏,许多国家开始改变能源,如(　)。 开水　银行　太阳能　经济　　/8	
4. 每到秋天,老师们返回校园,他们教(　) 树叶　儿童　春天　书　　/4			8. 泰坦尼克号是一个海洋班船,被认为不会沉没,但它与冰山碰撞并于1912年沉没,死了一千多人。假如没有(　)它就不会沉没。 失去动力　严重损坏　载旅客　往西航行 　　/8	
			A　　/40	

B. 文字指令　用具:卡片(　)。终止标准为连续2问0分时停止检查。

	朗读	执行	分	朗读	执行	分	朗读	执行	分
1. 举手	/1	/1		/1	/1		/1	/1	
2. 闭眼	/1	/1		/1	/1		/1	/1	
3. 挥手再见	/1	/1		/1	/1		/1	/1	
4. 用脚划十字	/2	/2		/2	/2		/2	/2	
5. 先指椅子,再指门	/2	/2		/2	/2		/2	/2	
6. 拿铅笔,在桌子上敲3下,再放回原处	/3	/3		/3	/3		/3	/3	
							B　　/20		

C. 字-物匹配。用品:物品、卡片 (　)计分:正确1分,错误0分。		D. 字-图匹配。用品:卡片.计分:正确1分,错误0分。		E. 图-字匹配。用具:卡片.计分:同D。	
字词	反应	字词	反应	字词	反应
1. 火柴		1. 杯子		1. 钥匙	
2. 杯子		2. 花		2. 铅笔	
3. 铅笔		3. 梳子		3. 花	
4. 花		4. 铅笔		4. 火柴	
5. 钥匙		5. 钥匙		5. 杯子	
6. 梳子		6. 火柴		6. 梳子	
C　/6		D　/6		E　/6	

续表

F. 字母辨别			G. 字结构听认知			H. 叙述字　如:村		
1. J			1. 口旁鸟			1. 体		
2. F			2. 纟旁冬			2. 妹		
3. B			3. 女旁家			3. 细		
4. K			4. 讠旁舌			4. 波		
5. M			5. 亻旁立			5. 读		
6. D			6. 氵旁青			6. 暗		
F　/6			G　/6			H　/6		

Ⅵ. 书写			(A+B+C+D+E+F+G)×1/10					
A. 自动书写　　/6			D. 视物听写　用具:物品。计分:　终止标准:					
1. 姓名(正确2分)			连续3问0分时停止检查　得分D　/12					
2. 住址(正确4分,1单位1分)				反应		反应		
B. 情景画描写(A项2分以下时不查)			花					2
用具:卡片　时间限制:3min　计分标准:			梳子					2
1. 1个含6单位的正确句子,8分。			钥匙					2
2. 1个含5单位的正确句子,对1个单位得1分。			铅笔					2
3. 1处笔画错误或错写扣0.5分。			杯子					2
4. 如仅为单词罗列,写对1个记1分,以10分为限。			火柴					2
5. 标点符号不记。								
B　/32			E. 序列书写　计分:①字母写对1个得					
C. 听写(A项2分以下不查)　计分:正确1单词得1分,			0.5分;②中文简体数字写对1个得1分,					
笔画错误或写错扣0.5分。			全写得得满分22.5分。					
高分终止:A+B+C>40时可终止书写检查,写上2×患者得			阿拉伯数字(1~10)/10.5					
分。比例分数			中文简体数字(一~十)/10					
			E　/22.5					
			F. 字母和数字	F　/7.5				
C　/10			听写					
G. 抄写　用具:卡片　计分:1个单词1分,1处错误扣			D			5		
0.5分。			M			61		
			J			32		
G　/10			B			700		
(附)听写			F			1 867		
1987　书本　手术　目光　自己走路			字母0.5分共2.5分		数字1分共5分			

续表

Ⅶ. 运用	右手得分 ×1/6		左手得分 ×1/6		

用具:火柴,花,锤子,梳子,牙刷,钥匙,勺子,纸 计分:按口头命令正确得 3 分,模仿得 2 分,实物使用得 1 分,详见手册。

		口头命令		模仿		实物
		右	左	右	左	使用
上肢	1. 握拳头					
	2. 敬军礼					
	3. 挥手再见					
	4. 挠头					
	5. 伸直手指					
颜面	6. 伸出舌头					
	7. 闭上眼睛					
	8. 吹口哨					
	9. 做闻花香的样子					
	10. 做吹火柴的样子					

续表

		口头命令		模仿		实物使用
		右	左	右	左	
复杂道具使用	1. 做一下用梳子梳头的样子					
	2. 做一下用牙刷刷牙的样子					
	3. 做一下用勺子吃东西的样子					
	4. 做一下用锤子钉钉子的样子					
	5. 做一下用钥匙上锁的样子					
	6. 做一下驾驶汽车的样子					
	7. 做一下敲门的样子					
	8. 做一下叠纸的样子					
	9. 做一下点香烟的样子					
	10. 做一下弹钢琴的样子					
					右手得分	/60
					左手得分	/60

续表

Ⅷ. 结构视空间计算推理	（A+B+C+D）×1/10		Ⅷ			

A. 绘画　用具:卡片　计分:							
问题	1. 圆	2. 正方形	3. 立方体	4. 钟盘	5. 树	6. 房子	7. 人	8. 分割线
得分	/2	/2	/5	/5	/3	/5	/5	/3

A　/30

B. 积木组合(用具:Kohs 积木及其卡片　计分:60s 内正确 3 分,2min 内 2 分,不计时组合正确 1 分)。

B　/9

C. 计算　用具:卡片　计分:正确 2 分,错误 0 分。

C　/24

加法:	5+4=(9,20,1,8)	6+2=(4,12,8,3)	4+3=(6,12,7,4)
减法:	6−2=(8,4,12,3)	9−7=(16,2,5,63)	8−3=(5,3,24,11)
乘法:	4×2=(7,2,8,6)	5×3=(6,2,8,15)	6×7=(2,11,42,25)
除法:	8÷4=(12,2,32,4)	18÷3=(4,21,15,6)	64÷8=(13,56,8,2)

补充算法:			
7+5=(21,12,35,2)	12+3=(5,36,9,15)	28+15=(43,50,13,25)
11−4=(8,15,9,7)	22−8=(23,18,14,30)	38−15=(52,30,23,15)
7×1=(8,17,6,7)	24×2=(48,26,12,30)	13×4=(52,42,17,34)
9÷3=(3,6,2,12)	60÷12=(20,5,56,64)	48÷12=(4,58,36,3)

D. Raven 检查　用具:彩色版 Raven 用图板　计分:正确 1 题得 1 分,错误 0 分,5min 内正确完成加 1 分。

			时间
			分级

附表 3-2-3 简式 Token 测验

简式 Token 测验(代币测验,36 项)	
一、放 20 个代币(7 分)	
指令	得分
1. 摸一下圆形	
2. 摸一下方形	
3. 摸一下黄的	
4. 摸一下红的	
5. 摸一下黑的	
6. 摸一下绿的	
7. 摸一下白的	
合计	
二、把小代币拿走(4 分)	
指令	得分
8. 摸黄色的方形	
9. 摸黑色的圆形	
10. 摸绿色的圆形	
11. 摸白色的方形	
合计	
三、把小代币放回(4 分)	
指令	得分
12. 摸小的白色圆形	
13. 摸大的黄色方形	
14. 摸大的绿色方形	
15. 摸小的黑色圆形	
合计	
四、把小代币拿走(4 分)	
指令	得分
16. 摸红色圆形和绿色方形	
17. 摸黄色方形和绿色方形	
18. 摸白色方形和绿色圆形	
19. 摸白色圆形和红色圆形	

续表

五、把小代币放回(4 分)	
指令	得分
20. 摸大的白色圆形和小的绿色方形	
21. 摸小的黑色圆形和大的黄色方形	
22. 摸大的绿色方形和大的红色方形	
23. 摸大的白色方形和小的绿色圆形	
合计	

六、把小代币拿走(13 分)	
指令	得分
24. 把红色圆形放在绿色方形上	
25. 用红色方形碰黑色圆形	
26. 摸黑色圆形与红色方形	
27. 摸黑色圆形或者红色方形	
28. 把绿色方形从黄色方形旁边拿开	
29. 如果有蓝色圆形,摸红色方形	
30. 把绿色方形放在红色圆形旁边	
31. 慢慢地摸那些方形,很快地摸那些圆形	
32. 把红色圆形放在黄色方形和绿色方形之间	
33. 摸除了绿色之外的所有圆形	
34. 摸红色圆形,不,白色方形	
35. 摸黄色圆形,不是白色方形	
36. 除了摸黄色圆形还要摸黑色圆形	
合计	

最后总分: ＋ ＋ ＋ ＋ ＋ ＝ 分

受教育年数:3~6 年:加 1 分;10~12 年:减 1 分;13~16 年:减 2 分;17 年,减 3 分

听理解障碍严重分级:29~36:正常;25~28:轻度;17~24:中度;9~16:重度;8 分以下:极重度

摆放顺序:

大圆:红、黑、黄、白、绿

大方:黑、红、白、绿、黄

小圆:白、黑、黄、红、绿

小方:黄、绿、红、黑、白

第三节 国内评价量表

一、中国康复研究中心汉语标准失语症检查

(一)量表特点

失语症评定总的目的是通过系统全面的语言评定发现患者是否患有失语症及其程度，鉴别各类失语症，了解各种影响患者交流能力的因素，评定患者残存的交流能力并制订治疗计划，还可用于病因学、认知和交往能力方面的研究。因此，听理解和口语表达是语言最重要的方面，应视为评定的重点。

此检查方法是中国康复研究中心听力语言科以日本标准失语症检查(standard language test of aphasia,SLTA)为基础，同时借鉴国外有影响的失语症评定量表的优点，按照汉语的语言特点和中国人的文化习惯编制而成，亦称中国康复研究中心汉语标准失语症检查(CRRCAE)。该检查法于1990年编制完成，经40例正常成人测试后制成试案应用于临床，经过近10年多家医院的临床应用，证实适合中国的失语症患者。于1999—2000年对151名正常人和非失语症患者进行检测，计算出均数和标准差，并用方差分析的方法分析年龄、性别、利手、职业和文化水平对此检查法的影响，发现除了不同文化组间在执行口语指令和描述图有差异外，其他项目未发现显著差异。因此，本检查方法适用于我国不同地区使用汉语的成人失语症患者。

(二)量表内容

此检查包括两部分内容，第一部分是通过患者回答12个问题了解其言语的一般情况，第二部分由30个分测验组成，分为9个大项目，包括听理解、复述、说、出声读、阅读理解、抄写、描写、听写和计算。为不使检查时间太长，身体部位辨别、空间结构等高级皮层功能检查没有包括在内，必要时另外进行。在大多数项目中采用了6等级评分标准，在患者的反应时间和提示方法上都有比较严格的要求，除此之外，还设定了中止标准。

(三)评定方法

根据表格中标记的指导语、计分方法、中止标准、提示方法，对失语症患者进行评测(附表3-3-1)。

(四)应用评价

目前，汉语标准失语症检查是目前国内广泛应用的汉语失语症的评定方法，经过量表的评定，能够很好地划分患者失语症的类型，同时也能够准确地判定患者失语症的严重程度，为临床失语症治疗方案的制定提供了很好的依据。

(罗 薇)

二、汉语失语症成套测验

(一)量表概述

汉语失语症成套测验(aphasia battery of Chinese,ABC)是由原北京医科大学第一医院神经心理研究室高素荣参考西部失语症检查(Western aphasia battery,WAB)和波士顿诊断性失语症检查(Boston diagnostic aphasia examination,BDAE)，并结合我国国情和临床经验主持

编制而成。于 1988 年发表汉语失语症成套测验草案,历经 5 年的临床应用,于 1994 年正式修订为汉语失语症检查法,成为失语症诊断与评定的有效工具。

汉语失语检查法内容囊括语言的听、说、读、写各个方面,包括谈话、理解、复述、命名、阅读、书写、结构与视空间、运用及计算九个分项目,采用统一指导语、评分标准及图片文字;项目足够、长度适中,可以有效消除不同日期测试的变异性,并且可在一天之内评价结束;测试语言内容较为简单通俗,在对 408 名语言正常成人的检查结果中,发现汉语失语检查法对国内不同性别、年龄、利手和文化水平(初小以下不包括阅读和书写)的成年人,均能顺利通过;亚项可区别有临床意义的不同失语类型,便于观察严重程度。在进一步的信度、效度检验中,汉语失语检查法的评分标准稳定、可靠;诊断失语症时,内部检验的错误率为 1%,失语症分型的正确诊断率为 80%,充分证明了汉语失语症成套测验可用于汉语失语症的临床诊断、治疗和研究。

（二）量表内容

参见本节附表 3-3-2。

（三）评定方法

1. 评定场所 安静、独立的检查室。

2. 评定器材 ①汉语失语症成套测验及配套图片、实物工具(钥匙、铅笔、纸、梳子);②录音笔、秒表。

3. 操作说明

（1）谈话:本部分包括问题回答、叙述和系列语言三块检查内容,主要用于判断患者的口语信息量和流畅性。在问题回答中,初始问题 1、2 可利用问话中的词语进行对答,后面的问题均需要患者独自构建,问题需为患者所熟知的内容;在叙述部分中,由于部分患者可能在卒中时出现意识障碍,无法回忆病情,可以谈论工作或家庭情况,主要希望通过问题尽量保证患者进行连续说话、自由表达,判断其语言是否正常、流畅、明确。而看图叙述部分要求患者限于图片的内容进行叙述。如对一张图片叙述有难度,则改用另外一张,鼓励患者像讲故事似的叙述;在系列语评价中,可以用手指进行提示,例如当检查者伸出 1、2、3 的手势时,同时进行数数,让患者跟着说,并鼓励患者接着数到 23,即让患者自主连续数出 20 个数,如果中间停顿,可提示停顿的数,按正确进行连续数的数字计分。

信息量评分标准分为哑、刻板言语、非流畅、中间型、流畅和正常 6 个等级。其中,如患者无声音(哑),则计 0 分;刻板语言则按刻板语言的音节数记录 1~3 分,正常谈话认为拟定为 30 分,以上三项均不按照 9 项评分。在细项评定中,谈话中无或者偶有语法词为无语法词,一半语句中具有语法词为有部分语法词,实质词判定同理,向患者提问后,患者不能停止,必须制止后才能停下来,为强迫言语。需要明确的是,流畅性评分表中的计分只是代表失语口语特点而非绝对成绩。

（2）听理解:本部分包括是/否题、听辨认和执行命令三个部分。是/否题是为了当患者存在四肢瘫痪或有失用而不能做出"指"的动作或不能执行指令时,了解患者有无听理解障碍。需要注意的是,在"不"为正确答案的题目中,问题需要按照实际情况在检查时进行修改;在听辨认检查中,数字部分对文盲不查,含有身体左右的提问,必须所指的侧向和部位均正确才能进行计分;在执行复杂口头命令时,需说完全句再让患者执行,否则语法词将无法起作用。

（3）复述:注意复述中有无错语,复述比原刺激词、句是缩短还是延长,复述困难是因听理解障碍还是因为表达困难。检查中必要时可重复指导语,例如在单词、句子、无意义词组前,可分别重复指导语,同样,需患者听完全句后再进行复述。

(4) 命名:本部分包括指物命名、反应命名和列名。在指物命名中,按照直接命名、触摸、语音提示的顺序进行检查,触摸的作用主要为排除由于患者因视失认而无法命名的情况,语音提示用双字词的第一个字的音,如患者仍无法命名,则可进行选词提示。例如患者无法说出"牙刷"一次时,可用"水杯""牙刷""筷子"进行提问,但需注意,如果患者只回答"是的 / 对"仍不能计分,必须说出"牙刷",如患者可直接命名,无论对错,均无需进行触摸和语音提示命名;同样,语音提示后若患者进行命名,就无需进行选词提示;在反应命名中,提问时不要对问题另加解释,若患者自主进行答案修改,无论修改后的答案对错,按照患者认为正确的答案进行计分;在列名中,需无视觉依托。

(5) 阅读:分为视 - 读、听字 - 辨认、朗读 - 画匹配、读指令 - 执行、选词填空五部分内容。在听字 - 辨认中,每次只能指出一个字,若患者自主进行答案修改,无论修改后的答案对错,按照患者认为正确的答案进行计分;在朗读 - 画匹配中,要求患者先朗读一个词,然后进行图画匹配,无论患者是否读出或正确朗读单词,检查者要求匹配图画时应为"哪个图是您刚才读出的词?",而不能重复该单词,若患者无法朗读,但配画正确,并和字联系正确,可按照正确计分,但应当将具体情况如实记录;读指令 - 执行检查要求同前;在选词填空中,为避免患者存在视觉偏盲的情况,检查者可提醒患者将备选单词看全,甚至用手指指出四个单词。

(6) 书写:在书写系列数的部分中,检查者可先示范,如当检查者写出 1、2、3 时,要求患者接着数到 23,即让患者自主连续写出 20 个数,数字顺序错误或写错均不计分;在听写的部分中,数字听写可写阿拉伯数字,也可以写汉字,听写单词时,检查者可将听写汉字重复 1~2 遍。

(7) 其他认知功能检查:本表在设计时囊括了除语言功能外的其他简单的认知功能检查,包括意识、近事记忆力、注意力、视空间、计算和运用检查。本部分主要用于判断其他认知功能对语言障碍是否有影响。

失语症成套测验对失语症的分类具有比较明确的参考作用。一般程序为首先通过听理解障碍和表达障碍确立失语症的诊断,其次按照流畅性评分判定口语表达障碍的分型,计算患者在各听、说、读、写项目中的百分率,绘制直方图,将高素荣主编的《失语症》一书给出的直方图作为参考比对,并结合影像学病灶位置做出最后的分类诊断。

(四) 应用评价

汉语失语症检查法适用于不同性别、年龄、利手和文化水平的失语症患者,应用范围广泛,可以注意到不同项目中检查所用单词和句子少有重复,横向比较其使用难度,难于中国康复研究中心汉语标准失语症检查,但较汉语版 BDAE 简单,难度适中,完成所有的检查项目所需时间也不超过 1h,比较实用,使得患者在接受检查时候能够保证注意力集中。同时,ABC 评价全面,除了检查失语症之外,还包括了视空间能力、非言语智能、结构能力和计算能力等内容的检查,其可通过计算患者的失语商反映失语症的严重程度,也可以通过各分项目测试的计分反映失语症的不同类型。目前在国内外的失语症研究所检索到的文献中,仍然是进行失语症评价的重要量表。

三、波士顿诊断性失语症检查汉语版

波士顿诊断性失语症检查汉语版是河北省人民医院康复中心的汪洁教授等人在引进原版检查技术的基础上,按照我国实际情况进行修订,设立评分标准,组建了测试常模,并对量表的信度进行了研究而成型,发表于 1996 年。

波士顿诊断性失语症检查汉语版遵循原作,既包括语言功能本身的检查,又包括计算、手指辨认、左右辨认、时间辨认和三维木块图测验等7项评价顶叶功能的非语言功能的检查。该检查法既可以对患者语言交流水平进行定量分析,又可对语言特征进行定性分析,既可确定患者失语症严重程度,又可作出失语症分类,但缺点在于检查所需时间长,使得受试者注意力容易分散,与此同时,个别项目评分与性别、年龄相关,并且随着量表难度的增加,检查项目受文化水平的影响随之加大,评价时需要参考不同文化水平的平均值和标准差,评分难度较大,对检查者和患者都充满了挑战。在目前国内外已发表的研究文献中,已较少检索到本量表的使用。

四、西部失语症检查汉语版

(一) 量表概述

西部失语症检查(Western aphasia battery,WAB)是加拿大人 Andrew Kertesz 在 1982 年依据 BDAE 修改后的短缩版,它克服了 BDAE 冗长的缺点,很少受民族文化背景的影响。此检查法评分标准、复查的信度、检查不同患者的信度、不同检查者之间的信度均较好。此检查法的内容除了检查失语症之外,还包含运用视空间能力、非言语性智能、结构能力、计算能力等非语言功能内容的检查。从整个量表中,主要可以得出五个结果:失语症的类型、失语商(aphasia quotient,AQ)、操作指数(performance quotient,PQ)、大脑皮质指数(cortical quotient,CQ)以及语言商数(language quotient,LQ)值。国内版本的 WAB 有些是根据英文原版 WAB 改编的,有的是根据日文版 WAB 改编而来的,他们与第1版英文版的 WAB 的内容和形式基本一致,一般包含 8 个检查项目。

(二) 量表内容

参见附表 3-3-1。

(三) 评定方法

操作说明

(1) 自发语检查的评分标准(表 3-3-1、表 3-3-2)

表 3-3-1　信息量检查评分标准

0 分:完全无信息
1 分:只有不完全的反应,如仅说出姓和名等
2 分:前 6 题中,仅有 1 题回答正确
3 分:前 6 题中,仅有 2 题回答正确
4 分:前 6 题中,有 3 题回答正确
5 分:前 6 题中,有 3 题回答正确,并对画有一些反应
6 分:前 6 题中,有 4 题回答正确,并对画有一些反应
7 分:前 6 题中,有 4 题回答正确,对画至少有 6 项说明
8 分:前 6 题中,有 5 题回答正确,对画有不够完整的描述
9 分:前 6 题中,全部回答正确,对画几乎能完全地描述,即至少能命名出人、物、动作共 10 项,可能有迂回说法
10 分:前 6 题回答完正确,有正常长度和复杂的描述图画的句子,对画有合情合理的描述

表 3-3-2　流畅度、语法能力和错语的检查评分标准

0 分:完全无词或短而无意义的言语

1 分:以不同的音调反复刻板的言语,有一些意义

3 分:流畅反复的咕哝,有极少量奇特语

4 分:蹒跚,电报式的言语,大多数为一些单个的词,常有错语,但偶有动词和介词短语,仅有"嗷,我不知道"等自发语言

5 分:电报式的、有一些文法结构的较为流畅的言语,仍可能有明显错语,有少数陈述性句子

6 分:有较完整的陈述句,可出现正常的句型,仍有错语

7 分:流畅,可能滔滔不绝,在 6 分的基础上可有句法和节律与汉语相似的音素奇特语,伴有不同的音素错语和新造语

8 分:流畅,句子常完整,但可与主题无关,有明显的找词困难和迂回说法,有语义错语,可有语义奇特语

9 分:大多数是完整的与主题有关的句子,偶有蹒跚或错语,找词有些困难,可有一些发音错误

10 分:句子有正常的长度和复杂性,无确定的缓慢、蹒跚或发音困难,无错语

(2) 失语商计算、失语症的类型鉴别:当Ⅰ~Ⅳ项的检查结束时,将各项分数统计,可进行失语商的计算,同时对失语症进行有、无的判断。另外,还可以根据失语症的听理解、言语的流畅度和复述的分数对常见类型失语症进行鉴别诊断,见表 3-3-3、表 3-3-4。

表 3-3-3　失语商的求法和意义

项目	折算	评分
1. 自发言语 　①信息量 　②流畅度、文法完整性和错语		
2. 理解 　①是否题 　②听词辨认 　③相继指令	60 60 +80 200÷20= 100÷10=	
3. 复述		
4. 命名 　①物体命名 　②自发命名 　③完成句子 　④反应性命名	60 20 10 +10 100÷10=	

AQ 的计算:AQ= 右项评分之和 ×2
　　　　　　=50×2=100
AQ 的意义:AQ=98.4~99.6　正常
　　　　　　AQ<93.8　可评为失语
　　　　　　AQ 在 93.8 以上和 98.4 以下时,可能为弥漫性脑损伤、皮质下损伤

表 3-3-4   主要类型失语症的 WAB 评分

失语症类型	语言流畅性	理解	复述	命名
完全性失语	0~4	0~3.9	0~4.9	0~6
Broca 失语	0~4	4~10	0~7.9	0~8
孤立性失语	0~4	0~3.9	5~10	0~6
经皮质运动性失语	0~4	4~10	8~10	0~8
Wernicke 失语	5~10	0~6.9	8~10	0~9
经皮质感觉性失语	5~10	0~6.9	8~10	0~9
传导性失语	5~10	7~10	0~6.9	0~9
命名性失语	5~10	7~10	7~10	0~9

(3) 操作性指数、大脑皮质指数计算:在完成阅读和书写以及后续非语言部分的检查部分后,可进行语言商(LQ)的计算;在全部完成后,检查者可以进行操作性指数(PQ)、大脑皮质指数(CQ)的计算,并可分别计算左右脑的大脑皮质指数。具体计算方式如下:

PQ:为失语症套表中非口语性检查的分数之总和。计算方法为阅读和书写分数除以10,运用分数除以 6,结构分数除以 10,然后各项相加。PQ 的最高分为 40 分,可反映大脑的非口语性功能,即阅读、书写、运用、结构、计算、推理等多方面的功能状况。

CQ:为大脑口语功能与非口语功能之和,总和 100。全部亚检查合计为失语症患者的全认知功能的总括,也适用于非失语脑损伤者,尤其对智能测验不适宜的重症者是适用的。计算方法为自发谈话、口语理解、复述、命名、阅读和书写各除以 10 后加上运用分数除以 6 与结构分数除以 10。公式:CQ=1/2AQ+PQ+ 理解分 /20。

LQ:LQ 是 Shewan 于 1986 年提出的用于描述患者语言功能的参数,它是由量表的前五项(自发语、听理解、复述、命名、阅读与书写)得来的,Shewan 认为 LQ 数值的 60% 反映了患者的口语功能情况,余下 40% 反映患者的书面语功能情况。

(四) 应用评价

西部失语症检查汉语版的特点是简明、实用、鉴别结构清晰。基本上可在 1h 之内测评完毕。目前国内外大量的失语症研究文献中沿用了本量表。但是在实际的临床研究中,WAB 同样也有不足之处,存在 AQ 计算之后无法进行失语症分类的情况,在评价中应多个维度互参,完成失语症的准确评价。

(吕天丽)

附表 3-3-1   中国康复研究中心汉语标准失语症检查

检查前,通过问患者以下问题,了解患者的一般言语状况:

1. 姓名 2. 住址 3. 出生年月 4. 年龄 5. 家庭成员 6. 职业史	7. 学历 8. 爱好 9. 主诉 10. 发病前后言语状况 11. 发病时状况 12. 方言
I 听 1. 名词的理解	I 听 2. 动词的理解

说明:"请指出来是哪个图"? 说明和打分同左。

误答或 15s 后无反应重复提问一次。

6 分:3s 内回答正确。

5 分:15s 内回答正确。

3 分:提示后回答正确。

1 分:提示后回答不正确。

中止 A:3 分以下,连续错 2 题。

问题	得分
1. 西瓜	
2. 鱼	
3. 自行车	
4. 月亮	
5. 椅子	
6. 电灯	
7. 火	
8. 钟表	
9. 牙刷	
10. 楼房	

中止 B:全检。

问题	得分
1. 飞	
2. 睡	
3. 喝水	
4. 跳舞	
5. 穿衣	
6. 敲	
7. 坐	
8. 游泳	
9. 哭	
10. 写	

中止 B:全检。

I 听
3. 句子的理解

说明:"请指出来是哪个图"?

误答或 15s 后无反应重复提问一次。

6 分:3s 内回答正确。

5 分:15s 内回答正确。

3 分:提示后回答正确。

1 分:提示后回答不正确。

中止 A:3 分以下,连续错 5 题。

问题	得分
1. 水开了。	
2. 孩子们堆了一个大雪人。	
3. 男孩洗脸。	
4. 男孩付钱买药。	
5. 老人拄着拐杖独自过人行横道。	
6. 两个孩子在讨论书上的图画。	
7. 男孩子在湖上划船。	

续表

问题	得分
8. 小男孩的左臂被车门夹住了。	
9. 一个男演员边弹边唱。	
10. 护士准备给男孩打针。	

中止 B：分项目 1 或 2 中 6 分和 5 分在 5 题以下。

（患者）

Ⅰ 听
4. 执行口头命令

钢笔 剪子 牙刷 镜子 盘子
手帕 牙膏 钱（硬币）梳子 钥匙

（检查者）

说明："请按我说的移动物品，请注意听"。超过两单位错误或 15s 后无反应需提示（重复提问一次）。

6 分：3s 内回答正确。

5 分：15s 内回答正确。

4 分：15s 内回答但有错误。

3 分：15s 后经提示回答正确。

2 分：提示后不完全反应。

1 分：提示后答错。

中止 A：4 分以下，连续答错 5 题。

问题	得分
1. 把梳子和剪子拿起来。	
2. 把钢笔放在盘子旁边。	
3. 用牙刷碰三下盘子。	
4. 把牙膏放在镜子上。	
5. 把钥匙和钱放在手帕上。	
6. 把盘子扣过来再把钥匙拿起来。	
7. 摸一下镜子然后拿起梳子。	
8. 把钱放在牙膏前面。	
9. 把剪子和牙刷换个位置，再把镜子翻过来。	
10. 把钢笔放在盘子里，再拿出来放在牙膏和钱之间。	

中止 B：分项目 2 中 6 分和 5 分在 6 题以下，或分项目 3 中 6 分和 5 分在 5 题以下。

Ⅱ 复述
5. 名词

Ⅱ 复述
6. 动词

说明："请模仿我说的话，我只说一遍，请注意听"。

6 分：3s 内复述正确。

5 分：15s 以内复述正确。

4 分：15s 内复述出，不完全反应。

说明和打分同左。

3分:提示后复述正确。

2分:提示后回答同4分结果。

1分:提示后反应在2分以下。

中止A:4分以下,连续错3题。

问题	得分
1. 自行车	
2. 楼房	
3. 西瓜	
4. 月亮	
5. 电灯	
6. 牙刷	
7. 钟表	
8. 鱼	
9. 椅子	
10. 火	

问题	得分
1. 坐	
2. 哭	
3. 睡	
4. 游泳	
5. 穿衣	
6. 喝水	
7. 写	
8. 飞	
9. 敲	
10. 跳舞	

中止B:分项目2中6分和5分在6题以下,或分项目3中6分和5分在5题以下。

Ⅱ　复述
7. 句子

说明:"请模仿我说的话,我只说一遍,请注意听"。

6分:10s内复述正确。

5分:30s内复述正确。

4分:30s内复述出,不完全反应。

3分:经提示复述正确。

2分:经提示后不完全反应。

1分:提示后低于2分结果。

中止A:4分以下,连续错3题。

问题	得分
1. 护士 / 准备 / 给男孩 / 打针。	
2. 男孩 / 洗 / 脸。	
3. 一个 / 男演员 / 边弹 / 边唱。	
4. 孩子们 / 堆了 / 一个 / 大雪人。	
5. 水 / 开 / 了。	
6. 小男孩 / 的左臂 / 被 / 车门 / 夹住了。	
7. 男孩 / 在湖上 / 划船。	
8. 两个 / 孩子 / 在讨论 / 书上的 / 图画。	
9. 男孩 / 付钱 / 买药。	
10. 老人 / 拄着 / 拐杖 / 独自过 / 人行横道。	

中止 B:分项目 5 中或 6 中 6 分和 5 分在 6 题以下。

Ⅲ 说
8. 命名

Ⅲ 说
9. 动作说明

说明:"这个是什么"? 说明:"这个人(他、它)在干什么"?

6分:3s 内回答正确。打分同左。

5分:15s 以内回答正确。

4分:15s 内回答,不完全反应。

3分:提示后回答正确。

2分:提示后不完全反应。

1分:提示后答错。

中止 A:4 分以下,连续错 3 题。

中止 A:4 分以下,连续错 3 题。

问题	得分
1. 月亮	
2. 电灯	
3. 鱼	
4. 火	
5. 椅子	
6. 牙刷	
7. 楼房	
8. 自行车	
9. 钟表	
10. 西瓜	

问题	得分
1. 喝水	
2. 跳舞	
3. 敲	
4. 穿衣	
5. 哭	
6. 写	
7. 睡	
8. 飞	
9. 坐	
10. 游泳	

中止 B:全检。

中止 B:全检。

Ⅲ 说
10. 画面说明

说明:"这幅画描写的是什么"?

6分:10s 内回答正确。

5分:30s 内回答正确。

4分:30s 内回答,不完全反应。

3分:提示后回答正确。

2分:提示后不完全反应。

1分:提示后答错。

中止 A:4 分以下,连续错 4 题。

问题	得分
1. 男孩付钱买药。	
2. 孩子们堆了一个大雪人。	
3. 水开了。	
4. 男孩洗脸。	
5. 老人拄着拐杖独自过人行横道。	
6. 一个男演员边弹边唱。	
7. 护士准备给男孩打针。	
8. 小男孩的左臂被车门夹住了。	
9. 男孩在湖上划船。	
10. 两个孩子在讨论书上的图画。	

中止 B：分项目 8 或 9 中 6 分和 5 分在 5 题以下。

Ⅲ 说
11. 漫画说明

说明："请把这个漫画描述出来"，限时 5min。
6 分：基本含义包括(撞、起包、锯、高兴等)，流利，无语法错误。
5 分：基本含义包括，有少许语法错误，如形容词、副词等。
4 分：三个图基本含义正确，有一些语法错误。
3 分：二个图基本含义正确，有许多语法错误。
2 分：一个图基本含义正确，只用单词表示。
1 分：以上基本含义正确，相关词均无。
中止 A：1min 未说出有意义的词语。

问题	反应
①	
②	
③	
④	

中止 B：分项目 8 或 9 中 6 分和 5 分在 6 题以下，或分项目 10 中 6 分和 5 分在 2 题以下。

得分	

Ⅲ 说
12. 水果举例

说明："请在 1min 内尽可能多地说出水果的名字，例如：苹果、香蕉……"
打分：每说出一个水果名字 1 分。限时 1min。

中止 B:分项目 8 或 9 中 6 分和 5 分在 3 题以下,或分项目 10 中 6 分和 5 分在 2 题以下。

得分	

Ⅳ 出声读
13. 名词

Ⅳ 出声读
14. 动词

说明:"请读出声"。

6 分:3s 内读正确。

5 分:15s 内读正确。

4 分:15s 内读出,不完全反应。

3 分:提示后读正确。

2 分:提示后不完全反应。

1 分:提示后读错。

中止 A:4 分以下,连续错 2 题。

说明和打分同左。

问题	得分
1. 楼房	
2. 牙刷	
3. 钟表	
4. 火	
5. 电灯	
6. 椅子	
7. 月亮	
8. 自行车	
9. 鱼	
10. 西瓜	

问题	得分
1. 写	
2. 哭	
3. 游泳	
4. 坐	
5. 敲	
6. 穿衣	
7. 跳舞	
8. 喝水	
9. 睡	
10. 飞	

中止 B:全检。

中止 B:全检。

Ⅳ 出声读
15. 句子

说明:"请读出声"。

6 分:10s 内读正确。

5 分:30s 内读正确。

4 分:30s 内读出,不完全反应。

3 分:提示后读正确。

2 分:提示后不完全反应。

1 分;提示后错读。

中止 A:4 分以下,连续错 2 题。

问题	得分
1. 水 / 开 / 了。	
2. 男孩 / 洗 / 脸。	
3. 男孩 / 付钱 / 买药。	
4. 孩子们 / 堆了 / 一个 / 大雪人。	
5. 老人 / 拄着 / 拐杖 / 独自过 / 人行横道。	

中止 B:分项目 13 或 14 中 6 分和 5 分在 5 题以下。

V 阅读
16. 名词的理解

V 阅读
17. 动词的理解

说明:"这个卡片上写的是哪个图"?

6 分:3s 内正确指出。

5 分:15s 内正确指出。

3 分:提示后正确指出。

1 分:提示后指错。

中止 A:3 分以下,连续错 2 题。

说明和打分同左。

问题	得分
1. 鱼	
2. 西瓜	
3. 电灯	
4. 月亮	
5. 火	
6. 钟表	
7. 自行车	
8. 椅子	
9. 睡	
10. 牙刷	

问题	得分
1. 敲	
2. 游泳	
3. 跳舞	
4. 喝水	
5. 穿衣	
6. 坐	
7. 飞	
8. 哭	
9. 楼房	
10. 写	

中止 B:全检。

中止 B:全检。

V 阅读
18. 句子的理解

说明:"这个卡片上写的是哪个图"?

6分:10s 内正确指出。

5分:20s 内正确指出。

3分:提示后正确指出。

1分:提示后指错。

中止 A:3 分以下,连续错 5 题。

问题	得分
1. 水开了。	
2. 两个孩子在讨论书上的图画。	
3. 孩子们堆了一个大雪人。	
4. 男孩付钱买药。	
5. 男孩洗脸。	
6. 男孩在湖上划船。	
7. 小男孩的左臂被车门夹住了。	
8. 老人拄着拐杖独自过人行横道。	
9. 护士准备给男孩打针。	
10. 一个男演员边弹边唱。	

中止 B:分项目 16 或 17 中 6 分和 5 分在 5 题以下。

(患者)

V　阅读
19. 执行文字命令

钢笔　剪子　牙刷　　镜子　盘子
手帕　牙膏　钱(硬币)　梳子　钥匙

(检查者)

说明:"请按文字命令移动物品"。

6分:10s 内移动物品正确。

5分:20s 内移动物品正确。

4分:20s 内移动,不完全反应。

3分:提示后移动正确。

2分:提示后不完全反应。

1分:提示后移动错误。

中止 A:4 分以下,连续错 5 题。

问题	得分
1. 把梳子和剪子拿起来。	
2. 把钢笔放在盘子旁边。	
3. 用牙刷碰三下盘子。	
4. 把牙膏放在镜子上。	
5. 把钥匙和钱放在手帕上。	
6. 把盘子扣过来再把钥匙拿起来。	

续表

问题	得分
7. 摸一下镜子然后拿起梳子。	
8. 把钱放在牙膏前面。	
9. 把剪子和牙刷换个位置，再把镜子翻过来。	
10. 把钢笔放在盘子里，再拿出来放在牙膏和钱之间。	

中止 B:分项目 17 中 6 分和 5 分在 6 题以下,或分项目 18 中 6 分和 5 分在 5 题以下。

Ⅵ　抄写
20. 名词

Ⅵ　抄写
21. 动词

说明:"请看好这些词并记住,然后写下来"。

6 分:3s 内抄写正确。(非利手可延长时间)

5 分:15s 内抄写正确。

4 分:15s 内抄写,不完全反应。

3 分:提示后抄写正确。

2 分:提示后不完全反应。

1 分:提示后抄写错误。

中止 A:4 分以下,连续错 2 题。

说明和打分同左。

问题	得分
1. 西瓜	
2. 自行车	
3. 楼房	
4. 牙刷	
5. 月亮	

问题	得分
1. 游泳	
2. 飞	
3. 睡	
4. 写	
5. 喝水	

中止 B:全检。

中止 B:全检。

Ⅵ　抄写
22. 句子

说明:同分项目 20 和 21,只是反应时间延长至 10s(6 分)和 30s(5 分)。

问题	得分
1. 男孩 / 洗 / 脸	
2. 水 / 开 / 了。	
3. 孩子们 / 堆了 / 一个 / 大雪人。	
4. 男孩 / 在湖上 / 划船。	
5. 老人 / 拄着 / 拐杖 / 独自过 / 人行横道。	

中止 B:分项目 21 或 22 中 6 分和 5 分在 3 题以下。

Ⅶ　描写
23. 命名书写

Ⅶ　描写
24. 动作描写

说明:"这个图是什么,用文字写下来"。说明:"这个人(他、它)在干什么"?

6 分:10s 内书写正确。(非利手可延长时间)打分同左。

5 分:30s 内书写正确。

4 分:30s 内书写,不完全反应。

3 分:提示后书写正确。

2 分:提示后不完全反应。

1 分:提示后书写错误。

中止 A:4 分以下,连续错 2 题。　　　　　中止 A:4 分以下,连续错 2 题。

问题	得分
1. 电灯	
2. 月亮	
3. 楼房	
4. 自行车	
5. 钟表	
6. 牙刷	
7. 椅子	
8. 鱼	
9. 火	
10. 西瓜	

问题	得分
1. 跳舞	
2. 喝水	
3. 睡	
4. 飞	
5. 坐	
6. 写	
7. 哭	
8. 敲	
9. 穿衣	
10. 游泳	

中止 B:全检。　　　　　　　　　　　　中止 B:全检。

Ⅶ　描写
25. 画面描写

说明:"用一句话描写出这幅图"。

6 分:15s 内书写正确。(非利手可延长时间)

5 分:30s 内书写正确。

4 分:30s 内书写,不完全反应。

3 分:提示后书写正确。

2 分:提示后书写,不完全反应。

1 分:提示后书写错误。

中止 A:4 分以下,连续错 2 题。

问题	得分
1. 孩子们堆了一个大雪人。	
2. 男孩付钱买药。	
3. 护士准备给男孩打针。	
4. 小男孩的左臂被车门夹住了。	
5. 男孩在湖上划船。	
6. 一个男演员边弹边唱。	
7. 水开了。	
8. 男孩洗脸。	
9. 两个孩子在讨论书上的图画。	
10. 老人拄着拐杖独自过人行横道。	

中止 B:分项目 23 或 24 中 6 分和 5 分在 5 题以下,或分项目 8 或 9 中 6 分和 5 分在 5 题以下。

Ⅶ 描写
26. 漫画说明

说明:"请将漫画的意思写出"。

6 分:基本含义包括(撞、起包、锯、高兴等),流利,无语法错误。

5 分:基本含义包括,有少许语法错误,如形容词、副词等。

4 分:三个图基本含义正确,有一些语法错误。

3 分:两个图基本含义正确,有许多语法错误。

2 分:一个图基本含义正确,只用单词表示。

1 分:以上基本含义及相关词均无。

中止 A:此题无限制时间,但 1min 未写出有意义的文字中止。

问题	反应
①	
②	
③	
④	

中止 B:分项目 23 或 24 中 6 分和 5 分在 6 题以下,或分项目 25 中 6 分和 5 分在 2 题以下。

	得分	

Ⅷ 听写	Ⅷ 听写
27. 名词	28. 动词

说明:"请将我说的话写出来"。说明和打分同左。

6 分:10s 内书写正确。(非利手可延长时间)

5 分：30s 内书写正确。

4 分：30s 内书写，不完全反应。

3 分：提示后书写正确。

2 分：提示后不完全反应。

1 分：提示后书写错误。

中止 A：4 分以下，连续错 2 题。

问题	得分
1. 楼房	
2. 钟表	
3. 电灯	
4. 月亮	
5. 鱼	

中止 B：全检。

问题	得分
1. 写	
2. 游泳	
3. 敲	
4. 跳舞	
5. 睡觉	

中止 B：分项目 27 中 6 分和 5 分在 3 题以下

Ⅷ   听写
29. 句子

说明：同 27。

限定的时间由 10s 延长至 15s（6 分）。

问题	得分
1. 水 / 开 / 了。	
2. 男孩 / 洗 / 脸	
3. 男孩 / 在湖上 / 划船。	
4. 孩子们 / 堆了 / 一个 / 大雪人。	
5. 老人 / 拄着 / 拐杖 / 独自过 / 人行横道。	

中止 B：分项目 27 中 6 分和 5 分在 3 题以下。

Ⅸ   计算
30. 计算

说明：对 1 题给 1 分。

中止 A：＋、－、×、÷ 各项错 2 题中止该项。

1 + 2	4 + 7	27 + 5	35 + 27	135 + 267
4 － 1	16 － 7	32 － 9	87 － 38	306 － 186

续表

2 × 4	3 × 5	16 × 3	52 × 32	57 × 26
$2\overline{)4}$	$7\overline{)63}$	$6\overline{)102}$	$17\overline{)714}$	$36\overline{)1\,332}$

得分	

附表 3-3-2 汉语失语症成套测验

姓名： 性别： 年龄： 病历号：

住址： 邮政编码：

文化程度 职业： 检查日期： 检查者：

利手:(右)写字(左) (右)拿筷(左) (右)剪刀(左) (右)切菜(左) (右)刷牙(左) (右)提物(左) (右)穿针(左) (右)洗脸(左) (右)划火柴(左) (右)扫地(左) (右)炒菜(左) (右)持钉锤(左)

结论:右、左、混合

现病史：

既往史：

一般体检： 血压

神志 合作 注意力： 294 85274 7316 641873(均正叙)

定向力:时间 地点 人物

记忆力:紫红色 图书馆 足球场 大白菜

神经系统检查：

一、谈话

录音,应尽量鼓励多说,录音至少 5~10min,患者连续说时不要打断他。1min 内无或偶有文法结构词为无文法结构。1min 内一半以下语句有文法词为少。

(一) 问答提问

1. 您好些了吗？

2. 您以前来过这吗？

3. 您叫什么名字？

4. 您多大岁数啦？

5. 您家住在什么地方？

6. 您做什么工作(或退休前做什么工作)？

(二) 叙述

1. 您说说您的病是怎么得起来的？ 或您怎么不好？ (或谈工作,或谈家庭)

2. 让患者看图片,说说图画里是什么意思(图 1 略)。

信息量

语言特征	1	2	3
语量	<50 字 /min	51~99 字 /min	>100 字 /min
语调	不正常	不完全正常	正常
发音	不正常	不完全正常	正常

语言特征	1	2	3
短语长短	短(1~2字)	不完全正常	正常
用力程度	明显费力	中度费力	不费力
强迫语言	无	有强迫倾向	有
实质词	有	少量实质词	无
语法	无	有部分语法词	有
错语	无	偶有,少量	有,大量

患者上述9项之和:9~13分为非流畅性;14~20分为中间型;21~27分为流畅性

流畅性:非流畅性　流畅性　中间型　哑　刻板　正常

(三) 系列语言

从1数到21,最高分20分,患者分:

二、理解

现在我向您提一些问题,请用"是"或"不是"回答

(一) 是 / 否问题

1. 您的名字是张小红,对吗? ("不"为正确)

2. 您的名字是李华明,对吗? ("不"为正确)

3. 您的名字是(真名),对吗?

4. 您家住在前门 / 鼓楼,对吗? ("不"为正确)

5. 您家住在(正确地名),对吗?

6. 您家住在通县 / 延庆,对吗? ("不"为正确)

7. 您是大夫,对吗? ("不"为正确)

8. 我是大夫,对吗? ("不"为正确)

9. 我是男 / 女的,对吗? ("不"为正确)

10. 这个房间的灯亮着,对吗?

11. 这个房间的门是关着的,对吗?

12. 这是旅馆,对吗?

13. 这是医院,对吗?

14. 您穿的衣服是红 / 蓝色的,对吗? ("不"为正确)

15. 纸在火中会燃烧,对吗? ("不"为正确)

16. 每年中秋节在端午节前先过,对吗?

17. 您吃香蕉时先剥皮,对吗?

18. 在北京七月会下雪,对吗?

19. 马比狗大,对吗?

20. 农民用斧头割草,对吗?

21. 一斤面比二斤面重,对吗?

22. 木头在水里会沉,对吗?

最高分60分,患者分:_____

(二) 听辨认

分次将图3~7(图6为彩图,均略)放在患者面前说:"这儿有张图,请您指一下哪个是 　　　。"5s内正确指出计2分,超过5s正确指出计1分,无反应或错均为0分。身体左右指令必须侧向和部位均对才能计分,否则为"0"分

动作	<5″ 2分	>5″ 1分	0分	图画	<5″ 2分	>5″ 1分	0分	图形	<5″ 2分	>5″ 1分	0分
吸烟				钥匙				圆			
喝水				火柴				方			
跑步				梳子				三角			
睡觉				铅笔				螺旋			
摔倒				花				五星			
颜色	<5″ 2分	>5″ 1分	0分	数字	<5″ 2分	>5″ 1分	0分	家具	<5″ 2分	>5″ 1分	0分
红				7				窗户			
黄				15				椅子			
蓝				42				电灯			
绿				193				桌子			
黑				1 860				门			
身体	<5″ 2分	>5″ 1分	0分	身体	<5″ 2分	>5″ 1分	0分	身体	<5″ 2分	>5″ 1分	0分
耳朵				中指				右耳			
鼻子				胳膊肘				左眼			
肩膀				眉毛				左拇指			
眼睛				小指				右手腕			
手腕				拇指				左中指			

最高分90分　患者分：

（三）执行口头指令

"请您按照我说的做。"必要时可重复指令全句一次。

1. 把手举起来。2分

2. 闭上眼睛。2分

3. 指一下房顶。2分

4. 指一下门 /2 分，然后 /2 分再指窗户 /2 分。

患者面前按顺序放钥匙、铅笔、纸、梳子，告诉患者"看清这些东西吗？请您按照我说的做。"给指令前可以示范："如我说用钥匙指铅笔，就这样做。"做给患者看，注意每项做完，按原序放好。

5. 摸一下铅笔 /2 分，然后 /2 分再摸一下钥匙 /2 分。

6. 把纸翻过来 /4 分，再把梳子 /2 分放在纸上边 /4 分。

7. 用钥匙指梳子 /5 分，然后放回原处 /5 分。

8. 用梳子指铅笔 /5 分，然后交叉放在一起 /7 分。

9. 用铅笔 /2 分指纸一角 /4 分，然后 /2 分放在另一角处 /4 分。

10. 把钥匙 /2 分放在铅笔和梳子中间 /10 分，再用纸盖上 /6 分。

最高分80分　患者分：_____

三、复述

"请您跟我学,我说什么您也说什么。"如患者未听清,可以全句(词)重复。如有构音障碍,与自发语言相似且可听出复述内容正确按正确记。音位错语扣半分,每字一分。(录音)

(一) 词复述

题号	问题	满分	评分
(1)	门	1	
(2)	床	1	
(3)	尺	1	
(4)	哥	1	
(5)	窗户	2	
(6)	汽车	2	
(7)	八十	2	
(8)	新鲜	2	
(9)	天安门	3	
(10)	四十七	3	
(11)	拖拉机	3	
(12)	活蛤蟆	3	
总分			

(二) 句复述

题号	问题	满分	评分
(1)	听说过	3	
(2)	别告诉他	4	
(3)	掉到水里啦	5	
(4)	吃完饭就去遛弯	7	
(5)	办公室电话铃响着吧	9	
(6)	他出去以后还没有回来	10	
(7)	吃葡萄不吐葡萄皮	8	
(8)	所机全微他合(每秒2字速度,每字2分)	12	
(9)	当他回到家的时候,发现屋子里坐满了朋友	18	
总分			

最高分100分   患者分:_____

四、命名

(一) 视命名

分次出示实物或图3、图6、图7(略),问患者"这是什么?"

实物	反应	触摸	提示	实物	反应	触摸	提示	身体	反应	触摸	提示
铅笔				皮尺				头发			
纽扣				别针				耳朵			
牙刷				橡皮				手腕			
火柴				表带				拇指			
钥匙				发卡				中指			

图片	反应	提示	图片	反应	提示	图片	反应	提示
跑步			红			7		
睡觉			黄			15		
吸烟			黑			42		
摔跤			绿			193		
喝水			蓝			1 860		

最高分 60 分　患者分：_____

（二）反应命名,每正确反应 2 分

1. 晴天的天空是什么颜色？　　　　2. 春天的草是什么颜色？

3. 玉米粒是什么颜色？　　　　　　4. 煤是什么颜色？

5. 牛奶是什么颜色？　　　　　　　6. 太阳是什么颜色？

7. 看什么知道是几点了？　　　　　8. 天黑了什么使房间亮？

9. 您用什么切菜？　　　　　　　　10. 用什么点烟？

最高分 20 分　患者分：_____

（三）列名

"您试着说蔬菜（动物）的名称,比如白菜、萝卜是蔬菜,还有什么菜呢？"

蔬菜（或动物）（前半分钟）（后半分钟）

五、阅读

（一）视—读

"请您念一下这些字。"（图 8 略）（录音）

明　妹　肚　鸭　动　村　和　砂　睛　转

最高分 10 分　患者分：_____

（二）听字—辨认

"请您指出每行字中,我念的是哪一个"（图 9 略）每次只限指一个,指正确者 1 分,指两个以上无分,除非患者明确表示更正,按患者认为"对"的计分。

项目	选择项目				
47	17	74	14	47	407
水(田)	由	甲	申	电	田
(喝)水	永	水	本	木	术
成(功)	戊	成	戌	咸	威
唱(歌)	倡	昌	唱	畅	常
(棉)被	背	被	披	杯	倍

续表

项目	选择项目				
(铅)笔	币	必	笔	比	毕
(电)灯	登	灯	邓	瞪	等
(您)好	佳	良	棒	冠	好
坏(人)	次	差	坏	下	末

最高分 10 分　患者分：_____

（三）朗读—画匹配

"请您念一下这个词，再指出画上是哪一个"，如果读不出或读错，亦要求指。每正确朗读和配画各 1 分。（图 3~5、图 10~13，略）录音。

图画	朗读	配画	图形	朗读	配画	动作	朗读	配画	颜色	朗读	配画
钥匙			圆形			喝水			黑		
铅笔			方块			跑步			红		
火柴			三角			睡觉			黄		
梳子			螺旋			吸烟			绿		
菊花			五星			摔倒			蓝		

最高分　朗读 20 分。患者分：_____

最高分　配画 20 分。患者分：_____

（四）读指令，并执行

"请您读这个句子，然后照着做"（图 14，略）。如果读不出或朗读错误，仍要求按照句子的意思做。（录音）

内容	朗读	执行
(1) 闭眼	1	1
(2) 摸右耳	1	1
1　　2	3	3
(3) 指门，再指窗户		
2　　2	4	4
(4) 先摸铅笔，后摸钥匙		
3　　3	6	6
(5) 用梳子指铅笔，然后交叉放在一起		
总分	/15 分	/15 分

（五）选词填空

"请您从每句下四个词中选择一个正确的填空"（图 15~17 略）。在患者指出的词上画"√"。正确者计分，错误者计 0 分。

举例 1：树上有……针　叶　草　味"正确的应选哪一个呢？"如患者选错，可指出正确的字。

举例 2：小张在学校里教书，他是……

学生　电工　老师　朋友

内容	评分
1. 苹果是…… 　　原的　圆的　圆圈　方的	2
2. 解放军带…… 　　呛　枪　强　仓	2
3. 老王修理汽车和卡车,他是…… 　　清洁工　司机　机器　修理工	6
4. 孙悟空本领高强,会七十二变,若不是……,唐僧怎管得住他 　　想取经　紧箍咒　如来佛　猪八戒	10
5. 中国地大物博,人口众多,但是人均可耕地少,因此,应该珍惜…… 　　经济　水源　承包　土地	20

最高分 30 分　患者分:_____

六、书写

(一) 写姓名、地址:"请您写下您的名字、地址。"名字正确 3 分,地址正确 7 分。

最高分 10 分　患者分:_____

(二) 抄写:"请您照着这句话抄下来"。每写出正确字 1 分。

北京是世界文明的都市。

最高分 10 分　患者分:_____

(三) 系列书写 1~23

"请您从 1 写到 23。"检查者先写 1、2、3 示范,连续正确 1 字 1 分,漏、颠倒均无分。

最高分 20 分　患者分:_____

(四) 听写

1. 偏旁:每正确 1 分

立人,言,提手,走之,土

最高分 5 分　患者分:_____

2. 数字:前两位数字每正确 1 分,第三个数正确 2 分后两位数正确 3 分

7,15,42,193,1 860

最高分 10 分　患者分:_____

3. 字:每正确字 1 分

火柴的"火",铅笔的"笔",嘴唇的"口",方块的"方",黄颜色的"黄"

最高分 5 分　患者分:_____

4. 词:每正确字 1 分

梳子 钥匙 睡觉 跑步 五星

最高分 10 分　患者分:_____

5. 短句:每正确字 1 分,先念全句,如患者记不住,则写时再分步念

温暖 的 春风 吹绿 了 树叶

最高分 10 分　患者分:_____

(五) 看图写字

"这个图上是什么,请写下来"(彩图 18 略)。写到红、黄时提示是什么颜色,如因对图有误解,按误解写出正确字,给分,每项 2 分。

最高分 20 分　患者分:_____

（六）写短文

"请您写一下您现在怎么不好，要按句子写，也可给别人写信，说您现在的情况"。

计分要求意思、笔画和句法正确。

写病史（或短文）按照完成质量评 0~5 分。

0—无反应，或仅有线条；1—近似单个字，构字障碍，不表达信息；2—有关键词；3—短语，可表达信息；4—偶有构字障碍，或语法不对，有表达信息的完整句；5—正常。

（七）额叶功能：要求患者描绘以下图形（略），并继续照样画至纸的右边

七、结构与视空间

（一）照画图（略）

最高分 10 分　患者分：＿＿＿＿＿

（二）摆方块（略）

最高分 10 分　患者分：＿＿＿＿＿

八、运用

"现在请您做些动作，如招手叫人这么做"（示范）。每正确执行 2 分，模仿 1 分，用实物 1/2 分，如以手代工具则具体记录，并计 1/2 分。已执行按正确与否计分，不再模仿，模仿后（无论是否正确），也不用实物。

（一）面部

内容	执行	模仿	用实物
1. 咳嗽			
2. 吹灭火柴			
3. 鼓腮			
4. 用吸管吸水			

（二）上肢

内容	执行	模仿	用实物
5. 挥手再见			
6. 敬礼			
7. 刷牙			
8. 梳头			

（三）复杂

内容	执行	模仿	用实物
9. 请做划火柴（3 分）、点烟的动作（3 分）			
10. 请把信纸叠起来（3 分），放进信封（3 分），封好（2 分）			

最高分 30 分　患者分：＿＿＿＿＿

九、计算

检查者按图 19 逐个念算式给患者听或由患者自己看算式，患者可口头回答，如患者有口语表达障碍或感到困难时，可以从 4 个得数中指出一个，只能指一次，除非患者明确表示改正，按后一次计分。每正确回

答2分。

（一）加法：

5+4=	9	20	1	8
6+7=	12	13	52	14
9+3=	6	17	12	21

（二）减法：

6−2=	8	4	12	3
8−3=	5	11	24	16
11−7=	18	4	8	17

（三）乘法：

4×2=	6	2	8	1
6×7=	13	21	2	42
8×3=	5	11	24	40

（四）除法：

9÷3=	12	3	6	27
64÷8=	40	56	8	32
35÷7=	5	28	12	21

最高分:24分 患者分:_____

十、失语检查总结

姓名	性别	年龄	病历号
利手	文化	职业	检查日期
神志	合作	注意力	定向力
记忆	计算	运用	临摹
方块	额叶运动功能		

口语表达				命名				听理解			阅读						书写					
信息量	流畅性	系列语言	复述	视命名	反应命名	列名	是/否题	听辨认	口头指令	视读	听字辨认	字画匹配朗读	字画匹配理解	读指令执行朗读	读指令执行理解	填空	姓名地址	抄写	听写	系列书写	看图书写	自发书写	%
																							100
																							90
																							80
																							70
																							60
																							50
																							40
																							30

续表

口语表达						听理解			阅读						书写					
信息量	流畅性	系列语言	复述	命名		是/否题	听辨认	口头指令	视读	听字辨认	字画匹配	读指令执行		填空	姓名地址	抄写	听写	系列书写	看图书写	自发书写
				视命名	反应命名	列名						朗读	理解	朗读	理解					

20
10

CT:

失语诊断:

疾病诊断:

附表 3-3-3   西部失语症检查汉语版

Ⅰ. 自发言语

1. 信息量检查

用品: 问题 7 个;图画一幅(图 1);录音机一台,录音带若干;记录用纸、笔。

问题: ①你今天好吗?

②你以前来过这里吗?

③你叫什么名字?

④你住在哪里?

⑤你做什么工作?

⑥你为什么到这里来?

⑦请你告诉我,你在这画中看见些什么? 试试用句子说。

2. 流畅度、文法完整性和错语的检查

用品、问题同 1。

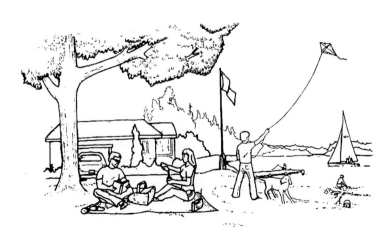

图 1   信息量检查用图

Ⅱ. 听理解

1. 回答是/非题

告诉患者他将要用"是"或"否"回答一些问题,若难于用言语或手势回答,可用"闭眼"表示"是"。在测验时如有必要可重申此说明。将患者实际回答的方式在相应项下打"√"。答对 3 分;经自我修正后正确者 3 分,如回答模棱两可,可再问一次,如仍模棱两可,给 0 分。

问题	正确答案	表达方式			评分
		言语	手势	闭眼	
1. 你叫张明华吗?	否				
2. 你叫李飞翔吗?	否				
3. 你叫(患者真姓名)吗?	是				
4. 你住在乌鲁木齐吗?	否				
5. 你住在(患者所住地点)吗?	是				
6. 你住在郑州吗?	否				
7. 你是男(女)人吗?	是				
8. 你是医生吗?	否				
9. 我是男(女)人吗?	是				
10. 这房间有灯吗?	是				
11. 门是关着的吗?	是				
12. 这是旅馆吗?	否				
13. 这是医院吗?	是				
14. 你穿着红睡衣吗?	否				
15. 纸能在火中燃烧吗?	是				
16. 3 月比 6 月先来到吗?	是				
17. 香蕉不剥皮就能吃吗?	否				
18. 七月份下雪吗?	否				
19. 马比狗大吗?	是				
20. 你用斧子割草吗?	否				

2. 听词辨认

将实物随机放在患者面前,若患者有偏盲要确保物品放在他完好的视野之内。向患者出示绘出的物体、形状、字母、数字和颜色的卡片,让他指向相应的物体,可重复出示一次。如患者指向一项以上的物体,给 0 分,自我修正后正确仍给 1 分,每项正确给 1 分,共 60 分。

①实物	②绘出的物体	③绘出的形状	④汉语拼音字母	⑤数字
杯子	火柴	正方形	J	5
火柴	杯子	三角形	F	61
铅笔	梳子	圆形	B	500
花	螺丝刀	箭头	K	1 867
梳子	铅笔	十字	M	32
螺丝刀	花	圆柱体	D	5 000
⑥绘出的颜色	⑦家具	⑧身体部分	⑨手指	⑩身体左右部
蓝	窗	耳	拇指	右肩
棕	椅子	鼻	环指	左膝
红	书桌	眼	示指	左踝
绿	台灯	胸	小指	右腕
黄	门	颈	中指	左肘
黑	天花板	额	右耳	右颊

3. 相继指令

在患者前方桌上按一定顺序放上笔、梳子和书,并向患者说"看看这支笔、这把梳子和这本书,我将要你按我说的去指出它们和用它们进行一些活动,""准备好了吗?"进行中若患者要求重复或表现出迷惑,可将整个句子重复一次。各部的评分在句子上方,总评分在右方,共 80 分。

指令	评分	指令	评分
举起你的手	2	用书指笔	8
闭上你的眼睛	2	用笔指梳	8
指向椅子	2	用书指梳	8
先指向窗,然后指向门	4	将笔放在书的上面然后给我	14
指向笔和书	4	将梳放在笔的另一侧,并将书翻过来	20
用笔指书	8		

Ⅲ. 复述

让患者复述下面的词和句子,然后记录答案。假如患者要求重复或者患者未听懂可重复一次。1~5 题以单词为单位,每复述对 1 个词给 2 分,6~15 题以单字为单位,每复述对一个单字给 2 分,假如复述不完全,有轻微的构音障碍或口语发音错误不扣分。词序错误或每一个语言性错误均扣 1 分。

内容	评分（最高）	内容	评分（最高）
1. 床	2	9. 62.5	10
2. 鼻子	2	10. 电话铃响	8
3. 烟斗	2	11. 他还没回来	10
4. 窗户	2	12. 糕点师傅们	10
5. 香蕉	2	13. 八路军炮	8
6. 雪人	4	14. 但是，仍然行	10
7. 45	4	15. 箱子装 60 瓶装修涂料	20
8. 95%	6		

Ⅳ. 命名

1. 物体命名

按顺序向患者出示物体让他命名，若无正确反应可让他用手摸一下物体，若仍无正确反应而物体名为一个词的，给予词的偏旁或部首提示，若为复合词，给予首词提示，每项不得超过 20s。每项正确给 3 分，有可认出的词素错误给 2 分，若同时需触觉和音素提示的给 1 分。

物体	反应	触觉提示	音素提示	评分
1. 枪				
2. 球				
3. 刀				
4. 杯				
5. 别针				
6. 锤子				
7. 牙刷				
8. 橡皮（擦铅笔字用的）				
9. 挂锁				
10. 铅笔				
11. 螺丝刀				
12. 钥匙				
13. 纸夹子				
14. 烟斗				
15. 梳子				
16. 橡皮筋				
17. 汤匙				
18. 透明胶纸卷				
19. 叉				
20. 火柴				

2. 自发命名

让患者在 1min 内尽可能多地说出动物的名称,若有迟疑时,可用"请想想马等家畜或老虎等野生动物"的方式给予帮助,在 30s 时可对他进行催促。除举例外,每种动物 1 分,即使有语义错语也给 1 分,最高分 20 分。

3. 完成句子

让患者完成主检者说出的不完整句子。每句正确 2 分,有音素错语给 1 分,合情合理的替换词按正确计分,满分为 10 分。

不完整句子		答案	不完整句子		答案
草是	的	绿	他们打架打得像猫和	一样	狗
糖是	的	甜或白	腊八是在农历	月	十二
玫瑰是红的,紫罗兰是	的	蓝紫			

4. 反应命名

让患者用物品等名字回答问题。每句正确 2 分,有音素错语给 1 分,满分为 10 分。

问题	答案	问题	答案
1. 你用什么写字	钢笔或铅笔、毛笔	4. 护士在哪里工作	医院
2. 雪是什么色的	白	5. 你在哪里买邮票	邮局、商店
3. 每星期有几天	7		

Ⅴ. 阅读

1. 句子的阅读理解

依次摆出要检查的句子,要求患者:"读出这些句子并将缺的词从给出的词中选一个最好的填进去。"如患者好像不明白可重复举例,让患者做例句。如患者做得不对,指出正确的答案并说:"举例来说吧,这里缺词,树有……车轮,叶子,草或火。"

问题	选择	评分
1. 雨是 。	蓝色的、湿的、金属、海	2
2. 士兵拿着 。	枪、射击、玩笑、食品	2
3. 老王修理汽车和卡车,他是一个 。	裁缝、机器、机械师、公共汽车	4
4. 教师每年秋季返回学校,他们教 。	树叶、孩子们、春天、书	4
5. 铁锹和锯是常用的工具,它们有的部分是用 做的。	农民、森林、金属、剪	6
6. 农民常种小麦、棉花和其他粮食,他们也生产 。	煤、拖拉机、蔬菜	6
7. 可利用的能量是比较多的,由于石油缺乏,许多国家开始改变能源,如 。	开水、银行、太阳能、经济	8
8. 泰坦尼克号是一个海洋班船,被认为不会沉没,但它与冰山碰撞并于 1912 年沉没,死了一千多人。假如没有 ,它就不会沉没。	失去动力、严重损坏、载旅客、往西航行	8

2. 阅读指令

依次将每张卡摆出并说:"请你读出声,然后照着要求做。"如果患者只作检查的这部分或那部分时,可重复要求。如只读指令的一部分或含有错语或只执行部分命令者给一部分分数。

指令	朗读	执行
举起你的手	1	1
挥手再见	1	1
闭上眼睛	1	1
用脚划一个十字	1	1
指椅子,然后指门	2	2
拿起铅笔,点三下,然后放回原处	3	3

注:假如 1 和 2 的总和是 50 分或大于 50 分,停止阅读检查,并用 100—2×(60—患者分)。假如 1 和 2 的和小于 50 分则继续检查

3. 书面单词与物品搭配

将物体无一定顺序地摆在患者面前,让患者指出与下列的词相应的物品,每一个正确答案给 1 分。

茶杯 梳子 铅笔 花 火柴 螺丝刀

4. 书面单词与画搭配

将图 2 放在患者面前,让患者依次指出与下列词相对应的画,每一个正确答案给 1 分。

花 火柴 茶杯 螺丝刀 梳子 铅笔

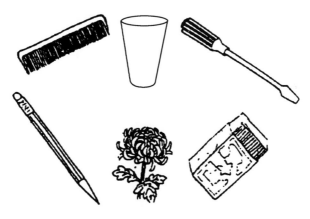

图 2 书面单词与画搭配

5. 画与书面单词搭配

让患者根据图 3~ 图 8 中的画,指出相应的词。每一个正确答案给 1 分。

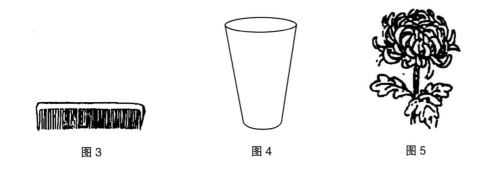

图 3　　　　　　　　图 4　　　　　　　　图 5

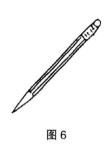

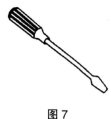

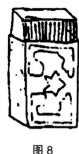

图 6   图 7   图 8

6. 口语单词与书面单词的搭配

将下列单词摆在患者面前,让他从每一横行的5个词中选出一个与所说的词同样的词,如"花是哪个词?"(4组中所问的词分别为花、桌子、皮革、窗户。)每一正确答案给1分。

塔	花	树	力量	花园
缆	寓言	桌子	椅子	衣服
钱	保姆	钱包	皮革	护士
柳树	窗户	草	门	冬季

7. 字母辨别

记录听词辨认中字母项的得分。如分数为3分或少于3分,用单个字母配对检查,让患者从下列字母中选出相同字母。每个字母1分。

$$J \quad F \quad B \quad K \quad M \quad D$$

8. 口头拼写,识别单词

让患者指出检查者口头拼写的词,假如患者不理解,举一个检查中没有的词作例子,每一个正确答案给1分。

没有   鼻子   锤子   狗   棕色   电话

Ⅵ. 书写

用白纸标上患者的名字和检查日期

1. 按要求书写

让患者写出他的名字和地址,每一个可认出的字或数字给1分,有拼写错误或语序错误扣半分,最高分6分。

2. 书写表达

摆出郊游风景画(图1),指导患者"就画中进行的事写一个故事",允许3min。假如患者只列单词时,鼓励书写句子。完整的描写给34分,有6个或6个以上单词的,每一个完整的句子给8分,不完整的句子或短句中的每一个正确单词给一分,每一个书写或语序错误扣半分;孤立的单词给1分,最多给10分,标点符号不计分。

3. 听写

让患者写出听到的句子:"把5打饮料装潢放进我的盒子。"假如患者记不住而句子中断时,该部分可重复一次。完整句子给10分,每一个正确单词给1分,每一个书写或语序错误扣半分。

注:假如1、2、3的分数达40分或40分以上,中止书写检查,写上2×患者所得分。按比例分配分。

4. 听写或看实物后写出

由检查者口述,让患者写出下列单词,假如患者不明白,向患者出示真实物品,用手势让患者写出它的名字。假如患者不能完成(不知道单词或根本不写)的话,用初始笔画或偏旁部首提示。听写正确或看实物后书写正确均给满分,经提示后书写正确给一半分。

枪 1　　　手表 2　　　鼻子 1　　　锤子 2　　　电话 2　　　螺丝刀 2

5. 字母表和数字

让患者写出拼音字母表,然后写出 0~20,即使顺序不对,每一个字母或数字给半分。

| 字母表 | 12.5 分 | 数字(0~20) | 10 分 |

6. 听写字母和数字

让患者写出以下每一个听写字母和数字,每一个正确字母给 0.5 分,每一个完整数字给 1 分。

| 听写 1 | D、M、J、B、F | 2.5 分 |
| 听写 2 | 5、61、32、700、1 867 | 5 分 |

7. 抄写一个句子的单词

让患者抄写下列的检查句子。假如患者可以用印刷体或手写体写出,则每一个正确的单词给 1 分,完整的句子给 10 分,错 1 个字母扣半分。

把 5 打饮料罐装碘放进我的盒子。

Ⅶ. 运用

告诉患者:"现在我让你做一些动作,尽量做好。"假如患者不能很好地完成指令,让他做模仿动作。假如仍不能完成,给患者实物。允许与正常动作有差异。指令执行正确给 3 分,近似正确或模仿动作正确者给 2 分,模仿动作近似或用实物做动作给 1 分。假如患者用身体的一部分代替物品给 2 分(如用手指做梳子梳头),最高分 60 分。

例:"吹哨",如患者噘起嘴但无声音,这个近似动作给 2 分;假如患者声明他不会做或噘嘴未吹,则做示范动作,假如患者噘起嘴,模仿动作近似给 1 分,假如不能呼气 0 分。

"请做一下闻花香的动作",假如患者做怪相或用嘴吸气,只给 1 分;假如模仿时动作有改善给 2 分;假如患者有花时才能闻,只给 1 分;假如患者用鼻子与花摩擦给 0 分。

	动作	指令 3	模仿 2	使用物品 1
上肢	握拳、敬礼、挥手再见、抓头、捻手指			
面部	伸舌、闭眼、吹哨、闻花、吹灭火柴			
道具使用	用梳子梳头、用牙刷刷牙、用汤匙吃东西、用锤子钉钉子、用钥匙开锁			
复杂综合动作	假装驾驶汽车、假装敲门和开门、假装叠纸、假装点烟、假装弹钢琴			

Ⅷ. 结构能力、视空间能力及计算力

1. 画画

让患者画下列物品(图 9),可以说:"你可以完成得更好些吗?"鼓励患者尽力而为。假如患者有困难,给他示范 10s,最高分 30 分。

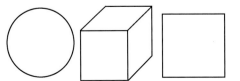

图 9

(1) 画圆:完整给 2 分,有弧形线段者给 1 分。

(2) 立方体:合乎透视画法,形状正确,给 5 分;一个角度不当扣 1 分。假如画出 9 条线,给 1 分。

(3) 方形:闭合的方形给 2 分;4 条线给 1 分。

(4) 钟:图正确,5 分;数字部分缺如或有错误,4 分;有全部数字但无指针,3 分;大部分数字缺如或在圆圈外,2 分;只有圆圈,1 分。

(5) 树:正确,3 分;对称,2 分;不对称,1 分。

(6) 房子:完整的透视,5 分;缺乏透视,4 分;遗失细节,3 分;近似物,2 分。

(7) 在纸上画一个人:完整对称,5 分;遗失身体一个部分扣 1 分;近似 1 分。

(8) 两分线:让患者在线段中点(或中央)作一记号,每偏离 5mm 扣半分。

2. 积木设计

将 4 块积木摆在患者面前:"你看这些积木,它们很相像。但有的面全是红的,有的面全是白色的,有的面一半红色,一半白色。现在我将这些积木摆在一起,让它们跟这张画一样(图 10)。先看我摆。现在你看着画用积木照着摆。"示范如何做,动作要慢,然后将积木顺序打乱,让患者用同样的积木做。如患者 90s 内不能完成,将积木打乱让他再做一次。假如患者第二次失败,继续给他看另一张画。每次摆积木后,打乱积木顺序。除了示范例子之外,不给患者表演如何做或试第二次。摆积木图形正确且 60s 内完成者满分;摆积木图形正确,完成时间延长(2min),2/3 满分;只将 4 个积木放在一起,1/3 满分。共 3 个图案,最高分 9 分。

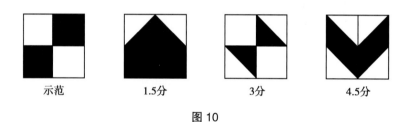

| 示范 | 1.5分 | 3分 | 4.5分 |

图 10

3. 计算

患者口头回答或指出正确答案,每题 2 分,最高 24 分。

加法	答案	减法	答案
5+4=	9,20,1,8	6−2=	8,4,12,3
6+2=	4,12,8,3	9−7=	16,2,5,63
4+3=	6,12,7,4	8−3=	5,3,24,11
乘法	答案	除法	答案
4×2=	7,2,8,6	8÷4=	12,2,32,4
5×3=	6,2,8,15	64÷8=	13,56,8,72
6×7=	2,11,42,25	18÷3=	4,21,15,6

4. 瑞文彩色测验(R、C、P、M)

按手册方法实施,最高分 37 分。每一正确答案给 1 分,如在 5min 或不到 5min 内完成者加 1 分。

第四节　交流能力评估

一、交流能力评估

(一) 交流的定义和分类

交流是信息互换的过程,已成为人们生活中不可缺少的内容。对于失语症患者,需要通过多种交流方式,最大限度地利用其残存交流能力,表达基本需求和渴望,以适应日常生活活动,改善他们的生活质量,对社会和家庭贡献一己之力。按照不同的标准,交流方式有不同的类型表现,在失语症患者中,常用的交流方式有以下几种:

1. 语言交流和非语言交流　交流按信息载体的不同大致可以分为语言交流和非语言交流。语言作为交流的载体,是一种社会行为,具有复杂性和随机性的特点。语言交流是指信息、思想、感情、需求以及愿望等的相互交换,它包括编码、传递以及解码信息等一系列过程。语言交流行为又被称为言语行为或交际能力,指说话人通过语言来传递交往意图的行为,语言交流的各个环节都伴随着复杂的心理活动。非语言交流在人类的交流活动中也起了关键的作用。失语症患者由于不能说话或听不懂别人说话,语言交流有很大局限性,为了解患者的生理、心理状况,减轻其身心痛苦,帮助患者创造最佳心身状态,促进康复,非语言交流对失语症患者有着极其重要的作用。非语言交流包括了人的体态、仪表为载体的无声信息传递、情感沟通,包括人际交流中的动作、眼神、表情、姿势等,是人内心感情的真实流露。非语言交流除了能够辅助有声语言外,还具有较强的表现力、吸引力和感染力。

2. 直接交流和间接交流　交流按信息传递路径可以分为直接交流和间接交流。直接交流包括面对面交谈、演讲、授课等,是一种不需要媒介而直接传播信息的交流方式,使得信息的传播及时、自然且真实,是交流中最主要的一种方式。间接交流即包括了电话、互联网等中间媒介的交流方式,使得交流对象得到增多,交流内容得到丰富。

3. 单向交流和双向交流　交流按发送者与接收者的位置可以分为单向交流和双向交流。单向交流是指信息仅从发送者流向接收者。比如:下命令、作报告等。双向交流是指交流双方互相传递信息,比如:讨论、谈心等。医患之间进行双向交流,可以使双方信息得到及时的反馈,有利于双方情感的建立,减少摩擦和冲突域,更好地促进康复效果。

(二) 交流在康复中的重要性

交流是发展人际关系的基本平台,交流能力是人际交往的基本技能。通过交流,能够使双方沟通和理解,彼此产生平等与信任的人际关系。同时,交流需要参与者具有共同的认识、态度、情感和能力,并且能够遵守共同的交谈规则,互相尊重彼此的人格、观点和观念,从而进行平等、自由且公正的沟通,最终形成充分的友谊和信任。交流普遍应用于生活在社会中的人与人之间,交流是成功康复的必要条件。但对康复工作来说,沟通却有着特殊的意义。

失语大多由脑部疾病引起,根据失语症的不同类型,患者的交流障碍可能包含词汇量减少、找词困难、持续言语、缺少相关性、丧失对话题的追踪和注意力分散。由于存在上述交流障碍,患者会出现自卑、焦虑、急躁易怒、抑郁等心理状态,常常沟通不畅难以接近,康复治疗小组往往无法确定患者关于康复治疗方案的决定及观点,医患之间不能对康复治疗计划达成共识。因此,对于失语症患者交流的时机越早越好。Irina 等建议,采取的综合语言干预措施和有效的训练,从疾病早期就应该开始实施,这是进行非药物治疗期间必需且有效的措施,包括与患者的沟通。李均娥等认为有效的沟通交流应同时包括信息交换和情感支持两个方面。医务工作者与患者之间应相互信任、相互了解,沟通与交流信息。这种交流不同于一般的交流,它是以患者为中心,属于感性关怀和治疗康复及提高生活质量方面的交流。

在临床康复实践中,不仅需要通过语言或非语言表达了解患者的需求,还应努力为患者创造安全的康复训练环境,理解患者的处境,鼓励患者战胜疾病,亲切交流并使患者清楚地意识到问题的重要性。交流的最终目的在于帮助患者提高对自身疾病的认识了解,提出对康复工作的要求和意见,以便从中总结经验教训,进一步提高康复效果。

（三）交流能力评估原则

1. 交流手段多样化的原则　可以是口语、书面语、手势、绘画、肢体表达等。

2. 注重平等交流的原则　患者与治疗师在交流时应处于同等地位,交替会话。

3. 注重交流的原则　活动训练的语境要接近实际生活,以引发患者的自发交流反应。

4. 强调反馈的训练原则　训练时,治疗师要给予患者适当的反馈,促进患者表达方法的修正和改进。

5. 注重交流策略的原则　训练计划应包括促进运用交流策略的训练,使患者学会选择适合不同场合及自身水平的交流方法。

（四）评估注意事项

1. 评估前向患者及家属说明目的和方法,以取得理解和配合。

2. 评估的时间尽量缩短,不引起患者疲劳。

3. 为保证评估的准确性,对同一患者的评估自始至终由同一治疗师进行。

4. 评估时要给予足够的尊重,使患者尽量放松。

5. 评估的环境要安静舒适,避免吵闹,以免影响评估结果。

二、功能性交往能力测验

（一）改良的功能性交往能力测验

改良的功能性交往能力测验(reversed functional communication profile,RFCP)设计的目的是了解患者交往障碍所带来的实际后果。测试量表并不局限于口语表达,在个体多样性和交流的一些独特性方面具有优势,其测试项目满足美国联邦法规。测试量表强调完整的个人交流能力、交流方式(如语言、手势、非语言的辅助沟通系统等)和独立性程度等。选择适合年龄的刺激材料和项目,建议材料包括日常生活活动中常用的物品(如:餐具、美容用品、家具)、照片、噪声制造者、彩色积木和图片交流符号等。通过直接观察,语言治疗师与患者进行一对一的测试,对每个评价项目的患者的表现进行评分,评估和评价患者的主要失语类别、损伤的严重程度、发生频率、沟通交流方式、独立性与协助程度、表现质量以及残存功能等。它根据患者患病前的日常生活交往能力,对现有的能力进行评分。100% 表示正常操作能力,50% 表示目前的操作能力是患病前的一半。在自然交际场合,以正式对话的方式,观察患者的语言理解、动作、阅读和各种行为。测试时间通常保持在 45~60min。

其测验内容包括以下几个方面:

1) 感觉 / 运动:听觉、视觉、粗大运动、精细运动。

2) 注意力:注意广度、警惕性、反应水平、合作和意识水平。

3) 接受性语言:语言和非语言的理解和基本概念,对图片和物体的兴趣,跟随命令,对物体和二维的识别。

4）表达性语言：语言及非语言交流方式及交流形式、自我表达的质量、客体的使用和互动、因果关系、词汇、语法和短语长度。

5）实用/社会语言：交流的目的；提问技能；会话技巧；话轮转换；主题的选择、维持和细化；适当的沟通；阅读/素养；写作/拼写；记忆。

6）说话：声音的语音可解性、语音识别和运动模仿。

7）声音：声音响度、声音质量及音高。

8）口头表达：嘴式呼吸、流口水、吐舌和吞咽/饮食。

9）流畅性：流畅度、说话速度、节奏和语调。

10）非口头交流：使用符号语言、二维表达、对/错、精细运动能力以及当前辅助或替代通信系统的有效性。

（二）中国式功能性交往能力测验

根据脑卒中后失语患者特点，我国文化生活方式和语言习惯的具体情况，选用与其家庭社会生活有较密切关系，具较强代表性的项目内容，并以功能实用为主。王小荣、卓大宏等人在1992年就设计了一套用于检测脑卒中后失语患者功能性语言沟通能力的方法该检测法——中国式功能性交往能力测验（Chinese functional communication profile，CFCP），如表3-4-1所示。包括5个部分：说、理解、读、写和其他。分测验共25项。应用该检测法能评定脑卒中后失语患者的日常生活语言沟通能力，以指导患者语言的恢复。

表 3-4-1　中国式功能性交往能力测验（CFCP）的测验方法

1. 回答问题：请患者说出自己名字、年龄、地址、患病前的工作、目前身体状况。正确者各得2分。

2. 命名：请患者说出检查者出示的5件日常用品，正确者各得2分。

3. 复述：请患者跟着说出句子长度逐渐增加的5句日常用语，正确者各得2分。

4. 自动语序：①数1~20，正确者得6分；②数星期一~星期日，正确者得4分。

5. 时间方向：说出一些生活习惯的时间，正确者5分；辨别所处位置方向，正确者得5分。

6. 声音：放录音，让患者辨认鸟鸣、汽车叫、钟响、锣鼓声、吹号，正确者各得2分。

7. 图片：听呼名后指图（洗脸、刷牙、倒水、看书、打电话），正确者各得2分。

8. 实物：听名字后分别指出5件对应的常见物品，正确者各得2分。

9. 执行指示：发出由开始为一个动作指令，至包含连续3个日常动作指令，让患者执行，正确者得10分，少一个动作扣10分。

10. 会话：与患者、家属一起，谈谈其生活打算、兴趣。患者能积极参与，能理解与被理解表达的意思者得10分。

11. 广播：听一小段新闻后，患者能正确理解者得10分。

12. 单词：正确朗读出示的5组常用单词者得2分。

13. 挂号纸：出示医院看病用的挂号纸，患者能理解其内容，正确者得10分。

14. 路标：患者是否能理解所出示路标的街名、所要去的方向与街名，正确者得10分。

15. 标题：请患者朗读10~20个字的报纸标题，正确者得10分。

16. 电视节目报：患者是否理解节目时间、名称、电台名，正确者得10分。

17. 报纸:请患者朗读一小段报纸,正确者得 10 分。

18. 抄写:5 组常见单词,正确者各 2 分。

19. 听写:常用词组 5 个,正确者各 2 分。

20. 自发书写:患者自己姓名,正确者 4 分;数字 1~20,正确者 6 分。

21. 书面表达个人要求:请患者书写出对医生、家庭或单位有何要求,能正确表达其意义者 10 分。

22. 用钱:①认识现钞,正确者 4 分;②模仿商店购买食品、书,并付钱,正确者 6 分。

23. 计算:5 组较简单的加、减、乘、除,正确者各得 2 分。

24. 模仿动作:①张—闭嘴、伸—缩舌、用手拍肩②微笑、吃饭,正确者各得 2 分。

25. 问候:打招呼、问候他人,正确者 10 分。

使用 CFCP 时的注意事项:

1. 从脑卒中后失语患者的日常生活交流、沟通交流的实际需要出发拟定检查项目。

2. 分类检测了解其残存交流能力范围。

3. 设计不同的等级,并经量化计分处理,将患者沟通能力数量化。

4. 根据患者在检测时的情况确定相应的指导语或提示,以尽量测出患者用各种方法而表现出来的交流能力。

5. 尽可能避免检测时对患者的心理因素影响。

6. 检测时间不宜太长,可在 30~60min 内完成。

7. 可以分段测验。

8. 测量中观察患者的身心反应,以便作出必要的调整。

9. 经过重复测量,能反映其交流技能水平变化与再训练的效果。

10. 尽量减少智力及教育程度对测验表现的影响。

三、日常生活交往活动检查

(一) 日常生活交流能力检查

日常生活交流能力检查(communicative abilities in daily living test,CADL-T)由 Holland 在 1980 年提出,包括 68 项体现每天语言活动的项目,日本版将其简化(表 3-4-2),评分包括 22 项(共 34 个亚项)日常生活交流活动,每一个亚项满分为 4 分,总分为 136 分。主要采用实际的生活用品进行刺激,重点评价患者在日常环境中,如到诊所看病,或去商店买东西,采取任何可能的方式传递信息的能力。对失语症患者的日常生活交流能力得出客观的结果并能指导检查后的语言训练。评分以是否具有实用性为标准,在语言治疗师与患者相互自然交流中观察实用性传递功能的有无及水平,同时还能捕捉到交流中各种对应策略(代偿反应、自我纠正等)的线索,便于治疗师从治疗的角度出发,根据交流的实用性进行分类,分析功能障碍的代偿办法,指导和训练患者,使之能建立最有效的交流方式。反应按 3 分制计分,即错误、尚可、正确;日本版按 5 分制计分(4 分为与家属以外的人交流时,可做出适当的反应;3 分为与家属以外的人交流时,超过 3~30s 才做出适当反应;2 分为与家属以外的人交流时,给予提示或反复刺激方可作出适当反应;1 分为与家属以外的人交流时,给予提示或反复刺激后,仍需 3~30s 才可做出适当反应;0 分为回答完全错误),如表 3-4-2 所示。侧重检查失语症患者日常生活交流能力,对每个项目的反应分为正确、恰当和错误。分数越高交流能力越好,对评价康复后的交往能力在实际中的应用是有价值的。

表 3-4-2　日常生活交流能力检查量表(日本简化版)

患者姓名:　　　　　　　　性别(男女):　　　　　　　年龄(　岁):

检查日期:　　　　　　　　临床诊断:　　　　　　　　语言诊断:

检查所需时间:　　　　　　学历:　　　　　　　　　　职业:

发病日期:　　　　　　　　利手:　　　　　　　　　　麻痹侧:

检查顺序	检查项目	检查内容	评分	0	1	2	3	4
1	1	适当的问候						
2	2-(1)	介绍自己的情况(姓名)						
3	2-(2)	介绍自己的情况(住址)						
4	2-(3)	介绍自己的情况(年龄)						
5	2-(4)	明确表示是与不是						
6	3	反问(要求重复询问)						
7	4	谈谈自己的病情						
8	5-(1)	填写门诊病历(姓名、年龄、住址)						
9	5-(2)	填写门诊病历(主要症状)						
10	5-(3)	填写门诊病历(抄写病历号)						
11	6-(1)	阅读医院的标识(门诊、住院部)						
12	6-(2)	阅读医院的标识(药剂科)						
13	7	按定量服药						
14	8	买车票						
15	9	识别楼层						
16	10-(1)	购物(选择商品)						
17	10-(2)	购物(判断价格)						
18	10-(3)	购物(计算零钱)						
19	11	看菜单点菜						
20	12-(1)	问路(向警察问路)						
21	12-(2)	问路(理解路线顺序)						
22	13	理解指令						
23	14-(1)	挂电话要出租车(拨号码)						
24	14-(2)	挂电话要出租车(要车)						
25	15	查电话号码						
26	16-(1)	接电话(接电话)						
27	16-(2)	接电话(记录电话)						
28	17	对时刻拨表						

续表

检查顺序	检查项目	检查内容	评分	0	1	2	3	4
29	18	报告时间						
30	19-(1)	阅读电视预告表(选择节目)						
31	19-(2)	阅读电视预告表(选择频道)						
32	20	阅读报纸						
33	21	听天气预报						
34	22	量的概念						
			总分					

(二)日常交往活动记录

日常交往活动记录(communicative activity log,CAL):有助于获取患者日常交际行为的相关信息。CAL包括患者自评和临床医生评价两个版本,每个版本均包括语言输出和语言理解项。盲法试验中医生需要了解的CAL项目如表3-4-3所示。

表3-4-3 日常交往活动记录(CAL)　　　　　　　　　单位(分)

问题	得分					
	从不(0)	几乎从不(1)	很少(2)	有时(3)	经常(4)	非常频繁(5)
1. 患者是否经常与某个亲戚或好朋友交际?						
2. 患者是否经常与一群朋友或亲戚一起交际?						
3. 患者是否经常与外国人交际?						
4. 患者是否经常与一群陌生人一起交际?						
5. 患者是否经常在办公室、商场或公共场所(邮局、肉铺等)?						
6. 患者是否经常打电话?						
7. 患者是否经常收听电台或电视新闻?						
8. 患者是否经常看报纸?						
9. 患者是否经常写便条?						
10. 患者是否经常进行简单的算术运算?						
11. 患者是否经常在压力下进行交际?						
12. 患者是否经常在轻松无压力的情况下进行交际?						
13. 患者是否经常在疲惫时进行交际?						
14. 患者是否经常就事件发表讲话或报告?						
15. 患者是否经常提问题?						
16. 患者是否经常回答他人提出的问题?						
17. 患者是否经常进行口头批评或口头表达不满?						
18. 患者是否经常口头回应批评?						

(三) 微小版日常交往活动记录

微小版日常交往活动记录(mini-communicative activity log,mini-CAL):是 CAL 的缩短版本,被用作一个主观的测量工具来显示失语症患者交流的流畅性(定性)、言语使用的频率(定量1)及误解的频率(定量2)。mini-CAL 是一份 16 个问题的调查问卷,评估患者每天的交流质量和交流数量,内容包含以下 4 个方面的交流能力:家庭成员、陌生人、电话和应激情况。每个问题均为 6 点评分,总分 = 定性 + 定量1+ 定量2,满分为80分,由患者家属对患者的交流行为进行评估110分,如表 3-4-4 所示。

表 3-4-4　改良的微小版日常交往活动记录(mini-CAL)　　　　　　　　　(0~5 分)

问题	得分					
	从不 (0)	几乎 从不(1)	很少 (2)	有时 (3)	经常 (4)	非常 频繁(5)
交流的流畅性(定性)						
1. 你与朋友或家人交流是否顺畅?						
2. 你能否很好地理解这位朋友或家人?						
3. 你与陌生人交流是否顺畅(比如在商场里)?						
4. 你能否很好地理解这位陌生人?						
5. 你打电话交流是否顺畅?						
6. 你能否很好地理解与你通电话的人?						
7. 你在压力环境中能否顺畅的交流?						
8. 你在压力环境中能否很好地理解他人?						
定性得分						
言语使用的频率(定量 1)						
1. 你是否经常与朋友或家人交谈?						
2. 你是否经常与陌生人交谈(比如在商场里)?						
3. 你是否经常打电话给别人?						
4. 你是否经常在压力环境中交际?						
定量 1 得分						
误解的频率(定量 2)						
1. 在与朋友或家人交谈时,你是否经常误解他们?						
2. 在与陌生人交谈(比如在商场里)时,你是否经常 误解他 / 她?						
3. 你在打电话时是否经常误解别人?						
4. 你在压力环境中是否经常误解别人?						
定量 2 得分						
总得分:定性 + 定量 1 得分 + 定量 2 得分 =						

四、美国言语语言听力协会交流技能的功能性评价

在人与人的交往过程中,言语和非言语的交际内容都起着很大的作用,功能性评价着重了解被试者是否能正常沟通,而不是他的缺陷。美国言语语言听力协会交流技能的功能性评价(American Speech-Language-Hearing Association functional assessment of communication skills,ASHA-FACS),如表 3-4-5 所示。该量表具有数量和质量量表,它包括日常生活活动的四个方面,评价患者完成这些活动的能力:社会交往(如打电话交流信息)、基本需求的交流(如紧急事件的反应)、读写和数字概念(如理解简单标志)和日常生活计划(如旅游)。该评价具有较好的信度和效度。

表 3-4-5　美国言语语言听力协会交流技能的功能性评价及重要等级量表

社会沟通	重要等级				
	5	4	3	2	1
1. 说出熟人的名字					
2. 索取他人的信息					
3. 说明某件事的做法					
4. 表达同意 / 不同意					
5. 在电话上交流信息					
6. 参与群体交谈					
7. 回答是非问题					
8. 听懂口头指令					
9. 理解意图					
10. 对轻松愉快的评论报以一笑					
11. 听出非字面意思并加以推论					
12. 在嘈杂或分心的环境中听懂谈话内容					
13. 听懂电视和收音机上的内容					
14. 看懂面部表情					
15. 听出说话的语气					
16. 主动与他人沟通					
17. 在交谈中补充话题信息					
18. 在交谈中转换话题					
19. 适应交谈对象的话题转换					
20. 意识到自己的沟通错误					
21. 纠正自己的沟通错误					

续表

基本需要的沟通	重要等级				
	5	4	3	2	1
22. 认出熟人的面孔					
23. 听出熟人的声音					
24. 表达强烈的好恶					
25. 表达自己的感觉					
26. 在必要时请求帮助					
27. 表达自己的需求或希望					
28. 在紧急情况下做出反应					

读、写及数字概念	重要等级				
	5	4	3	2	1
29. 看懂简单的标志					
30. 使用常见的参考资料					
31. 看懂书面指令					
32. 看懂基本的印刷材料					
33. 印 / 写 / 打名字					
34. 填写简短的表格					
35. 写留言					
36. 看懂带数字的标志					
37. 做基本的现金交易					
38. 看懂简单的计量单位					

日常计划	重要等级				
	5	4	3	2	1
39. 知道时间					
40. 拨打电话号码					
41. 如期赴约					
42. 为了跟时间有关的活动使用日历					
43. 看地图					

五、每日交往需求评价

每日交往需求评价(everyday communication needs assessment)包括对话和一个问卷,对

话评价个人的交往需要,问卷评价社会支持和观察。该评价量表要求在个体的自然环境中评分,可以反映失语症患者与非失语症患者之间的区别,评价失语症患者真正的需求,从而做出相应的康复措施。但是这个评价体系在国内外的研究报道较少,尚未真正投入使用。

(朱红梅)

参 考 文 献

[1] 杨涓,熊晓雯.《中国康复研究中心汉语标准失语症检查量表》在客家语失语症患者的应用研究[J].中国康复,2014,29(5):331-332.

[2] 王小丽,崔刚,李玲,汉语后部失语患者语言障碍个案研究[J].中国康复医学杂志,2017,32(4):402-418.

[3] 陈卓铭,汉语语言心理加工与失语症评估[J].中国康复医学杂志,2015,30(11):1091-1094.

[4] 张彬侯,宇峰.脑卒中患者失语症研究进展[J].中国老年学杂志,2014,34:1435-1436.

[5] 林润,陈锦秀,冯木兰,等.脑卒中失语症患者生活质量量表汉化及信效度测评[J].中华护理杂志,2013,4,48(4):349-351.

[6] 阿依夏木·阿布都力木,席艳玲,吐尔逊·沙比尔.双语失语症康复治疗的现况[J].中国康复,2014,29(5):343-345.

[7] 王新德,蔡晓杰."汉语失语症检查法(草案)"用于健康人测验的结果分析[J].中华神经科杂志,1996,4:50-52.

[8] 高素荣.汉语失语检查法及CT图像标准化和汉语失语症的研究[J].医学研究通讯,1994,5:27-28.

[9] 高素荣.汉语失语检查法的临床应用(199例卒中后失语)[J].卒中与神经疾病,1996,2:57-60.

[10] 高素荣.失语症(第2版)[M].北京:北京大学医学出版社,2006:593.

[11] 曹京波,赵纯,金昱,等.失语症的常用评价方法[J].中国临床康复,2006,18:139-141.

[12] 王荫华.西方失语症成套测验(WAB)介绍(一)[J].中国康复理论与实践,1997,2:87-89.

[13] 王荫华.西方失语症成套测验(WAB)介绍(二)[J].中国康复理论与实践,1997,3:135-140.

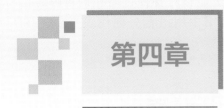

第四章

失语症的言语 - 语言治疗

一、基本概念

基本概念部分需要明确以下几个基本概念：包括言语和语言，同时要注意两个概念之间的区别和联系。

（一）言语

言语（speech）是音声语言（口语）形成的机械过程。为使口语表达声音响亮、发音清晰，需要有正常的构音器官结构和与言语产生有关的神经、肌肉的活动。言语是个体运用语言产生话语的行为及其产生的话语，可看作语言的执行部分。当这些结构以及相关的神经或者肌肉发生病变时，就会出现说话费力或发音不清，甚至完全不能发音。因此，言语障碍是指言语发音困难，嗓音产生困难，气流中断，或者言语韵律出现困难。代表性的言语障碍为构音障碍，临床上最多见的构音障碍是脑卒中、脑外伤、脑瘫、帕金森病等所致的运动性构音障碍，另外，较常见的是由于构音器官形态结构异常所致的器质性构音障碍，其代表为腭裂。从临床的角度看，虽然单纯的言语障碍只涉及口语，其他模式是正常的，但中至重度的言语障碍同样给人们的交流带来严重的困难，患者在一些疾病的晚期如肌萎缩侧索硬化、多发性硬化等甚至丧失了发音和说话的能力。

（二）语言

语言（language）是指人类社会中约定俗成的符号系统。人们通过应用这些符号达到交流的目的。包括对符号的运用（表达）和接受（理解）的能力，也包括对文字语言符号的运用（书写）、接受（阅读）以及姿势语言和哑语。语言是代码系统，是音义相结合的词汇和语法的体系。语言障碍是指在上下文中口语和非口语的过程中词语应用出现障碍。代表性的语言障碍是脑卒中和脑外伤所致的失语症和大脑功能发育不全所致的语言发育迟缓。从临床的角度看，语言障碍往往涉及多种语言模式,影响到语言在大脑的加工和产生,所以语言障碍对人们生活和工作的影响更大,致残率也较高。

"言语"和"语言"的区分主要是为了语言治疗人员能够对各种言语和语言障碍正确理解和准确地制订康复治疗计划。为简化用词,本书中用语言一词代表"语言"和"言语"。

二、治疗条件及要求

为了达到最佳治疗效果,要设法创造可能的条件,但并不要求所有语言治疗都要机械地去苛求条件。

(一) 训练场所

1. 根据患者病情选择床边或训练室　对于脑血管病急性期或脑外伤患者及个别重症患者在病情许可时,可以在床边进行训练。当患者可以借助轮椅活动时,可到训练室进行治疗。成人治疗的房间不要太大,一般 10m² 即可,要能放下语言训练治疗桌、电脑、一张床、装教材的柜子,能进轮椅即可。

2. 训练室内避免过多的视觉刺激和听觉刺激　大部分语言障碍患者患有脑损伤,其注意力极易分散,也极易疲劳,要尽量避开视觉上的干扰;训练室内要简洁、安静、井然有序,墙壁上不要贴多彩的画报,语言训练治疗桌要放在明亮之处。另外,语言障碍患者说话音量一般都不大,语言欠清晰,在有噪声的环境下表达比较吃力;噪声情况下患者的注意力容易分散,心理承受会出现问题,所以最理想的是在有隔音设施的房间内进行。

(二) 形式

原则上以一对一训练为主,有时要进行小组训练或集体训练。

1. 一对一训练　根据患者的具体情况,如病症的程度、障碍的侧重面、残余语言功能等,制订出个人训练计划和具体的语言训练内容,除了语言功能训练之外,还要进行实际日常生活交流能力检查(CADL-T),其特点是使治疗更有针对性。

2. 小组训练或集体训练　将各种类型及不同程度的语言障碍患者召集在一起,以小组的形式进行语言治疗。其特点是能够改善语言障碍患者对社会的适应性,减少焦虑不安、二次性障碍问题,在心理方面、情绪方面、人际关系方面等起到积极的作用。另外,通过集体训练,重症患者可以从轻症患者身上看到希望与信心,会为其将来回归家庭与社会打下基础。也可以请心理治疗师、作业治疗师、社会工作者一起参加,这种训练可以增加患者的自信心和兴趣。

(三) 治疗次数和时间

失语症的治疗次数可以根据治疗师和患者人数而定,每天的训练时间由训练者以及诊治患者人数决定,但至少应保证 0.5~1.0h,重症可以是 15~20min;住院患者一日一次或每周3~5 次,门诊患者可以间隔长一些时间。语言治疗尤其是检查时间最好安排在上午,患者下午的耐受力较上午差。此外,患者在训练期间精神较为集中,时间稍长会感到疲劳,在训练上要随时观察患者的身体情况,以防出现意外或原发疾病再次复发等情况。

(四) 卫生管理

训练时训练者会经常接触患者的身体和唾液,所以一定要预防各种传染病,手指有伤时要特别注意,训练前后要洗手,训练物品要定期消毒,直接接触患者口腔或皮肤的检查训练物品,要尽量用一次性的。

三、训练原则

(一) 总的训练原则

1. 准确评定失语症　治疗前要对患者进行标准的失语症评定,掌握患者是否存在失语症、类型及程度,以便明确治疗方向。

2. 综合训练,注重口语及交流　如果患者听、说、读、写口语和书写语言有多方面的受损,要进行综合训练,但治疗重点和目标应放在口语康复训练及实际交流能力的建立上。应从提高患者的听理解开始,随着患者听理解的改善,将重点转移到表达方面的训练上来,对一些重度患者要重视读和写的训练,因其语言模式的改善对口语恢复会有促进作用。

3. 因人施治,循序渐进　可从患者的残存功能入手,逐步提高其语言能力。治疗内容要适合患者文化水平及兴趣,先易后难,由浅入深,由少到多,逐步增加刺激量。

4. 注重患者心理反应　当治疗取得进展时,要及时鼓励患者,使之坚定信心。患者精神饱满时,可适当增加难度,情绪低落时,应缩短治疗时间或做些患者感兴趣的训练或暂停治疗。

5. 必要的家庭指导(重视语言环境问题)　医院的训练时间有限,要经常对患者家属进行必要的指导,使之配合治疗,效果更佳。另外,要让患者的家庭创造一个好的语言环境,以利于患者语言的巩固和应用。

6. 对有多种语言障碍的患者,要区别轻重缓急,分别治疗。一些患者在有失语症的同时可能伴有构音障碍,需要注意构音器官和发音清晰度的治疗。

(二) 不同时期训练原则

1. 急性期的训练原则　训练开始时机越早越好,急性期病情许可时,患者可以耐受训练 15~20min 即可在床边开始。训练在隔音设施的房间内进行,避开视、听上的干扰,以一对一训练为主,有时可进行集体训练,以增加患者的自信心和兴趣,每周 3~5 次。

2. 亚急性期的训练原则　失语症发病 3~6 个月是失语症恢复的高峰,应按照急性期训练方法继续加强训练。

3. 慢性期的训练原则　失语症发病 2~3 年后的患者,经过训练也可以有不同程度的改善,应坚持训练,以达到较好的康复效果。

(三) 不同类型训练原则

1. 命名性失语的训练原则　可用生活中常用的物品给他看,并说出名称和用途,循序渐进到用生活中较少见的物品,同时还要注意反复强化已掌握的词汇。

(1) 词汇方面的训练:在训练单词水平的理解时,要不断扩大词汇量,对训练用词要进行选择,不仅要遵循由易到难、由高频度词到低频度词的原则,还要考虑到患者日常生活的需要,特别是重度失读患者,这一点更应给予注意。

(2) 阅读理解训练:失读的治疗,应集中在训练阅读理解的技能上,在大脑损伤后,当存在口语障碍和理解障碍时,朗读应视为次等重要的训练课题。

(3) 连续训练并不断增加训练材料的难度:随着患者阅读水平的提高,应经常变化训练的课题、材料的复杂性和困难的程度。

(4) 重视功能训练:在维持语言功能方面,应改变对言语技巧细节的过分注意,而重视言语的实际应用。在治疗时,要考虑到治疗刺激的选择,也要考虑到治疗的环境。

(5) 根据障碍程度选择治疗方法:重度失读予以图片与文字的匹配(日常物品,简单动作)训练;中度失读予以较复杂的动作图与文字匹配、情景画与句子的匹配、执行简单的书写命令、读短文回答问题训练;轻度失读予以较长和较复杂书写命令的执行,读长篇文章或故事,然后回答问题。

2. Broca 失语的训练原则

(1) 理解的训练:这种患者听理解虽非主要障碍,但也经常出现问题。改善的训练方法:是让患者根据简单的说明指出画中相应的内容;执行简单的指示,特别是含有时间和空间关系的指示;修改描述图画时表达有错误的句子等。

(2) 表达的训练

1) 言语表达的训练:表达障碍的患者因存在言语声音的收集功能低下,应再建言语表达能力。方法是通过逐个地训练音素、字和词汇,最后结合成句子。先训练患者容易发出的音,如元音 "a" 及辅音 "b、p、m",可以利用压舌板帮助患者使其发音准确,还可以对着镜子进行训练,有利于调整发音。

2) 发音灵活度的改善:对于发音缓慢、费力的患者,可以让其反复练习发音,如发 "pa、pa、pa" "ta、ta、ta" "ka、ka、ka",然后过渡到发 "pa、ta、ka",反复练习。

3) 命名训练:命名障碍是非流畅性失语极为常见的表现,这是由于对物品的视觉形象与对物品的知识、语言之间的联系中断所致。具体的训练可以采取命名性失语的提示方法,如采用手势、描述、提示词头音,以及利用上下文的方式进行提示,往往可以获得满意的结果。

4) 描述和讲述训练:选用表现活动和动作的以及具有一定内容的图片,让患者进行描述;还可以给患者读一段新闻或小故事,由患者来讲述其中的内容。

5) 找词困难的治疗:训练的核心是对物(图)命名。开始时可给予音素提示,上下文提示或功能描述,找出名字后可给予简单的复述或大声地读出以强化,一旦达到准确,就要让患者提高反应的速度。

6) 语法缺失的治疗:在这种患者中刺激口头输出的直接方法是口头复述,偶尔用大声读来补充。所选的复述句要适当大于患者目前自发说出的水平,患者应能复述其中的 80% 以上,可让他复述 10 次或达到有两个完整的句子出现为止。复述可伴以写出相应的内容。

7) 描述图画:图画依所需反应的长度和复杂性来选择,如开始时,可选用运动员跑步等人物加动作(主谓)的句子来描述的画,进一步采用需用人物 + 动作 + 名词(主谓宾)的句子来描述的画。以后可用零散放置的词卡,让患者将它们排列成描写图画的句子,让他辨认正确与错误及改正错误。其他还有给患者一幅画和一个动词卡,然后让患者用此动词做出描述图画的句子。

3. Wernicke 失语的训练原则　　Wernicke 失语又称感觉性失语,患者听理解障碍突出,表现为语量多,发音清晰,语调正确,短语长短正确,但缺乏实质词。此类患者主要采用听理解训练法(auditory comprehension training,ACT)为主。

(1) 训练的内容:包括:指示、说明、会话等。

(2) 训练内容的选择

1) 内容应有意义:如让患者在家庭相册中找某一家人就是有意义的,让他认定不熟悉的几何图形就不适合。

2) 在交流中,内容应尽可能有上下文关系:如进食时,让他认定菜碟中的食物;在下一顿饭的菜单上选菜等就属此类。相反,进食时让他伸舌或让他指向无关的东西则不适合。

3）训练应对患者有实用价值：日常用品如牙刷、毛巾等，以便经常能够应用。

4）应选择患者感兴趣的物品：一般使用成套的卡片和书等，以帮助患者理解。但更使患者感兴趣的，是患者的家庭相册、常用地图、病前爱看的画报和书、与他业余爱好有关的内容的画册或小册子，以及与他职业有密切关系的图谱或简要说明书等。

5）训练的重点：应能使患者做出简单的、能表明他理解与否的表达。

（3）理解问题的类型

1）事实性问题：如对事实字面上的理解，以各种各样的方式安排事情，说明事物间的关系。

2）推论性问题：就某件事情作推论、就某件事情作预测。

3）评价性问题：就某件事情提出意见和判断。

（4）促进理解的提示

1）促进听理解的提示：通过观察患者的表情、目光确定患者的反应，给予的提示方式包括：多种途径输入（口语、文字、图画、手势、作用示范等）；不断地阐述；出示刺激的方式变化（改变出示物品或卡片的速度、应用停顿和强调、改变面部表情）等。

2）促进阅读理解的提示：在文字刺激的同时，增加听觉刺激和视觉刺激。

（5）训练的难度：开始的难度，应确定在患者经过努力可以达到正确的水平上。开始难度可据患者的失语评定资料类来选定，然后在实际中摸索，找出合适的难度，以后依次进行。一般在训练中患者的反应达到80%准确时，可考虑进入下一阶段的训练。但如果进入下一阶段有困难，仍可退回上一阶段再接着训练。

（6）具体应用

1）重度 Wernicke 失语患者的治疗：重度 Wernicke 失语患者的特点，是可能有阅读理解的残留功能，如绝大多数患者对单个写出的大字比说出的理解得好；部分患者可用非语言提示，对问题和命令做出合适的反应；在严重的病例中，也有一些服从命令的能力；这些都可予以利用。训练时，在以下几个方面给予注意：

① 与患者交流时，要停止其流利而无用的语言。

② 利用实际情况中的上下文关系，帮助患者理解。

③ 手势语与口语并用：最严重的听理解障碍患者也能利用视觉信息，因此可口语和手势并用，并可加上面部表情、身体姿势等非言语提示，以帮助其理解。

④ 利用书写能力：利用患者有认出单个写出的大字的残留功能，可用书写方式，亦可将要训练内容的关键词写在卡片上，一边说一边翻出以助其理解。

⑤ 说话速度要慢，要重复讲。

⑥ 采用增加患者理解的方法。

包括：A. 增加多余信息，如单纯问患者"把蓝色的杯子指给我看"，就不如问"把用来喝水的蓝色的杯子指给我看"容易引起反应；

B. 降低句法复杂性：用简单的陈述句，降低语句的长度，选择使用频度高的、短的、有意义的话。

⑦ 留意患者的习惯和偏好：通过家人了解患者习惯用的手势、面部表情、身体姿势、目光等非言语信息，以帮助对他的了解。留意其偏爱词，有时可从这些词引出合适的回答。

⑧ 利用文字、绘画、描述的方式：鼓励患者用写字、绘画等方法，帮助表达清楚，这种方法常比手势语有效。

⑨ 利用核实的方式：当治疗师抓住患者说话的要点时，可用话语核实他要说而没说出的部分。

⑩ 对杂乱语的处理：当患者出现杂乱语时，可采用停止策略，即举起手示意患者停止说下去，然后找出说出的有实质意义的词让他复述。

2）中度 Wernicke 失语患者的治疗：中度患者的特点是有强烈的重新获得交流能力的欲望，能坚持，训练努力。其典型的表现是：反应慢、延迟、说话费力，但几乎全部都是由有意义的词组成，有明显的、努力要发出正确言语的表现；有理解短语、有意义的表达的能力。以上适用于重度患者的治疗方法，也适用于中度患者。除此以外，因为患者的能力相对于重度患者较好，还应增加以下各项：

① 复述训练：让患者复述治疗师的话，可以了解患者的听理解和听记忆广度。

② 完成句子训练：完成句子的作业，可以跨越很大的难度。容易训练内容的特点是：句子短、很熟悉、结构简单；中度困难训练内容的特点是：句子较复杂、长、答案可能不是一个，而且有过去语态；困难训练内容的特点是：句子中有计算、有对比、有状语。

③ 回答问题训练：治疗师要花一定的时间去选择患者只需用最简短的回答来反应的问题。最常用的仍是只需用"是"或"不是"来回答的问题；另外，还有患者可口头回答"何时，何地，何人"等问题。

④ 情景图画描述训练：可采用来自实际生活的，治疗师和患者都可在其中扮演一定角色的图画（如餐馆、商店等）。治疗师描述图画、提出问题，让患者给予简短的回答，或指出画中特定的部分。

3）轻度 Wernicke 失语患者的治疗：轻度 Wernicke 失语患者的特点是他们虽经治疗取得一定的效果，但仍不能工作，因他们对短句理解好，而对长句理解差；有多个人同时说话时，不能理解信息；在一对一说话时，理解较好，在社交场合差。治疗师要设法让患者了解和利用他们自己残留的理解能力，治疗活动要包括患者职业和社交中的一些活动，具体分析他在职业和社会中所遇到的问题很有用。有一种训练内容称为反应切换，在这种训练中，患者必须注意经常变换的命令；比如让患者"将杯子放在箱子旁"，过一会儿让他"翻卡片"，再一会儿又让他"将球拿在右手中"等，这样可训练患者应付多变的实际情况。

4. 传导性失语的训练原则　训练方法采用 Schuell 刺激法和交流效果促进法（PACE）。

（1）听理解训练

1）开始时选用高频词，如"西瓜、桌子、汽车、铅笔"等，从四张图片开始，之后逐步增加图片的数量，训练者说出其中一张至两张或三张。选词从名词到动词，从高频词到低频词。

2）分类训练：按训练者的要求，分类指出相关的图片。

3）听名词指出相关的图：如"西瓜、汽车"。

4）听动词指出相关的图：如"切、走"。

5）听形容词指出相关的图：如"胖、瘦"。

6）听介词指出相关的图：如"在……上、在……左边"。

7）关于图片的问题：如照相机是用来照相的吗？

8）听词指出相关的反义词：如"大、小"。

9）遵照指令完成相关的动作，如"指一下，拿起来，递给我"等相关动作，可以用实物或图片来完成。

（2）复述训练：患者进行复述训练时，会出现大量的语音性错语，如表（biao）复述成

(piao),电灯(dian deng)复述成(ting ying)。应从单音节词开始,逐步增加到双音节词,多音节词,然后到句子。如从"马,鱼,衣"等开始,到"猫、门、草→表,橘子,香蕉→电冰箱,公共汽车→我吃饭,孩子洗脸"等),以减少患者的语音性错语,提高复述时的准确性。

(3)朗读训练:患者进行朗读训练时,先选用常用字开始,逐步到常用词,再到简单的句子。如:蛇,手,钟→西瓜,围巾,电脑→水开了,妈妈扫地等,减少语音性错误,建立患者的自信心。

(4)命名训练

1)出示单张图片,要患者说出名称,如患者不能回答时,给予提示,可采取词头音提示,物品或动作描述提示,或共同复述。

2)用名词完成句子,如(写字要用　　　)

3)用动词完成句子,如(铅笔是用来　　　)

4)用形容词完成句子,如(香蕉是　　色)

5)用反义词完成句子,如(我的苹果多,你的苹果　　　)

6)用成语或歇后语完成句子,如(一心→　　)、(好好学习→　　)

7)列名训练,在规定的时间内,尽量多说出同一类物品的名称。

(5)抄写训练:开始时选用简单的独体字,后可选用有结构汉字,如(马、手、牛→鸡、草、裤子、围巾等)。看图片的时间做到看一眼后自己书写。

(6)听写训练:可先听写日常生活用品的名称,到简单的动作词,家庭成员的姓名、年龄、工作单位等。在此过程中若患者不能完成听写时,可给予笔画提示,或再现文字等方法提示。

(7)交流训练

1)是/否反应的训练:如:你是从辽宁来的吗? 你是叫×××吗?

2)一问一答的交流:如:"你叫什么名字? 今天的天气好不好? 鱼生活在什么地方?"

3)发言式的交流:例如:"你说说进行语言训练后的改变?"

5.经皮质感觉性失语的训练原则　经皮质感觉性失语的患者常以流畅性口语,听理解障碍,命名障碍,但复述相对好或非常好为主要特征。所以我们常把复述训练作为突破口,可以让患者随着治疗师复述,一起大声说(例如:数字、星期一到星期日、月份等);随着治疗师或者自己单独唱熟悉又简单的歌曲(如:东方红、生日歌);还可以随着治疗师或自己独立吟诵诗词等。在训练材料的选择上也是应从单词逐渐过渡到词组,最后是句子。除了复述训练外,还需要做以下几种训练。

(1)听理解训练:治疗师提供听觉刺激,要求患者做出不同的反应,应先从患者熟悉的实词开始。例如:治疗师在患者面前放置一个钥匙实物或是一张钥匙的图片,治疗师用手指着图片或实物并说几遍其名称,然后治疗师可以对患者说:"钥匙""指钥匙""把钥匙给我"等,并示意患者做出相应的反应。当患者不能正确做出反应时,治疗师应考虑使用其他语言刺激通路促进听觉理解,如:用"钥匙"的文字卡片提示,或做用钥匙开锁的动作提示等。

(2)命名训练:经皮质感觉性失语的患者常表现为说不出物品的名称,此时语音提示和选词提示均不能帮助患者完成命名,甚至告诉正确名称亦否认,但患者可准确说出物品的用途,常以错语和新语来命名。如"皮尺"称作"山鸡"(语义性错语),"拇指"称作"食雨"(新语)等。在障碍程度为中度以上的经皮质性失语患者训练中,早期命名训练时,患者并不能完全理解图片的意思,需要患者进行图片或物品意义的训练。

(3)阅读理解训练:图卡与字卡匹配,字卡与图卡或实物匹配,读简单句子补充完整句

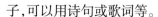

子,可以用诗句或歌词等。

(4) 书写训练:临摹或抄写词、数字、图形等,在有或无图片刺激时填空,看图写身体部位,物体名称等。

6. 皮质运动性失语的训练原则 此型失语具有类似运动性失语的临床表现,训练内容的设置可以参照运动性失语的训练方案。

(1) 听理解训练:中等程度损伤的训练重点为语义理解,如词图匹配等;对于轻度患者可以将执行指令、短文理解等训练作为主要训练内容。

(2) 命名训练:训练内容可为不同范畴物品、人物名称、植物的命名,动作的命名,以及列名等。患者在命名时如出现错语,可利用语音或语义提示的方式,诱导患者进行正确的命名练习。

(3) 词扩展训练:词汇的减少是失语症患者普遍存在的问题。患者在描述想法或事件时,无法详尽讲述,常表示找不到合适的词。词汇减少的机制是由于大脑中知识表征过程出现了问题,是词义网络联系的缺失或中断,出现词联想下降。所以训练可以通过范畴性命名、词语接龙、词义网络联系训练等训练方式来改善患者的词广度。

(4) 阅读训练:对于有阅读能力的患者可以让其进行此项训练,可以利用字 - 图匹配、选词填空、补充句子成分等改善患者对文字语义的理解。对于轻度的患者也可以让其朗读一段文字后,回答问题或讲述个人观点。

(5) 复述训练:在众多教材中并没有将复述训练作为此类失语训练的内容,但个人认为对于较重的患者,因其表达困难,可以早期利用复述能力保留的训练,来增加患者口语表达的流畅度。但从认知心理学角度认为,复述的保留是语音经由非语义系统进行处理,患者对复述内容并不完全理解,因此在患者口语表达流畅性有所改善后,应加强语义训练,从而避免患者的无意义地复述。

(6) 交流策略训练:我们在临床治疗中发现,此型的失语症患者大多有一定的交流能力,可进行简单的日常对话,训练可设立一些互动性的话题讨论、图画的讲解、正反辩论、时事观点讨论等课题,也可以利用集体训练的模式促进患者的自发表达,增加交流能力。其实语言本身就是一种信息传递的工具,康复训练应注重语言功能性的改善,使患者在训练中掌握如何重新使用这种交流工具。这也是我们语言康复的最终目标。

(辛喜艳)

第二节　言语治疗的传统理论与方法

一、刺激法

(一) 基本概念

刺激法是对损害的语言符号系统应用强的、控制下的听觉刺激为基础,最大限度地促进失语症患者的语言重建和恢复。

(二) Schuell 刺激法

Schuell 刺激法是多种失语症治疗方法的基础,是自 20 世纪多年来所应用最广泛的方法之一。由于 Schuell 在建立和完善此方法做出了巨大贡献,因此被广泛称为 Schuell 刺激法。

（三）Schuell 刺激法治疗原则

1. Schuell 刺激法的机制和原则 有很多，但重要的原则可以归纳为以下六条，见表 4-2-1。

表 4-2-1 失语症 Schuell 刺激法的主要原则

刺激原则	说明
利用强的听觉刺激	是刺激疗法的基础，因为听觉模式在语言过程中居于首位，而且听觉模式的障碍在失语症中也很突出
适当的语言刺激	采用的刺激必须能输入大脑，因此，要根据失语症的类型和程度，选用适当的控制下的刺激难度上要使患者感到有一定难度但尚能完成为宜
多途径的语言刺激	多途径输入，如给予听刺激的同时给予视、触、嗅等刺激（如实物）可以相互促进效果
反复利用感觉刺激	一次刺激得不到正确反应时，反复刺激可能可以提高其反应性
刺激应引出反应	项刺激应引出一个反应，这是评价刺激是否恰当的唯一方法，它能提供重要的反馈而使治疗师调整下一步的刺激
正确反应要强化以及矫正刺激	当患者对刺激反应正确时，要鼓励和肯定（正强化）。得不到正确反应的原因多是刺激方式不当或不充分，要修正刺激

2. 治疗程序的设定及注意事项 依照刺激法的原则设定治疗程序并注意以下方面：

（1）刺激条件

1）标准：刺激的复杂性，如在听觉刺激训练时选用词的长度；在让患者选择词时图摆放的数量；采用几分之几的选择方法；所选用的词是常用词还是非常用词。等但无论采用什么标准，都应遵循由易到难、循序渐进的原则。

2）方式：包括听觉、视觉和触觉刺激等，但以听觉刺激为主的刺激模式，在重症患者常采取听觉、视觉和触觉相结合，然后逐步过渡到听觉刺激的模式。

3）强度：是指刺激的强弱选择，如刺激的次数和有无辅助刺激。

4）材料选择：一方面要注意语言的功能如单词、词组、句子，另一方面也要考虑到患者的日常生活交流的需要，以及个人的背景和兴趣爱好来选择训练材料。

（2）刺激提示：在给患者一个刺激后，患者应有反应，当无反应或部分回答正确时常常需要进行提示。在提示时要注意以下几点：

1）提示的前提：要依据治疗课题的方式而定，如听理解训练时，当书写中有构字障碍时或阅读理解中有错答时，规定在多少秒后患者无反应才给予等，这方面也常常需要依据患者的障碍程度和运动功能来控制。如右利手患者患右偏瘫而用左手书写时，刺激后等待出现反应的时间可以延长。

2）提示的数量和项目：在提示的项目上常有所不同，重症患者提示的项目较多，如呼名时要用的提示包括描述、手势、词头音等，而轻度患者常常只需要单一的方式如词头音或描述即可引出正确的回答。

（3）评价：这是指在具体治疗课题进行时，治疗人员对患者反应进行评价。要遵循设定的刺激标准和条件做客观的记录，举例见表 4-2-2 因失语症的类型和严重程度不同，患者可能会做出各种反应，正确反应除了按设定时间做出的正确回答外，还包括延迟反应和自我更正，均以（+）表示；不符合设定标准的反应为误答，以（−）表示。无反应时要按规定的方法提示,连续无反应或误答要考虑预先设定的课题难度是否适合患者的水平,应下降一个等级进行治疗。经过治疗,患者的正答率逐渐增加,提示减少,当连续 3 次正答率大于 80% 以上时,即可进行下一课题的治疗。

表 4-2-2　训练评价记录表

听理解(SP:P)　称呼(P:SP)　读解(P:W/W:P)　书写(P:WR/SP:W)

西瓜	
橘子	
桃	
梨	
香蕉	
菠萝	
苹果	
葡萄	
海棠	
柿子	
	(1)(2)(3) (1)(2)(3) (1)(2)(3)　　(1)(2)(3)

1/10 选择

(4) 反馈:反馈可巩固患者的正确反应,减少错误反应。正确地应用反馈对加速失语症的康复很重要。当患者正答时采取肯定患者的反应,重复正答,将答案与其他物品或动作比较,以扩展正确反应,以上这些方法称正强化。当患者误答时要对此反应进行否定,因部分失语症患者的情绪常不稳定,连续生硬的语言可能会使患者失去信心而不能配合治疗。以上介绍的否定错误回答并指出正确回答的方法称为负强化。其他改善错误反应的方法还包括让患者保持注意,对答案进行说明性描述和改变控制刺激条件等。

3. 治疗课题的选择

(1) 按语言模式和失语程度选择课题:失语症是语言障碍而不是言语障碍,所以这种障碍绝大多数涉及听、说、读、写四种模式,但这四种障碍可能不是平行的,某种失语症以听理解障碍为突出表现,某种以表达障碍为主要表现。在一种语言模式中,一些类型失语症的障碍为突出表现。因此,可以按语言模式和严重程度选择课题,详见表 4-2-3。原则上是轻症者可以直接改善其功能为目标,而重症者则重点在活化其残存功能或进行实验性治疗。

表 4-2-3　不同语言模式和严重程度的训练课题

语言模式	程度	训练课题
听理解	重度	单词与画、文字匹配、是或非反应
	中度	听短文做是或非反应,正误判断,口头命令
	轻度	在中度基础上,文章更长,内容更复杂(新闻理解等)
读解	重度	画和文字匹配(日常物品,简单动作)
	中度	情景画、动作、句子、文章配合,执行简单书写命令读短文回答问题
	轻度	执行较长文字命令,读长篇文章(故事等)提问

续表

语言模式	程度	训练课题
说话	重度	复述(音节、单词、系列语、问候语)称呼(日常用词,动词命名、读单音节词)
	中度	复述(短文),读短文,称呼、动作描述(动词的表现,情景画漫画说明)
	轻度	事物描述,日常生活话题的交谈
书写	重度	姓名、听写(日常生活物品单词)
	中度	听写(单词 - 短文)书写说明
	轻度	听写(长文章)描述性书写、日记
其他		计算练习、钱的计算、写字、绘画、写信、查字典、写作、利用趣味活动等,均应按程度进行

(2) 按失语症类型选择治疗课题:这种课题是依不同失语症类型而定,见表 4-2-4。

表 4-2-4 不同类型失语症训练重点

失语症类型	训练重点
命名性失语	命名、文字命名
Broca 失语	构音训练、文字表达
Wernicke 失语	听理解、复述、重点是自由会话
传导性失语	复述、听写
经皮质感觉性失语	听理解(以 Wernicke 失语为基础)
经皮质运动性失语	以 Broca 失语课题为基础

(3) 对于重症失语症患者先改善听理解方面的问题,中度患者重点在于说话和写字,轻度患者则是改善其书写功能,一般情况下,最先训练的目标是听理解的改善,说话和书写哪一个先训练要因人而异,表 4-2-5 是为达到各种目的而采用的促进方法。

表 4-2-5 按不同目的促进的方式方法

目的方式	促进的方式方法
听理解	文字的提示,非言语提示
阅读理解	朗读,听觉提示,非言语提示
命名	朗读,写字,复述,词开头音提示
朗读	含义提示,言语开头音提示,复述
复述	文字的提示,意思提示,词头音提示
文字书写听写	语音提示,起始笔画,偏旁部首提示
	含义提示,偏旁部首提示

(四) 刺激法的实例

1. 听理解障碍的治疗 在下面的过程中,治疗师提供听觉刺激,患者做出不同的反应,在训练中需要用图片,图片的数量可以有 1~6 张。

首先由单个词的听理解开始,如治疗师可以放一张图片在患者面前,该图为一张钥匙图或者一个钥匙实物,治疗师手指着图片或者实物并说几遍其名称,然后,治疗是说:"钥匙""指钥匙"或者"把钥匙递给我"并示意患者指出图片或物体或做出反应。当确信患者理解了,治疗师可以开始另一幅图(例如勺子),要求患者用同样的方式做出反应。下一步是并排摆放两张图或两个实物(例如:勺子和钥匙),由治疗师说出一个名称,患者指出相应的图片或实物。

如果患者达到治疗师的要求(例如 80%~90% 正确,或者反应很好),这时治疗师可以以同样的方式用另外的刺激词进行训练,如果患者在两词之中都不能正确选择的话,治疗师应该返回用单个词进行训练或用其他语言模式促进听觉模式(例如出示印刷体的刺激词,患者抄写或者治疗师说单词患者复述)。

这些最初刺激听理解的方法在最初刺激阅读理解训练也可以参考使用,例如治疗师要求患者把词与相应的图片或实物进行匹配。

(1) ①完成身体部位的指令(如向上看、向下看、站起来、坐下、闭上眼睛、睁开眼睛、转身、伸出舌、笑一笑、摘下眼镜、戴上眼镜等);②听词指出图片;③听词指出身体部位或衣服(如鼻子,衬衫);④听词指出室内的物品。

(2) ①听词指出反义词的图片(例如:上—下);②听词指出相关意思的图片(例如:桌子—椅子);③听名词指出相同词性的图(例如:钢笔,地毯);④听形容词指出相符的图(例如:高,胖);⑤听动词指出相符的图(例如:吃,走);⑥听介词指出相符的图(在……上,在……里)。

(3) 遵照指令完成睁开眼、闭上、出示、向上、握住、抱、摇、贴、拉长、看、给、点头、移动、转动、摸、或者手势(自己完成或用物体完成)。

(4) ①指印刷体字母或数字;②指印刷体词;③未完成一句话,指出所缺的图(例如:请递给我盐和_____)。

(5) 功能描述指图或实物(如:可以喝的东西),指出局部摆放的图片或物体(如:你在卧室看到了什么?)。

(6) ①指出两或三个名字(例如:尺子、椅子、窗户);②指出两或三个动词(例如:走、读、睡觉);③通过功能描述指出两或三项(例如:喝、切、洗);④分区域指出两或三项内容(例如:你在卧室、客厅、厨房看到什么?)。

(7) ①指出其中三或四项(例如图片、周围环境);②按描述指出不同形状和颜色项目;③指出句子中描述的项目(例如:指出红色的方形),或指出人们在休闲散步的图片(在许多不同的图片中有一张人们在海边散步的图片);④遵循两物体移动指令(例如:把铅笔放在书前面);⑤遵循两个动词的指令(例如:指一下书、拿起铅笔);⑥按时间先后执行两动词指令(例如:摸梳子以前,拿起杯子)。

下面部分要求患者用是或否回答。

(8) ①关于图片的问题(例如:是小女孩在走么?);②关于一般信息的问题(例如:鲁迅是作家么?);③涉及听觉记名称的问题(例如:梨、苹果、桃、小鸡和香蕉全是水果吗?);④涉及语义分辨问题(例如:你用球棒打网球吗?);⑤涉及语言分辨的问题;⑥根据句子或者不同长短篇幅段落和文章的内容回答问题。(以下部分需要患者口语或者书写表达,或者阅读理解反应)

(9) ①听一篇短或长的文章或一个故事,回答问题;②听一篇短或长的文章或一个故事,叙述内容。

2. 阅读理解障碍的治疗 在此训练中,由治疗师提供不同内容的视觉刺激,患者以不同的方式作出回答,以上介绍的许多听觉理解的项目,可以转换成阅读理解治疗课题来应用。

(1) ①图与图匹配;②图形匹配;③印刷体拼音字母、单词、词组、句子匹配;④同类别相似图片(例如:椰子树、枫树)。

以下部分需要患者具有一些听理解和口语表达能力:

(2) ①印刷体字词与图或实物匹配;②按反义词与图匹配(例如:上—下);③按语义相关印刷体词与图匹配(例如:桌子—椅子);④印刷体词组与图匹配(例如:梳头发)。

(3) ①读短语补完,[例如:猫和____(海洋、狗、大厅)];②读复杂句子补充完[例如:汽车____(旅行、自动、发动)];③印刷体词填进词;④印刷体按要求分类(例如:水果、蔬菜);

(4) ①读简单句子补充完整句子(可以用诗句或歌词);②读复杂句子并补充完整[例如:马有4____(腿、耳、尾巴)]。

(5) 印刷体的句子与图匹配(例如:门开着);①读简单句子用是与否回答(例如:10 比 4少吗?);②读复杂句子用是与否回答(例如:水正开着是凉的吗?);③读句选择[例如:____是中国的一个省(黑龙江、朝鲜、六月)];④读句子同音词选择(例如:他的鞋是橡胶、足跟);⑤读句子动词选择[例如:妈妈正在____饭(做、生产)];⑥读句子同义词选择[例如:美丽的同义词是____(漂亮、强大)];⑦读句子反义词选择[例如:高的反义词是____(胖、长、矮)]。

(6) 文字指令:参照"听理解障碍的治疗"(3)。

(7) ①读短或长句用是与否回答;②读短篇或长篇文章,多选题回答。

(8) 和(9) 要求患者用口语或书写回答。①读词或句子并进行定义或说明;②读需要展开的句子(例如:你觉得北京好吗? 为什么?)。

(9) 读短或长篇文章或故事,然后叙述。

3. 口语表达障碍的治疗　　在下面,治疗师用不同方式的提供刺激,患者用口语回答,许多听觉理解和阅读理解的项目可以被转换成口语表达的治疗课题。

(1) ①随着治疗师复述,大声读(例如:数字、星期一至星期日、月份、拼音);②随着治疗师或者自己唱(东方红、生日歌);③随着治疗师或独立吟诵唐诗;④随着治疗师复述词,词组和句子。[在以下内容(2) 和(3),治疗师说大部分词组和句子,患者补充完整]

(2) ①完成相关意义词组(例如:美丽又____);②用反义词完成(例如:停止____);③词头音提示完成句子(例如:用刀子切____);④完成常用祝福(例如:祝工作____);⑤完成绕口令歌或诗词(例如:北风那个____,雪花那个____);⑥完成儿歌韵律(例如:小白兔____,两只耳朵____)。

(3) ①用名称完成句子(例如:我们睡在____);②用形容词完成句子(例如:天空是____);③用动词完成句子(例如:饿了的时候,你应该____);④用介词完成句子,治疗师出示图片或物体(例如:勺子是____杯子里);⑤用反义词完成句子(例如:他不胖,他很____);⑥用成语完成句子(____三____四,一个巴掌____)。

(4) ①命名图片,物体或身体部位;②应用相似的刺激完成句子(例如:蜂蜜酿造____);③应用(不同的,分类的)刺激完成句子(例如:我看见____)治疗师要出示图片或实物;④通过功能介绍进行命名。(例如:说出用来做饭的用具);⑤通过比较命名(例如:命名比乌龟跑得快的动物);⑥分类命名(例如:说出水果的名称);⑦按相近语义命名(例如:尽可能多地说出白色的物品)。

(5) ①由某些音开始说词(例如:水果名,城市名,人名的起始音);②治疗人员给出词后,说相关的词(尤其要结合患者的兴趣)。Goldfarb 和 Halpern(1981)发现在相关词方面,失语症患者在词形变化比句法的回答有明显困难;③说同韵脚的词(如:到—＿＿＿);④说反义词(如:上—＿＿＿);⑤说同义词(如:美—＿＿＿)。

(6) ①用一个词或句子回答问题。②用一个形容词或名词回答问题(如:孙悟空手里拿着＿＿＿);③看图片组句子;④通过移动物品,组成有介词的句子[如:放在一个勺子＿＿＿(在……里,旁边,在前面,在后面,在……上面等)],治疗师问钥匙在哪里;⑤回答问题组句,关于自己(如年龄),家庭(如:孩子的名字)普通信息和知识(如:话剧"茶馆"的作者);⑥用不同语言组句(如:名词,动词);⑦应用两个特定的词组句(如找,收音机);⑧在开头和结尾用特定的词或词组组句(如:如果,他、因为……她)。

(7) ①给看到或者听到的刺激下定义;②解释某物的功能或介绍人物(如:钢笔、刮脸刀);③描述图片上发生的事;④描述治疗师移动物品的情况;⑤解释在某种情况下应说什么(如:你累了,因此你应该＿＿＿);⑥问问题去获得新的信息。

(8) ①解释词然后用词造句(如:冬天);②解释词组的意思;③解释事物的不同点(铅笔—蜡笔);④解释事物相同点;⑤回答普通问题(如:为什么人们要上大学?)。

(9) ①说明一些活动的步骤(如:早餐你如何煎鸡蛋);②按照图片或实物描述可能的事情(如物体的性质,应用);③关于选择题目的普通会话(如:喜欢的电视节目、电影);④给长篇或短篇文章编说摘要(听到或看到)。

(10) ①解答词组的意思(如这个人唱歌一般);②回答成语的意思(如一箭双雕);③叙述电视,广播或一个故事;④解释知名人士的见解,观点;⑤解释比喻句的意思。

4. 书写表达障碍的治疗　在下面的过程中,治疗师提供不同方式的刺激,患者用文字回答,以上许多用于口语表达障碍的训练方法可以转换成用于书写表达障碍的治疗课题。

(1) ①描摹或抄写(线、图形、数字);②描摹或抄写词;③听写数字、词、词组和句子。

(2) ①用或无图片刺激时填空(例如:他正在写＿＿＿);②将词分类摆放或书写(例如:衣服、运动、水果)。

(3) ①看图写名,身体部位或物体命名;②填空组新词(例如:马＿＿＿);③根据刺激词写相关词;④按偏旁部首写词。

(4) ①用动词完成句子(例如:孩子们＿＿＿水果);②用名词完成句子(例如:周末他喜欢看＿＿＿);③用形成词完成句子(例如:他穿着一件红色＿＿＿外衣);④用反义词完成句子。

(5) ①写功能性信息(例如:名字、地址、年龄);②书写回答问题(例如:用空瓶子可以做什么);③填表格(如:存单、保险等);

(6) ①看图或物体写句子;②用准备的语句组成故事;③书写谜语。

(7) ①尽量地写一个专门的课题(例如:职业);②看提供的文章写摘要;③按图片内容,事物或治疗师活动写一段话;④写谚语和解释意思。

二、去阻滞法

(一) 基本概念

去阻滞法是由 Weigle 和 Bierwisch 于 1970 年提出的,根据 Weigle 的理论,失语症患者基本上保留了语言能力,而语言的运用能力存在障碍,去阻滞是在刺激受损的功能之前先刺激受损相对较轻的功能,这种促进性"引导",可以在长期记忆区激起兴奋的自动扩散,使受损相对较重的部分易于发生反应。通过反复的去阻滞刺激训练,可使患者重新获得语言运用能力。去阻滞法(deblcoking)很少单独使用,大多是配合 Schuell 刺激法作为易于引出反应的一种方法。

(二) 去阻滞法的实例

如果患者的朗读功能比较好地保留下来,命名有困难,在这种情况下,首先语言治疗师可以把"苹果"的文字出示给患者,让他读出来;其次,再用"苹果"的图片提示让患者来命名,这是单一的去阻滞法的应用。

如果患者的朗读和抄写的功能保留下来,命名有困难;在这种情况下,语言治疗师先让患者进行单词的抄写,然后再朗读,最后进行命名的训练。这是连锁的去阻滞法的应用。

朗读→命名的连接,使用的是单一的去阻滞法,这一单纯的方法持续的效果是比较短暂的;抄写、朗读→命名的连接,使用的是连锁的去阻滞法,也就是多种功能的复合使用,它的去阻效果高,效果保持也比较持久。

三、程序学习法

(一) 基本概念

Skinner 强调行为方面的研究,口头操作被视为是某种或先前情况对口头反应的依赖关系,说话被视为是内在或外在刺激后的条件反应。他指出:"失语症者失去了某些控制其行为功能的关系",治疗师就是要恢复其所失去的关系,并连接刺激与反应间的关系。他们会因为时间而改变,因此要仔细严谨地来界定其行为,并且用系统化的操作性过程来改变行为,这是程序学习法的特色。

LaPointe 于 1978 年提出,程序学习法(the programmed learning approach)就是根据刺激的选择,采纳了认知刺激法的原则和优点,将刺激的顺序分成若干个阶段,对刺激的方法和反应的强化严格限定,使之有再现性,并定量地测定正答率。它的主要步骤为:

1. 包括最基础的测量,仔细评断患者的行为,且测量治疗前行为发生的频率,以及控制反应的刺激条件。

2. 应用行为改变技术,首先精确地定义最后的行为,再选择一个程序来改变反应的频率或建立新的反应,并适当地使用增强物;而其最后的行为经由控制的步骤或改变刺激条件而形成。

3. 扩展刺激的范围,从控制的情境到自然的沟通情景。

(二) 程序学习法的实例

对于 4 个音节以上的单词或 2 个单位以上的句子的复述有困难的失语症患者,训练的目标是 4 个单位句子的复述:"在街角的烟店买打火机"。

1. 第一步是"烟"的单词的复述,然后分单位逐步进行,烟→烟店→街角→街角的烟店→在街角的烟店买→在街角的烟店买打火机。

2. 各个步骤出现正反应就要说"对,好,很好。"给予强化;出现错误反应时再给予刺激;再刺激后再次出现错误反应时,要回到第一步重新开始。

四、功能重组法

(一) 基本概念

功能重组法(reorganization)是 Luria 提倡的一种训练方法,即通过对被抑制的通路和其他通路的训练,以使功能重新组合并得以开发,从而达到语言运用的目的。

（二）功能重组法的实例

1. 言语失用的训练　在言语失用的训练中,利用视觉刺激,包括镜子、构音器官的图示等外部的辅助手段来训练是有效的。此外,构音动作容易做的,音节数少的单词,会有意识地、慢慢地说出来。

2. 文章的训练　对于能够说出单词,但是句子和文章表达有困难的重度运动性失语的患者来说,首先语言治疗师要教给患者在句子里所含有的单词;其次把主语和目标词所相对应的位置,用不同的图形标记纸给患者提示出来;然后给予所需要训练的句子,让患者按照标记的图形书写出相对应的单词,来完成句子的表达。Luria 认为,首先采用训练目标之外的辅助手段,进行患者可以有意识的、可操作课题的训练,逐步慢慢地去掉辅助手段,转化为患者自己可以理解的、运用的能力,最终达到患者有意识的、自己能主动做到的训练课题。

五、交流效果促进法

（一）基本概念

交流效果促进法（promoting aphasics communication effectiveness,PACE）是 Davis 和 Wilcox 于 1985 年提出来的,虽然从理论上将失语症治疗有改善语言功能和提高日常生活能力之分,但这并不是绝对的,治疗人员在选择治疗方法时也要全面地考虑,在运用传统方法时要考虑到日常生活语言的需要,总之要相互促进,真正达到提高患者日常生活交流能力的目的。

1. 促进实用交流能力的训练的目的　是使失语症患者最大限度地利用其残存交流能力,使其能有效地与他人发生或建立有效的联系,尤其是日常生活中必要的交流能力。

2. 适应证　各种类型和程度尤其是重症失语症。

3. 促进实用交流能力的训练原则

（1）重视日常性的原则:采用日常交流活动内容为训练课题,选用接近现实生活的训练材料（如实物、照片新闻报道）等。

（2）重视传递性的原则:除了用口头语以外,还会用书面语、手势语画图等代偿手段来传递信息。

（3）调整交流策略的原则:计划应包括促进运用交流策略的训练,使患者学会选择适合不同场合及自身水平的交流方法。

（4）重视交流的原则:设定更接近于实际生活的语境变化引出患者的自发交流反应。

（5）治疗原则:见表 4-2-6。

表 4-2-6　交流效果促进法的原则

1. 交换新的未知信息	表达者将对方不知的信息传递对方。利用多张信息卡,患者和治疗者随机抽卡,然后尝试将卡上信息传递给对方
2. 自由选择交往手段	不限于口语,如书面语、手势、绘画等手段
3. 平等分担会话责任	表达与接收者在交流时处于同等地位,会话任务应来回交替进行
4. 根据信息传递的成功度进行反馈	患者作为表达者,治疗者作为接受者时,要给予适当的反馈,促进患者表达方法修正和发展

（二）交流效果促进法的实例

1. 具体方法　将一叠图片正面向下放在桌上,训练者与患者交替摸取,不让对方看见自己手中图片的内容,利用各种表达方式（如呼名、描述语、手势等）将信息传递给对方。接受者通过重复确认、猜测质问等方式进行适当反馈。

2. 评价　见表 4-2-7。

表 4-2-7　交流效果的评价

评价分	内容
5	首次即将信息传递成功
4	首次传递信息未能令接受者理解，再次传递获得成功
3	通过多次发问或借助手势、书写等代偿手段将信息传递成功
2	通过多种发问等方法，可将不完整的信息传递出来
1	虽经多方努力，但信息传递仍完全错误
0	不能传递信息
U	评价不能

六、辅助沟通系统

(一)基本概念

语言系统的辅助沟通系统(augmentative and alternative communication)的使用，要根据患者的具体情况具体分析，选择对患者最为有效的 AAC，使他们尽可能地自由地与人交流，从而提高患者的生活质量(QOL)。

1. AAC 支援时的考虑　对交流双方使用均比较容易的 AAC 是必要的。在病房人员中，有充足的时间来听取患者说话的人较少，对患者而言，他表达时需要较长的、通常是数分钟的时间段。用有声言语能交流的患者在 1~2min 里，复杂的内容可以容易地传达出来；运动失调的患者，可以用上肢指示文字板，把想传达的内容用简洁的方式表示出来；但是，患者用手指指文字板习惯后，在长句听取时却较为费时，要求交流的对方耐心地、全程等待，在现实中不能完全做到。对家属而言，患者表示的手势理解起来较为困难，只能一遍遍地询问，再听取患者的回答，这样会引起患者的悲伤情绪，使得患者想回避交流。这就有必要教示患者使用起来容易的表达方法，可能的话，也要教示交流的对方容易读懂的手势语。

2. 小组合作的必要性　为了能给患者提供最适合的 AAC，语言治疗师(ST)有必要与其他职业人员相互协作。对于重度的偏瘫伴随失语症患者来说，在轮椅上或床上长时间地保持姿势是困难的，如果参与的人员不全，得不到患者交流机器使用时的姿势保持的相关帮助，ST 实施的支持范围就会受到限制。可能的话，有必要由多个部门的专业人员组成个 AAC 小组给予支援，从而进一步调整失语症患者的生活环境。

3. AAC 使用者的心理方面的考虑　重度的失语症患者在最初，可以练习文字书写，文字位置的快速寻找、指示，很难有较大的改善，交流的效率因为疾病的变化而低下。以单词水平的简单表达为主，又出现了认知、言语功能方面的问题，进而过渡到本人所传达的事情只能以听为中心，由别人去猜测。

但是由于改善方向的变化和不同，重症化所能利用的时间、场合越来越少，亟须引入针对障碍的程度所适合的交流方法，使患者转换到新的交流方法；除了要向患者详细地说明和提供相应的信息，转换的时机也很重要。而且，在有进行性疾病的场合下，要考虑到患者想用的交流方法的效率低，要与交流的对象等人协力合作，选取传达、听取相互都喜好的方式去交谈,调整为一种快乐的环境,这样维持患者的交流欲望,提高 QOL。

（二）辅助沟通系统的实例

1. Yes/No 的建立　对于完全性失语的患者来说,理解能力比表达能力要好,但是他们不能用点头或摇头表示"是"或"不是",这是很明显的交流障碍。那么,对于能够活动头部的患者,ST 要通过训练,教会他们用点头表示"是",摇头表示"不是";对于能眨眼的患者,ST 要教会他们眨一下眼睛表示"是",眨两下眼睛表示"不是";对于能活动手指的患者,ST 要教会他们伸大拇指表示"是",伸小拇指表示"不是";对于能发声的患者,ST 可以教示他们发"嗯"表示"是",发"唉"表示"不是"等方法,首先通过检查,确定患者的能力,再选择采用什么方式来表达"是"与"不是"。

2. 手势语的建立　患者在最初很少能够注意到手势语的重要性,ST 可以通过问患者问题,来让患者自发地做出示意的动作,然后再告知患者手势语的有效性和恰当性,选用生活中常用的手势语与患者进行练习,使得患者理解通过手势语可以达到与人交流的目的。

3. 书写与绘画　书写是交流的方式之一,书写刺激应简单、有实用性,使患者在生活中能够应用。

绘画也是交流的一种方式,当重度失语症患者丧失了书写和使用手势语的能力时,可以考虑患者是否存在绘画的潜在能力。ST 通过与患者的问话,让患者把相应的答案画出来,这样就利用画传达出患者的意图。

4. 交流板　当重度失语症患者存在严重的言语表达、书写、使用手势语的障碍时,可以采用交流板进行交流。简单的交流板可以包括日常生活用品与动作的图画(图 4-2-1)。

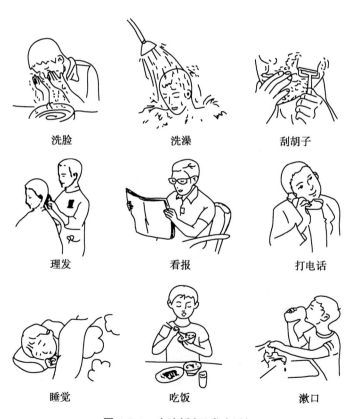

图 4-2-1　交流板(日常生活)

也可以用照片或剪裁的图形组成。让患者通过指图来表示他要做什么;另外,也应根据患者的要求与不同的环境设计交流板。如果患者的阅读能力较好时,可以在交流板上补充一些文字,使得患者使用交流板更加广泛。

5. 多种交流方式并用　根据患者的需要,在与其交流时,不要拘泥于一种交流方式,可以按照患者的喜好和交流对象的不同,采用书写、手势语、交流板、Yes/No 等多种方式并用,尽快地达到交流目的,提高患者的交流欲望和交流乐趣(图 4-2-2)。

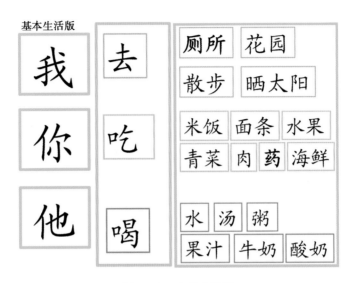

图 4-2-2　文字交流板

也可以通过设计好的系列符号,表达想要传达的意思,可以用点头、摇头表示意见。还可以利用手语或手指语来与人交流,当然这需要交流的对象也能使用同样的交流方法才能达到交流的目的(图 4-2-3)。

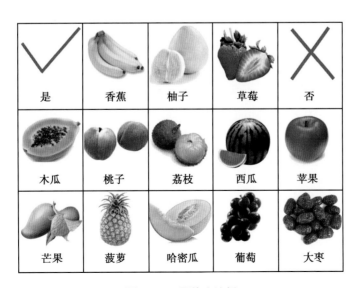

图 4-2-3　图片交流板

(卫冬洁)

第三节　不同程度训练计划的制订

不同失语症类型均存在不同程度听、说、读、写的障碍，针对语言障碍模式的严重程度采用相应的治疗方法。

一、听理解

许多失语症患者都存在不同程度的听理解障碍。治疗师应注意 2 个问题：①听理解障碍并不是单独存在的，而是作为所有失语症表现的一部分；②失语症患者所表现的听理解障碍与言语表达程度并不完全一致。

(一) 重度听理解障碍

1. 姿势语言训练　许多重度失语症患者很少注意到姿势语言是一种重要的交流方式。姿势语言对语言的恢复是有促进作用的。姿势语言主要包括手势、点头、摇头等，该方法的操作是：①治疗师边说动作名称边做动作，如治疗师说出"吃饭"后做出吃饭的动作；②治疗师说动作名称并与患者同时做动作，如治疗师说"吃饭"的词语时，让患者与治疗师一起做出相应动作；③患者模仿动作进行强化；④听动作名称后患者做动作，如治疗师说出"吃饭"的词语后患者能做出相应动作。

2. 音节、字、词的理解训练　感觉性失语可以表现对口语理解的丧失，这种类型可以通过重新学习使听理解获得改善。方法是从最简单的声音单位开始，治疗师教患者由易到难，建立对所听到词语的理解。感觉性失语必须通过听觉再学习语音和词。治疗师不是坐在患者的对面或面对镜子的侧面，而是站在患者的背后，让他重复发音。训练顺序是先教单元音，然后是双元音、辅音、单词。

3. 指示动作的建立训练　指示动作是人类正常交流方式之一，它可以传递一个初步的信息或概念。有些重度失语症患者在疾病早期丧失指示动作的能力。训练的方法是：让患者指示实物或图片。如果患者反应不恰当，可以让其模仿治疗师的动作。随着患者正确反应的增多，可以让患者指示室内的物品，必要时可模仿训练师的手势。最后要求让患者进行 1/2c 图片(实物)、1/3c 图片(实物)、1/4c 图片(实物)匹配训练。最严重的患者可采用图 - 图匹配的方式，建立指示动作反应。训练可从彩色图片后过渡至线条图片。先按不同类别开始，然后过渡至同一类别；先名词后动词，先高频后低频词语的顺序进行训练。也可与交流板使用结合起来训练，如图 4-3-1~ 图 4-3-3 所示(ER4-3-1~ER4-3-3)。

4. 是 / 否反应的建立训练　用"点头"表示是，"摇头"表示不是。建立与巩固是否反应，保证利用手势语能回应"是""不是"等简单沟通交流。具体方法：①帮助患者连续完成 5 个"是"的点头动作，然后做出 5 个"否"的摇头动作，治疗师在帮助患者做动作的同时，说"是""不是"。②治疗师说"是""不是"时，患者做相应动作，每个反应间隔 5s。③要求患者对简单问题做出示意反应，同时治疗师帮助患者做动作，并说词。巩固是 / 否反应。④要求做连续 5 个点头反应，然后 5 个摇头反应。必要时可给予帮助或言语暗示。⑤要求点头反应与摇头反应，交替进行，每个反应间隔 5s，必要时给予帮助。⑥对简单问题做出示意反应，必要时给予帮助。治疗师问患者问题如"你的名字是李华吗？"(患者名字)，"你吃过早饭(午饭)吗？"让患者做出"是"或"不是"的应答。

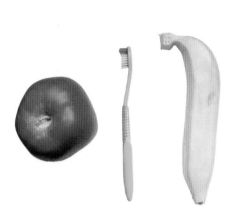

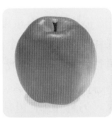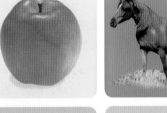

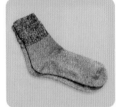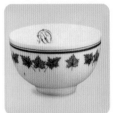

图 4-3-1　1/3c 实物指示训练

图 4-3-2　1/4c 图片指示训练

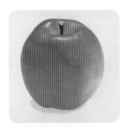

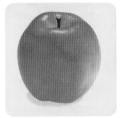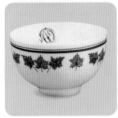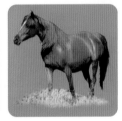

图 4-3-3　1/3c 图 - 图匹配训练

ER4-3-1
1/3c 实物指示
训练

ER4-3-2
1/4c 图片指示
训练

ER4-3-3
1/3c 图 - 图匹
配训练

ER4-3-4 —
步口头指令的
训练

5. 一步口头指令的训练　如治疗师发出"摸鼻子""指窗户"等简单指令,让患者去做,如果出现错误予以纠正并强化(ER4-3-4)。

6. 交流板应用　当重度失语症患者存在严重的言语表达、书写、手势障碍,可以采用交流板。一个简单的交流板可以包括日常生活用品与动作的图画,也可以由一些照片或从刊物上剪裁的照片组成。这些照片或图片应能使患者指出他要做什么,如喝水、上厕所、看电视等;他要去的地方,如商店、朋友家。另外,也应包括标志,一些概念的图画,如上、下、大、小、热、冷、白天、黑夜、有病、饥饿。应根据患者的需要与不同的交际环境,设计交流板。在设计交流板之前,应考虑:①患者能否辨认常见物品图画;②患者能否辨认常用词;③患者能否阅读简单语句;④患者潜在的语言能力是什么。对有阅读能力的患者,可以在交流板上补充一些文字。根据患者的能力,可以先训练一张图画,然后逐步扩大到整个交流板。开始时,听理解刺激可增加一些补充信息,如"哪一个是床? 你睡觉时用的",逐步减少为"你睡觉时用什么",然后是"哪一个是床"。在每个问题之间停顿 5s。在全部图画训练完后,治疗师要求患者应用交流板作为表达方式,如"如果你累了,你会指哪个图画?"如果患者的阅读能力相对完整,可以在交流板上补充一些文字,如亲属的姓名、与患者的兴趣和需要有关的文字,使交流板的使用更加广泛。交流板示意图见图 4-3-4。

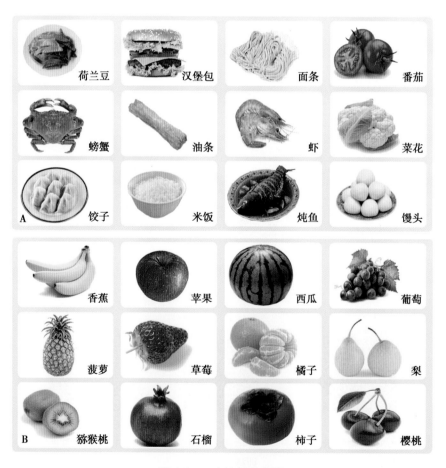

图 4-3-4　交流板示意图
A. 饭菜;B. 水果

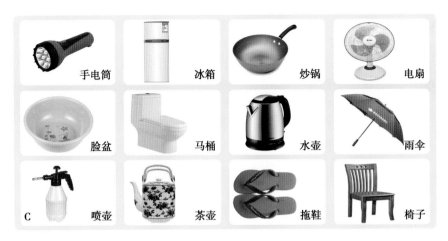

图 4-3-4（续）

C. 生活用品

（二）中度听理解障碍

1. 两步口头指令的训练　治疗师发出指令如"用手指一下窗户然后指一下门"，让患者按指令完成（ER4-3-5）。

2. 听短语是非应答训练　治疗师提出问题如"七月份下雪吗？""纸在火里能燃烧吗？"等简单问题后加大难度，如"猫比狗大吗？"让患者做出正确应答。

3. 短语水平图片匹配训练　治疗师出示 1/6c、1/9c，或 1/12c 短语水平图片，让患者从中做出正确选择。如"哪一张是男孩在踢足球？"让患者指出相对应图片。如图 4-3-5 所示（ER4-3-6）。

ER4-3-5 两步口头指令的训练

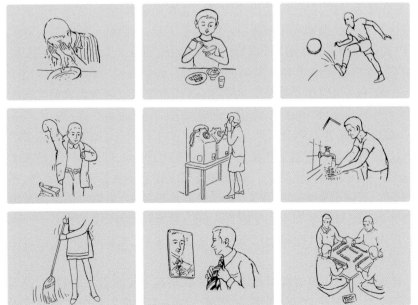

图 4-3-5　1/9c（短语水平）听理解训练

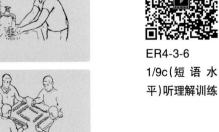

ER4-3-6 1/9c（短语水平）听理解训练

ER4-3-7　多步口头指令的训练

（三）轻度听理解障碍

1. 长篇幅文章的问题应答训练　在中度的基础上，选用的句子及文章更长，内容更复杂，如寓言故事。治疗师朗读后，根据故事内容提出问题让患者做出正确应答。

2. 多步口头指令的训练　在患者面前放置多种实物，根据治疗师要求完成。如治疗师发出指令"请把钢笔递给我，然后把钥匙放在书上面"，让患者做出正确选择（ER4-3-7）。

3. 新闻和广播理解训练　给予轻度听理解障碍患者听新闻广播有助于其听理解能力的提高。

二、口语表达

（一）重度口语表达障碍

1. 复述音节、单字训练　治疗时可充分利用视觉、触觉和听觉等线索，如用压舌板辅助

ER4-3-8　复述音节、单字训练——夸张口型

患者的唇舌运动，协助患者准确发音；可采用面对镜子、手势表达的方法进行训练；也可以利用患者随机发出的声音，诱导发出更多的音，如患者会说"笔"就让患者看钢笔的图片，并用夸张口型减慢语速引导患者发"钢笔"这个词（ER4-3-8）。

2. 称呼、日常常用字词、系列语训练　治疗师诱导患者说出自己的名字、家属的名字。让患者数数由 1 到 11，逐日增加，每日必须掌握规定的数字，不宜过快、过多增加，每日宜增加 3~5 个数字。

3. 名词、动词命名训练　所有的失语症患者都有不同程度的找词和命名困难，治疗途径有①再建命名事物：治疗师帮助患者重视学习命名，常常用图片进行治疗。Wepman 采用巴甫洛夫途径建立命名，他推荐治疗人员集中几个词反复出现在患者面前，一遍一遍让他们听读，在头 3 个月中教 4 个词，患者学会 2 个词后的 2 周，取得了很快进步，到第 5 个月的时候，他已经说得比较好。②再建命名回忆：选用不同的刺激方法有助于对词的回忆。常用的音素可用手势、描述、句子引出；目的词可用书写、描图、患者重复的方法等引出。具体方法可以用图片和实物来进行训练，每次 8~10 个实物或图片，这些图片所表示的词很多，可用明显的手势来表明如何使用。如训练说"剪刀"，可以用手做剪东西的动作，训练说"梳子"，可以用手做梳头的动作，这样常常可以刺激患者回忆起要说的词。治疗师还可给予列举训练（举例水果、蔬菜），颜色辨别，反应命名训练，如：天空是（　　），草是（　　）。训练时如患者不能命名所出示的图片或实物时，例如患者不能命名"电话"时，治疗师可以说"如果下班后您有事不能回家，需要先给您家人打个……"，使患者说出"电话"从而达到训练目的。治疗师还可以提示词头音或手势引导，不可操之过急，否则会失去训练意义，提示时要从最基本、最约定俗成的角度切入，要考虑到地域背景和个人受教育程度的差异以达到训练目的。

ER4-3-9　出声读：名词—动词—短句

4. 出声读训练　治疗师出示卡片让患者读出声，先名词、动词，后过渡至短语、短句（ER4-3-9）。

5. 音乐训练　让患者聆听熟悉的旋律联想起与旋律有关的歌词，提高患者的理解力，促进患者语言功能的恢复。训练中让患者用旋律把要说的话唱出来。说话通过歌唱的节奏来训练，使患者语言发音的可理解性和清

晰性得到提高。如幼儿歌曲《两只老虎》，它涉及了量词、动物、器官、动词，是很有画面感和容易实际操作、教授的一首歌。可以让训练者唱一句，患者模仿一句，熟悉后曲子后可以用歌曲旋律进行简答问答。如"两只老虎(两只老虎)跑得快，跑得(快)，一只没有(耳朵)，一只没有(尾巴)，真奇怪，真(奇怪)。"还可以把日常生活中的简单句子改成旋律简单的歌曲，让患者唱出来。主要目的是训练患者说话的节奏和声调，使患者在轻松的歌唱环境中练习语言发音和理解语言含义。

(二) 中度口语表达障碍

中度口语表达障碍表现出失语法结构特征、语句长度变短和语法形式的受限。如果表现为漏掉连词、冠词、助动词，而实词如名词、动词、形容词相对完整，可依照正常语法获得语法结构或者应用教中文为第二语言的途径，通过教语法规则再建立语法知识；如果是由于使用语法知识的效率低或丧失了使用完整语法知识的途径，可以设计出其他技术来促进语法结构的建立。还可以利用再教的方法，例如开始教主、谓、宾结构，然后再教形容词和副词、介词、连词。也可以用表示动作的句子来进行训练。如果患者保留语法结构知识，通过适当的提示可以刺激患者应用完整的语法知识，称之为"冲破阻滞"。可使用几个句子并逐句增加句子语法的复杂性如"妈妈熨衣服""妈妈一边熨衣服一边看电视""妈妈一边熨衣服一边看精彩电视节目""昨晚，妈妈一边熨衣服一边看精彩电视节目"等。

1. 简短对话训练　与患者对话时要用简短的词或句意清楚的句子。如"要吃苹果吗？""去哪里？"说话的速度比正常缓慢，使患者可以直接答"是"或"不是"；接句训练，训练者说出：我喜欢吃(　　　)，你喜欢吃(　　　)，患者可以接出词语"苹果、香蕉"等。

2. 短文复述训练　治疗师读短文让患者进行重复复述或直接复述训练。

3. 朗读短文训练　治疗师让患者出声读，以朗朗上口的诗歌及小故事为主。

4. 看图说话训练　给患者出示有简单情景的卡片，请患者说出卡片内容。如出示"男孩在踢足球"的图片让患者表达出"谁在做什么？""谁在哪里做什么？"

(三) 轻度口语表达障碍

1. 日常交流训练　以患者爱好及感兴趣的日常话题进行交流训练。

2. 描述训练　治疗师让或者对某一件事情或一个事物用详尽的语言进行描述、介绍。

三、阅读理解

治疗师在选择治疗活动前必须分析检查结果，以此决定患者的功能水平。其功能水平是处在视觉匹配水平、单词水平、词组水平、语句水平，还是段落水平？在该水平的刺激长度、词汇使用频率、抽象水平以及语境提示等是否促进阅读理解？某一大小的字体或注视文字的方式(如通过词窗阅读)是否可改善阅读？回答这些问题，确定阅读理解障碍程度，有利于我们选择治疗作业。

(一) 重度阅读理解障碍

1. 实物与文字匹配训练　如实物苹果、牙刷、钢笔与文字进行匹配，患者能做出正确的配对。如图 4-3-6 所示(ER4-3-10)。

2. 字 - 图匹配(单字单词水平)训练　严重阅读障碍的患者对单字的辨识障碍，可以首先进行单字的匹配训练(字 - 字匹配)，即让患者从一系列字卡中选出与所出示的字卡相同的文字，这一项任务不需要患者对文字进行理解，只需要辨识出字形即可，患者通过训练可以

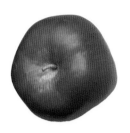

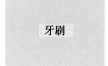

ER4-3-10
1/3c 实物文字
匹配训练

图 4-3-6　1/3c 实物文字匹配训练

提高对文字的视觉辨识能力,是最基本的匹配训练。随着患者视觉辨识能力的提高,可以让患者尝试进行听字指字的训练,从而逐步建立起文字与语义之间的关系、文字和语音之间的关系。字与字匹配是十分重要的,一般要求达到 100% 正确率,才能进行其他匹配作业。在进行匹配作业中,实用的词应尽可能与应用有关。社会环境中用语,如厕所标志、出口、拉、推等在词与词匹配中应用是有意义的。在多项选择中,供选择的词数由 2 个开始,逐步增加到 8 个或 10 个。如图 4-3-7 所示(ER4-3-11~ER4-3-13)。

3. 贴标签训练　贴标签可用于词汇训练。家庭成员在物品上和家具上贴上写有物品名称的标签。患者每天多次看到这些词汇,从而增强与物的联系。

(二) 中度阅读理解障碍

1. 执行简单文字指令训练　执行文字指令从简单的作业开始,如躯体动作、操作桌上的实物。系统地应用词汇、长度、句法复杂性等影响因素,增加作业的难度水平。真正理解

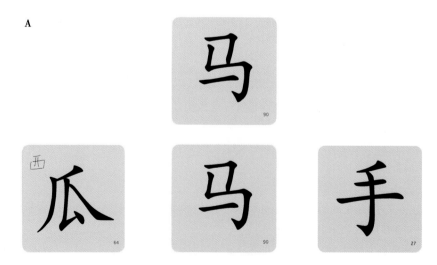

图 4-3-7　字 - 图匹配(单字单词水平)训练

A. 1/3c 字 - 字匹配训练

B

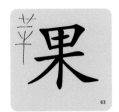

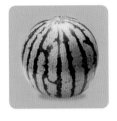 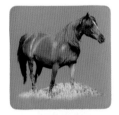 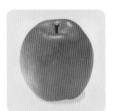

C

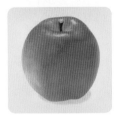

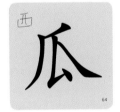 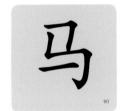 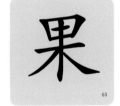

图 4-3-7（续）

B. 1/3c 字 - 图匹配训练；C. 1/3c 图 - 字匹配训练

ER4-3-11
1/3c 字 - 字匹配训练

ER4-3-12
1/3c 字 - 图匹配训练

ER4-3-13
1/3c 图 - 字匹配训练

运动指令中的介词是完成指令的关键。如果患者错误理解了介词所表示的各种空间关系，执行指令作业将会使这些错误暴露出来。执行文字指令作业示例：①用手指一下窗户；②把桌上的笔递给我。如图 4-3-8 所示。

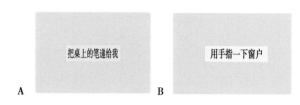

图 4-3-8 执行文字指令作业
A. 把桌上的笔递给我；B. 用手指一下窗户

2. 短语与图匹配训练 治疗师出示文字短语，让患者指出与其相对应的图片。如治疗师出示"男孩在洗脸"的文字卡片，让患者在"男孩在洗脸""男孩在洗手""男孩在洗澡"的图片中做出正确选择。如图 4-3-9 所示（ER4-3-14）。

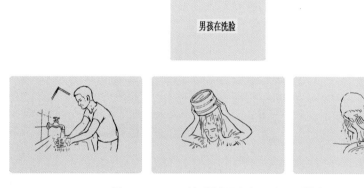

ER4-3-14
1/3c（短 语 水平）字 - 图匹配训练

图 4-3-9 1/3c（短语水平）字 - 图匹配训练

3. 读短文回答问题训练 当患者对单一语段的理解达到 80% 的水平，就可将阅读材料增至两三个语段。方法是让患者逐段分析阅读材料。如果患者有口语表达或书写能力，在阅读每段后用自己的话总结语段，然后再阅读下一个语段。或由治疗师提出相应问题患者回答，如治疗师可以选择一些有情节的篇章，患者阅读后治疗师针对故事发生的时间、地点、人物等进行提问。

4. 分类作业训练 阅读理解也有赖于患者对名词语义的相似性进行辨别的能力。分类作业有助于训练患者这种辨别能力，如要求患者对家具、饮料、抽象词汇进行分类，如表示颜色、情感、疾病的词进行分类。分类训练示例：①找出食物的名词：香蕉、椅子、茄子、电话机、鸡肉、面包、小狗；②找出打扫卫生时用的物品：电视机、吸尘器、抹布、床单、肥皂、扫把；③将下列词汇分成 3 类：杯子、深黄、盘子、电视机、粉红、洗衣机、天蓝、电冰箱、碗。

5. 疑问句的理解训练 对失语症患者来说对问句的理解也是比较难的阅读作业。关于个人情况的是非问题比较容易理解。如："你结婚了吗？你是住在北京吗？"需要回答时间、地点、人物的问题比较难理解。如果患者不能回答或写出答案,可让他指出图画的相关部分,表示他是否理解了问句。

（三）轻度阅读理解障碍

1. 执行复杂文字指令　治疗师出示带有指令的文字卡片,让患者根据指令操作。如治疗师出示文字卡片:①"用你的左手把书翻到 20 页,再拿起笔放在书的上面";②"把书放在桌上,把笔放在书的左边";③"在纸上画一座小房子,房子的前面有一棵树,房子的后面有一座山"。让患者看到后根据指令操作,患者不可以边看文字卡片边操作。患者操作时治疗师不再出示卡片。如图 4-3-10 所示。

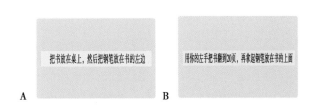

图 4-3-10　执行复杂文字指令
A. 把书放在桌上,然后把钢笔放在书的左边;B. 用你的
左手把书翻到 20 页,再拿起钢笔放在书的上面

2. 病句修改训练　这个非常有用的治疗作业是根据 Cardner 等人关于失语症患者阅读语义、句法错误的语句的研究得出的。在他们的研究中,要求患者找出语句中的语义和句法错误,他们发现失语症患者更易发生语义错误。这类作业是比较有价值的治疗作业,因为它使患者在寻找错误时认真阅读和分析语句。找错作业示例:①我喜欢喝牛肉;②他到商店寄信;③椅子在床里边;④我给朋友发了一个长途电话;⑤中国是一个多民族的西方国家。

3. 双重否定句的理解训练　对双重否定句的理解,要求比被动句更为复杂的转换。在语义上由肯定句到否定句是一种逆转,而从否定到双重否定句是再次逆转的反演过程。对双重否定句的理解训练,可以使我们首先确定一下患者是否存在双重否定句的理解困难。如果患者在下面的作业中做出错误选择,说明他们不能辨别否定句和双重否定句,只能根据句子中个别词语做出反应,把双重否定句当做否定句处理。如果患者在肯定句和否定句之间摇摆不定,不知如何做出反应,表明他们已模糊认识到双重否定句不同于否定句,此时可看作从不理解到理解的过渡阶段。双重否定句的理解作业示例:在每个句子下面有 2 个句子,患者根据第一个句子的意思做出选择。①他不是不能去。他能去。他不能去。②他不做不感兴趣的事。他不做感兴趣的事。他做感兴趣的事。③他不会不整洁。他很整洁。他不整洁。④他不参加会议是不可能的。他会去参加会议。他不会去参加会议。⑤把钱放在书包里,不可能不安全。把钱放在书包里是安全的。把钱放在书包里不安全。

4. 语句构成训练　语句构成训练是将一个完整的句子以词为单位分割开,顺序打乱。患者根据这些词,重新组成一个句子。这种训练对语法结构有困难的患者有帮助,可提高他们的语句构成和词序排列的能力,同时也改善了阅读理解力。语法构成作业示例:将下列词重新排列顺序,组成语句。①去　小李　今年　海边　夏天　②正在　汽车　老王　房前　修理　③音乐会　听　我们　去　今晚　④衣服　自己　做　她喜欢　⑤游泳　学　他的弟

弟　大明　教　⑥希望　被　班长　选为　能　他。

5. 段落排序训练　当患者能够对语句理解得较为准确时,可以进行段落层级的理解和训练。段落构成训练是向患者提供打乱顺序的一组句子,让患者按照语境将其连成一个段落。这一任务不仅能够提高患者对单句的理解,更能提高对整体语境的把握。作业示例:(　)肖邦从小就很喜欢音乐,他六岁开始练琴,八岁便举行演奏会了。(　)当时的人,都惊讶他的音乐天才,争着要为他出版呢!　(　)肖邦是波兰的一位音乐家。(　)他十五岁那年,就写成了第一首圆舞曲。(　)他出生在波兰首都华河,父亲是一位教师。

6. 促进篇章的理解训练　治疗师让患者阅读文章后要求患者用自己的话总结阅读材料,或治疗师提出问题让其回答,如读寓言故事后说出寓意。治疗师也可以选择一些说明文、应用文或以前工作中常接触的日常文件让患者阅读。此外,也可以让患者家属配合患者一起阅读一些报纸、书籍,提高患者的实用阅读能力。

四、书写

书写训练适用于有书写障碍的患者。书写是一个复杂的过程,它不仅涉及语言的本身,而且还有视觉、听觉、运动觉、视空间能力等联合运作完成的,因此,进行书写障碍训练方案的制订时,要兼顾每一种影响书写能力的因素,除了以上的各种因素外,还要兼顾智力及文化教育水平等因素,最终力求使失写患者逐渐将书写字的字形、语音、语义与手的书写运动联系起来,达到有意义地书写和自发书写的目的。

与口语表达比较,文字表达更需要计划性和准确性,词汇的失用范围更为广泛,语法结构要求更为严谨和规范。因此,大脑病变所产生的书写障碍,一般比口语表达障碍更严重,恢复也比较慢和不完全。

(一) 书写训练阶段

书写训练分为三个阶段。第一阶段是临摹与抄写阶段,第二阶段是提示书写阶段,第三阶段是自发书写阶段。治疗师应根据书写障碍程度的轻重进行不同阶段的书写训练,这三个阶段的适用对象、训练目的及训练重点见表 4-3-1。

表 4-3-1　各阶段书写训练对象、目的及重点

训练阶段	训练对象	训练目的	训练重点
临摹与抄写	重度书写障碍	促进视文字→复制式书写表达的过程	字的辨认和理解、非利手的书写运动技巧、书写中各器官的联合运动
提示书写	轻、中度书写障碍	促进视文字→按提示要求组织文字→书写表达的过程	提示的形式(文字、图片、语音)、提示的性质(直接、间接提示)、提示的量
自发书写	轻度书写障碍	促进自发性书写意愿→自发书写表达	形成合乎逻辑的书写,组织完整的句子及章节,表达完整意义

(二) 书写训练方法的制订

1. 重度书写障碍的训练(临摹和抄写阶段)

(1) 临摹:适合于重度书写障碍、非利手书写者、视空间性失写、中或重度智力障碍、失用症。此阶段通过临摹与抄写(看图抄写、分类抄写、选择抄写)的练习促进了视觉文字到复制式书写,加强了书写中各器官的联合动作,并提高了患者对文字的理解能力。

1）临摹圆形、方形等形状以及简单笔画的字。

2）临摹系列数字，改善自动语序的书写能力。

3）临摹患者自己的姓名、地址、电话号码、家庭成员的姓名等。

（2）抄写：可根据患者阅读理解受损的程度来设计抄写的练习内容和方式。

1）看图抄写：当患者存在书面语的理解困难时，应首先训练患者对语词的理解，在训练中利用视觉提示：图 - 图匹配达到这一目的。在做练习前，向患者解释如何完成练习。先让患者看 4 幅图，然后把 4 幅图的字分别抄在横线上。练习提供了大量的视觉提示，如果患者在该阶段反复失败，可对患者进一步解释该练习涉及哪些问题。练习中的词汇应尽可能有意义。

下一步的练习活动是在减少视觉暗示的条件下抄写。要求患者理解书面语；治疗师对每个错字、错词计分，这对患者是有利的反馈，使患者感到任何努力都是可接受并能得到重视的。

2）分类抄写：分类抄写是在减少视觉提示条件下的抄写，训练对象为对书面语有一定理解力的患者。在进行分类抄写练习中，应注意：①在训练中逐步减少视觉提示量，提高患者理解文字的能力；②这一水平的练习要注意增加阅读理解的难度，同时帮助患者积累常用词汇。练习示例见表 4-3-2。

表 4-3-2 看图抄写练习示例

项目	示例
一般分类练习	蔬菜:白菜____ 动物:____ 大象、萝卜、冬瓜、狗、韭菜、羊
配对词、反义词分类练习	男人和____ 鸟语和____ 蓝天和____ 长和____ 大和____ 黑和____ 白云、花香、女人、短、白、小
抽象词分类练习	国家____ 傍晚____ 鬼怪____ 职业____ 老师、中国、夕阳、恐惧

（3）语句完形：语句完形的训练对象为书面语理解能力较强的失写患者，练习示例见表 4-3-3。

表 4-3-3 语句完形练习示例

词语	示例
开车、做作业、炒菜、看病	学生____ 医生____ 厨师____ 司机____
吸吮手指、大声吼叫、拄拐行走、有爱慕者	老奶奶____ 美女____ 婴儿____ 愤怒的人____

（4）看短文回答问题：当阅读理解为中度或轻度受损时，抄写和选择书写的练习难度水平可以更高一些。治疗师可以让失写患者阅读短文后，根据短文内容写出简单的回答，练习示例见表 4-3-4。

表 4-3-4　看短文回答问题练习示例

短文	问题
老王在一家医院水电部门工作,他是一名电工,工作已经 30 年了,明年就要退休了,他热爱运动,每天早上 5 点半就起来跑步,他最爱吃云吞面	是非回答: ① 老王是医生吗? ② 老王是在医院工作吗? ③ 老王是一名退休工人吗? 简单回答: ① 老王工龄有多少年了? ② 老王最爱吃什么? ③ 他每天坚持做什么运动?

　　2. 中度书写障碍的训练(提示书写阶段)　由抄写到自发书写是一个很大的进步。当患者抄写练习达到 65%~70% 正确时,可考虑进行自发书写训练。在由抄写到自发书写过渡的阶段可进行如下训练:

　　(1) 偏旁部首书写:要求患者按偏旁或部首随意书写,如车字旁,可以随意书写出:转、轮、软、轻、辅等。在这类练习中体现了汉字的"字形类联"的特点,对形近字归类辨析,可加强正确字形的构成,使患者建立起信心,充分调动患者的学习积极性,逐步达到正确的字形的形成阶段。练习示例见表 4-3-5。

表 4-3-5　偏旁部首书写练习示例

偏旁提示	目标字	偏旁提示	目标字
木	梅、树、桃、林等	日	明、时、昨、晚等
车	轮、轿、轻、转等	女	好、妈、姐、妙等

　　(2) 字形构成:要求患者根据图画,将字形的各偏旁部首组合成一个完整的字,练习示例见表 4-3-6。

表 4-3-6　字形构成练习示例

图	偏旁部首提示	写出目标字
	革　圭	鞋
	石　宛	碗
	木　寸　又	树

（3）字完形：要求患者根据句子的内容写字或词作为回答，如："洗脸用＿＿＿＿＿""好的反义词是＿＿＿＿"，此环节体现了汉字的"字义类推"的特点，帮助患者简化思维过程，减轻记忆强度，培养良好的思维方法，如果字形完成存在困难，可呈现该字、词的偏旁部首作为提示或给更多的提示。练习示例见表4-3-7。

表4-3-7 字完形练习示例

句子内容	目标字或词	句子内容	目标字或词
洗脸用	毛巾	高的反义词	矮
下雨要用	雨伞	大的反义词	小

（4）视觉记忆书写：将字词呈现数秒，然后移开，患者根据记忆写出字词。训练的字词的笔画开始时要简单，选用常用词，随着患者视觉记忆能力的提高，逐步增加字词的笔画和长度，并缩短呈现时间。练习示例见表4-3-8。

表4-3-8 视觉记忆书写示例

上	呈现 5s 后移开	回忆写出：上
月	呈现 5s 后移开	回忆写出：月
太阳	呈现 3s 后移开	回忆写出：太阳
电冰箱	呈现 2s 后移开	回忆写出：电冰箱

3. 轻度书写障碍的训练（自发书写阶段）

（1）句法构成：语法缺失的患者词提取的困难不突出，但形成完整的语句有困难。建立句法结构的方法与言语表达训练的方法相似。

练习示例：给患者呈现 3 张图片和 3 张字卡。

A. 患者根据图片，将字卡排列整齐。

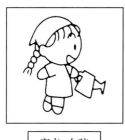  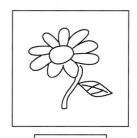

字卡：女孩　　　　字卡：浇　　　　字卡：花

B. 治疗师移去字卡，患者根据记忆写出语句。

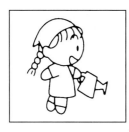 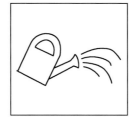 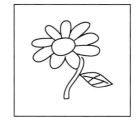

移去字卡写出语句：女孩浇花

C. 治疗师呈现 3 张图片,其中 2 张与上面呈现的图片不同。给患者在无提示的条件下书写短句。

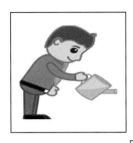 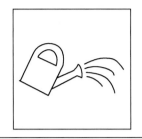 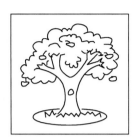

无提示条件下写出语句:男孩浇树

D. 换掉全部卡片,书写另一语句。

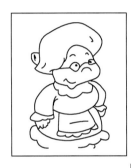 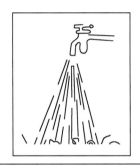 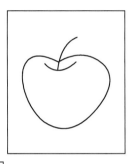

写出新的语句:奶奶洗苹果

(2) 语句完形:在没有任何提示的情况下,补充语句。根据患者的阅读理解能力,设计不同难度的书写内容,书写的内容可以是名词、动词、形容词等,也可以是动宾结构等短语。

练习示例:

A. 　　　　是中国的首都。

B. 小强骑着　　　　上学

C. 佳佳早上起来用　　　　刷牙

D. 张大爷拿着　　　　在刮胡子

E. 男士们出席正式场合都得穿　　　打　　　　。

(3) 动词短语的产生:失语症患者一个主要的书写特点是名词或动词占优势,缺少语句的其他部分。多数简单指示是由动词短语组成的。可以传递一定的信息,练习示例见表 4-3-9。

表 4-3-9　动词短语的产生练习示例

第一步:书写简单动词	第二步:呈现名词卡	第三步:组合动宾结构
吃、喂、听、爬	狗、饭、山、歌曲	吃饭、喂狗、听歌曲、爬山
喝、看、洗、吹	电视、茶、衣服、喇叭	喝茶、看电视、洗衣服、吹喇叭
剪、逛、踢	商场、足球、头发	剪头发、逛商场、踢足球

(4) 语句构成:患者可以应用简单的句法结构,书写自己、朋友、邻居的情况,如要求书写一个自己的朋友,例句:"我有一个好朋友,名字叫李小明"。也可以由治疗师提供数个词汇,

患者将这些词汇扩展为结构完整的语句。或者设计一个书写的主题,应用简单的句法结构自发书写,见表4-3-10。

表 4-3-10 语句构成练习示例

治疗师提供信息	患者语句
① 地点:广州 ② 地理方位:南 ③ 地区特点:历史文化古城 ④ 人口:一千三百多万	广州在南方,广州是一个历史文化古城,有一千三百多万人口

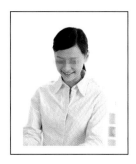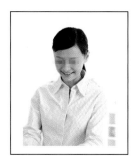

(5) 信息的顺序:有些患者可以达到书写短小的正确的语句水平,但对信息量较多的事件则难以书写。这种情况可见于口语表达困难的患者。Luria 提议,鼓励患者任意将想法写在卡片上,然后根据重要性或时间的顺序,把卡片排列好。练习:列出一天要做的事情的日程表。练习示例见表4-3-11。

表 4-3-11 信息的顺序练习示例

时间	人物	活动
早 8:30—9:30	我	语言治疗
上午 9:30—10:30	我	练习治疗
上午 10:30—11:30	我	运动治疗
中午 12:00	女儿	送饭
下午 13:00	我	午睡
下午 2:00—4:00	我	完成语言课后练习
下午 6:00—6:30	我	晚餐

另一种方法是与患者讨论所要书写的主题,然后帮助患者理好事件的头绪。如讨论旅游,涉及的内容有人员、时间、气候、旅馆、交通、活动、费用等,可让患者逐一写出。也可以让患者每天写一小段日记,记录每天发生的事情,然后治疗师和家属可以和患者一起修改日记中发生的错误。

五、失用

失用的分类有很多,伴随着失语症出现常见的失用有言语失用和口颜面失用,两者可同时出现,也可单独出现,在临床上,一些言语失用并不存在口颜面失用,但多数口颜面失用伴有言语失用。

（一）口颜面失用

患者在日常生活中能使用面肌、舌肌和口腔肌肉的反射性和高度自动化的运动如咀嚼、吞咽、眨眼、张嘴等动作没有障碍，而在检查时，却不能随意使用同样的肌肉做同一动作，即不能按检查者的口头或视觉指令和模仿上述动作。通常颜面下半部的障碍比上半部严重一些。病变部位多在左弓状束、左中央前回的颜面区域和左前运动区发出的胼胝体纤维的损伤。

1. 口颜面失用的评定　中国康复中心语言科目前使用的口颜面失用的评定方法见表4-3-12。使用此表时，检查者令患者依次完成表中的六项动作（注意检查者不准给患者做示范动作，以防止患者因视觉记忆而造成检查结果的误差），完成一个动作均应观察是否有摸索动作，以此来判断有无口颜面失用。

表 4-3-12　口颜面失用检查

① 鼓腮 正常＿＿＿＿ 摸索＿＿＿＿	④ 缩拢嘴唇 正常＿＿＿＿ 摸索＿＿＿＿
② 呼气 正常＿＿＿＿ 摸索＿＿＿＿	⑤ 摆舌 正常＿＿＿＿ 摸索＿＿＿＿
③ 咂唇 正常＿＿＿＿ 摸索＿＿＿＿	⑥ 吹口哨 正常＿＿＿＿ 摸索＿＿＿＿

2. 口颜面失用的治疗

（1）口颜面失用的治疗常用的技巧有：①喉活动技巧；②舌运动技巧；③言语活动技巧。

（2）口颜面失用训练方法的制订，见表4-3-13。

表 4-3-13　口颜面失用的治疗

训练目的	训练方法
喉活动	① 视、听联合刺激法：治疗师与患者同时面对镜子，治疗师发"ao"或"ou"，患者模仿。反复进行 ② 视、听、触联合刺激法：治疗师与患者同时面对镜子并将患者的手放在治疗师的喉部，治疗师发"ao"或"ou"，患者模仿。反复多次进行。这样患者除视、听外，尚能感觉到发音时喉的震动 ③ 反射性诱导，利用反射性声音来诱导发音。如用叹气音来促进发"唉"，用笑声来促进发"哈"，必要时患者自己用手使双唇形成口型得到促进，以引发更多语音 ④ 利用唱歌、数数、完成句子的方式等训练初始音
舌运动	① 视觉、听觉刺激之下的诱导法：治疗师与患者同时面对镜子，治疗师用唱歌、数数等来诱导患者完成舌运动 ② 辅助法：治疗师与患者同时面对镜子，帮助患者完成舌操（舌前伸、后缩、左右摆动、舌上抬、弹舌等） ③ 交替运动法：前伸和后缩交替运动、舌摆左摆右交替运动，以提高舌运用的灵活性和发音的稳定性

续表

训练目的	训练方法
言语活动	① 自发性言语促进法:用患者熟悉的歌曲、诗词来促进自主言语。如当患者唱完"东方红、太阳升"时,治疗师不是用唱,而是轻轻说出"东方红"时,患者就说出了"东方红、太阳升,中国出了个毛泽东" ② 序列语促进法:利用序列语(如 1、2、3……或第一、第二、第三……等)来促进患者的自主言语

(二) 言语失用

是指不能执行自主运动进行发音和言语活动,且这种异常是不能用与言语有关的肌肉麻痹、收缩力减弱或运动不协调来解释的一种运动性言语障碍,或者说是一种运动程序障碍。可单独发生,亦可以伴随与其他语言障碍,常伴随于运动性失语。大部分患者的病变涉及左大脑半球第三额回的损害。

1. 言语失用的评定　言语失用的评定:见表 4-3-14。评定者在检查言语失用时,令患者分别说出表中的 1、2、3 项各五遍,复述 4 项的内容各一遍,通过观察患者有无发音器官的摸索动作、有无元音的发音错误、有无元音顺序的错误来判断是否有言语失用。

表 4-3-14　言语失用评定

元音顺序(1、2、3 要说五遍)	③ 词序(复述"爸爸、妈妈、弟弟")
① a-u-i 正常顺序_____ 元音错误_____ 摸索_____	正常顺序_____ 元音错误_____ 摸索_____
	④ 词(复述"啪嗒洗手、你们打球、不吐葡萄皮") 正常顺序_____ 元音错误_____ 摸索_____
② i-u-a 正常顺序_____ 元音错误_____ 摸索_____	

2. 言语失用的治疗

(1) 言语失用的治疗原则:是纠正异常的发音。对于言语失用患者来说,首先,能够从听觉上判断出正确音和错误音,并且确定目标音的位置是治疗的前提条件,其次,利用视觉来指导构音器官发音是治疗的关键,建立和强化视觉记忆对成人言语失用的成功治疗是最重要的。

言语失用治疗可按下面的步骤进行:

1) 掌握每个辅音的发音位置。

2) 迅速重复每个辅音加"啊",以每秒 3~4 次为标准。

3) 用辅音加元音建立音节,如"ma,ma…"。

4) 当掌握了稳定的自主发音基础和基本词汇,便可尝试说复杂的词。原则上还是先学会发词中的每个音、音节,最后是词。

(2) Rosenbeke 成人言语失用八步治疗法见表 4-3-15。

表 4-3-15　成人言语失用八步治疗法

步骤	方法
① 视听联合刺激	"请看着我"［视觉(V1)］"请听我说"［听觉(A)］,患者和治疗师同时发音。当一起发音时,治疗师要督促患者注意听准确,特别是正确发音时的视觉提示
② 视听联合刺激和伴视觉刺激的延迟发音	治疗师先发音,然后重复这个音的口型但不发音,与此同时患者大声发音。即只有视觉提示,减弱同步听觉提示
③ 视听联合刺激和无视觉刺激的延迟发音	即传统的"我先说,随后你说"。治疗师不给予同步暗示
④ 视听联合刺激后连续发音无干预刺激	即无听觉或视觉暗示。在治疗师发音后,患者要在无任何提示的情况下连续说该话几次
⑤ 文字刺激(V2)和同步发音(词)	即患者看见卡片上的指定文字后,立即读出来
⑥ 文字刺激(V2)和推迟发音(词)	即患者在拿开卡片后才念指定的文字
⑦ 提问以求适宜回答	即放弃模仿,由治疗师提出适宜问题以便患者能回答相应的靶音(词)
⑧ 角色扮演情景下的适宜的反应	治疗师、工作人员、患者的朋友或者患者本身扮演一种与指定句子有关的角色,患者作恰当回答或用这些句子来进行表演

(3) 旋律语调疗法(melodic intonation therapy, MIT)在言语失用训练中的应用:对某些言语失用患者,旋律语调疗法是一种有效的治疗方式,尤其对严重的失用症并伴有旋律障碍和口吃样停顿的患者。应优先选日常用语,尽量选择患者感兴趣,与职业和爱好有关的内容,训练中所选的句子应设计在成功率为 70%~90% 的水平上。歌曲的选用应符合患者的年龄、喜欢的风格等。相比正常发音,旋律吟唱模式的速率较慢,音节延长从而减少对大脑左半球的依赖。一秒一个音节是 MIT 建议的速度。随着患者语言表达能力的进步,速率改为一秒两个音节;循序渐进,直到患者从唱歌过渡到正常表达。而音节的延长帮助更好辨析单词或短语中的每一个音节,从而提高患者语言产生的清晰度,促进患者语言表达的流畅性。在吟唱的同时,患者应用健侧手有节奏的拍打。在旋律语调疗法中应强调治疗师和患者一起唱,一是可以增强患者的信心,同时也给予患者正确的视觉和听觉模型,更能促进患者词汇的表达。

当患者的言语失用症状非常严重,造成无法用语言交流,语言治疗师应给患者提供交流补偿方式如交流板、纸笔、打字机或计算机。对所有的言语失用患者,无论其严重程度,减慢语速都有助于正确的构音,所以减慢说话速度为目的的行为代偿治疗对失语症是有效的。旋律语调疗法(MIT)在失语症治疗中的应用详见第五章第二节。

(林　勉)

第四节　失语症不同时期训练计划制订

近些年来,语言病理学家再也不满足失语康复治疗是有效的印象,而是通过正式的语言评价来发现治疗的积极效果。在进行治疗时,要考虑问题之一是关于失语的自然恢复问题。

失语症患者在发病后最初的几个月未经治疗言语能力的改善称为自然恢复。病理方面是指未损伤的部分大脑在部分大脑损伤后获得功能。目前认为自然恢复一般在发病后的 2~8 周内。尽管对自然恢复期长短问题还没有一致的意见，但这种现象是存在的，而且在失语治疗的研究上要估计到。

一、急性期

原发疾病不再进展，生命体征稳定 48~72h 后即可开始训练。此时期应尽早开始训练，并使患者及其家属充分了解其障碍和训练内容。

（一）听理解训练

在其他治疗项目之前，首先应进行听理解训练，听理解训练以刺激法为核心。

1. 语音辨识　让患者在事先录好的声音（每组一个或多个词语音，其余为社会自然音如狗叫、鼓掌声、哭声、汽车鸣笛声、雷声）中分辨出词语声。

2. 音阶及单词辨别　先说词后让患者重复发音和词，训练顺序：先元音，再双元音、辅音、单词。

（二）口语表达训练

1. 语音训练　在语音识别训练基础上，运用非自主性言语的自主控制法及功能重组法，如：患者能说出"人"，可扩展至"工人""老人""敌人"等。

2. 自动语言训练　数数（123……），说姓名、问候语（如"你好""再见""谢谢"），唱熟悉的歌曲来引导语言。

（三）阅读理解训练：促进词辨认和理解训练

1. 字 - 字匹配训练　让患者从一系列字卡中选出与所出示的字卡相同的文字，这项任务不需要患者对文字进行理解，只需要辨别出字形即可，患者通过训练可以提高对文字的视觉辨识能力，是最基本的匹配训练。

2. 字 - 图匹配及文字与听刺激匹配训练　听字指字的训练，使患者逐步建立起文字与语义之间的关系和文字的语音之间的关系。值得指出的是，在匹配作业中要注意，对于严重阅读障碍的患者，起始训练文字的选择应该是笔画少、高频的词汇，当患者的正确率提高后可以考虑通过增加文字笔画数、词长和频度等来增加任务的难度，供选择的字词也可以由 2 张逐步增加至 12 张或 16 张。此外，也应考虑针对不同词性的训练，可以选取名词、动词等想象力高的词逐步过渡到形容词、介词等想象力低的词。

二、亚急性期

在训练室训练的频度和时间是有限的，此时要使患者在家中或病房配合训练，此阶段也可能发现初期评价的问题，有时需要修改最初制订的计划。

（一）听理解训练：词的语义理解

1. 听词指图　治疗师提供听觉刺激，患者做出不同的反应，在训练中需要用图片，图片的数量可以是 1~6 张。

2. 听语记忆广度扩展　将若干张图片摆放桌面上，每次说出 2 张或 2 张以上卡片的内容，让患者按先后顺序指出所听到的单词图片，如"指杯子、苹果和狗"。

3. 执行简单口头指令训练　治疗师发出"伸出手""拿起笔"等指令，让患者按指令做并逐步增加指令的难度。如"把苹果拿起来，擦干净然后递给我"。

（二）口语表达训练

1. 复述训练　直接复述：单词、词组、短句、长句、绕口令等，看图或实物复述，重复复述，延迟复述。

2. 命名训练　用图片或实物让患者呼名，先高频词后低频词，如先教吃的、穿的、日常用品、身体部位等，可给予词头音、姿势语、选词、写字、复述等提示。

（三）阅读理解训练

1. 贴标签　在物品和家具上贴上名称标签，患者每天多次看到词汇，增强词与物的联系。

2. 分类作业　如要求患者对家具、食品的词汇表进行归纳分类，也可对抽象词汇进行分类，如表示情感、颜色、疾病的词汇进行分类。

3. 语义联系作业　同义词、反义词以及语义相关词的联系。

4. 促进词与语句辨认和理解　词 - 短语匹配训练　如：交警　棉衣　书包　老师
①给学生上课的人是（　　）②用来装书本的是（　　）

5. 执行文字指令　执行文字指令训练可以帮助患者更好地建立起对与连词、介词的理解。练习的材料可以从简单的一步指令逐步增加难度到两步指令、三步指令，可以是做出一组身体动作，也可以是操作桌上的实物。

6. 找错　找错的训练可以帮助患者认真阅读并分析语句，在寻找错误的过程中提高对语义的理解及句法的应用。

7. 句子结构训练　问句理解、双重否定句理解。

8. 组句训练　向患者提供一组词汇，让其将这些词汇连接成一个完整的句子。通过这一任务的训练可以提高患者词序排列的能力及对语法关系的处理能力，从而达到改善阅读理解的目的。

9. 促进语句和篇章理解训练　当患者能够对语句理解得较为准确时，可以进行语句排序训练。

三、慢性期

当经过一段时间的训练，患者的改善达到一定程度几乎不再进步或很缓慢时，可以看作平台期。此时要把以前掌握的内容或再获得的能力进行适应性训练，可向患者家属进行训练指导和帮助。

（一）听理解训练

1. 长篇文章进行听理解训练　听寓言故事后回答治疗师提出的问题。

2. 多步口头指令训练　治疗师发出两步以上指令，患者根据指令完成。

3. 听新闻广播理解训练　患者听新闻后能回答治疗师提出的相关问题。

（二）口语表达训练

1. 叙述训练　进行情景画叙述训练。训练时患者出现错语、呼名错误，语法错误时治疗师不要中断患者给予纠正，应在叙述完成后给予纠正，当患者出现叙述困难而中断时可给予提示，让其继续。

2. 失语法训练　利用冲破阻滞法：给患者呈现 3 张图片，当患者可以说"妈妈""洗""手"，可更换其中宾语成分图片，组句说"妈妈""洗""碗"，也可更换谓语成分"妈妈""擦""手"，还可更换主语成分"爸爸""洗""手"。随后适当增加其他句子成分，利用再教方法,先教主谓宾结构再教形容词、介词、副词、连词等在句中的用法,先易后难,循序渐进。

（三）阅读理解训练

1. 分析阅读材料训练　有些患者经过训练或自然恢复,阅读能力达到轻度障碍水平,训练时应教会患者找到主要思想,开始时用某些方法使段落的主要思想突出,如在表示主要思想的句子下画线。患者尽可能将自己阅读的文字变成自己的话口述出来。

2. 执行复杂指令的训练　治疗师出示两步以上指令,让患者看后独自完成。

第五节　失语症不同类型训练计划制订

各类型失语症具有不同特征,经皮质运动性失语、经皮质感觉性失语、经皮质混合性失语的临床特征表现与 Broca 失语、Wernicke 失语、命名性失语、完全性失语、传导性失语大体相似,因此,本节仅介绍以下五种失语症类型的康复训练。

一、Broca 失语训练计划

Broca 失语患者以口语表达障碍为突出表现。言语量减少,构音费力,常一字一字说话,因此言语旋律很差或丧失,语句长度变短,言语常由单词组成。经常出现词的替代、失语法结构或类似电报式言语。训练中常以口语表达为主。

（一）复述训练

随着治疗师复述,大声读(例如:元音、辅音、单字,词、短语、短句、长句)。

（二）命名训练

命名图片,物体,身体部位等。先高频词后低频词,先名词后动词。

（三）持续症的放松训练

持续症是指脑损伤患者表现出的僵化固执、连续重复的症状,该症状常出现在命名、书写等多个领域,严重影响患者的语言认知功能。如让患者命名"梳子"然后让患者命名"钢笔",但患者仍然说"梳子""梳子""梳子"。此时需要提高患者命名能力,采用的基本策略有:

1. 解释　告诉患者存在持续症,需要采用措施克服。

2. 分散患者的注意力　每次尝试用个新词,或共同参与搭积木游戏。

3. 通过听觉和视觉途径提醒患者　将欲习得词写在纸上,反复进行视觉和听觉强化。

4. 控制表达的节奏(每个项目之间至少间隔 5s)。

（四）纠正电报语训练

在自然轻松环境中让患者朗读词语如"苹果""帽子"等,当词语熟练时练习朗读短句子,如"我吃苹果""我戴帽子",当朗读流畅后,进行回答练习。治疗师:"你喜欢吃什么水果?""你头上戴什么?"患者语言熟练表达后,要求其流畅表达句子"我喜欢吃苹果""我头上戴帽子"。

（五）交流训练

重点采用交流效果促进法(PACE)、功能性交往能力测验(FCP)进行训练,旨在整体改善患者的生活交流能力。对于存在极严重表达障碍的 Broca 失语患者,可以采用代偿交流的方法,如姿势语言训练,交流板的应用等。

二、Wernicke 失语训练计划

Wernicke 区及附近区域受损造成听理解障碍,具体表现为:听不懂别人讲话内容,自己表达内容和发出的语言不相符。

(一) 听觉理解训练

遵循由易至难、逐步递进的顺序进行训练,训练内容包括:

1. 系列指点   如"指杯子和房子""指杯子、房子和树"。
2. 系列指令   "过来、关上窗户、坐下、递给我笔",观察患者执行的情况。
3. 是非回答   "下雨了吗?"等,以改善患者的听理解能力。

(二) 听觉复述训练

重症患者在治疗初期采用视听相结合的方法,如治疗师可与患者面对面而坐或者面对镜子而坐,当患者听理解能力有所提高或轻症患者,可进行听觉复述训练:单韵母、双韵母、声母、词、句子等。

(三) 阻断去除技术

此类失语症患者的阅读理解能力(视功能)通常显著好于听觉理解能力。因此可以采用阅读的形式协助恢复听理解能力。具体训练步骤为:将文字按先后顺序排成 2~3 个语句(阅读);将书写语句与图片匹配(形义结合);给出口头指令,指出这些语句(音形结合);指出语句中的个别单词(单条件听指令);指出与短语有关的图片(多条件指令);回答关于语句的问题;针对图片进行口头描述。

(四) 旋律语调疗法

针对口语理解困难的患者采用旋律语调疗法(melodic intonation therapy),以唱词的形式使患者理解词语的意思。

三、命名性失语训练计划

所有失语症患者都有不同程度的找词和命名困难,可以通过命名测验了解其程度。然而由于失语的类型和损伤部位与范围不同,命名困难也有所不同。虽然命名性失语可能是一种相对轻的失语类型,但并不意味着很容易治疗。患者会有较长时间命名困难。

(一) 再建命名事物

命名性失语可以视为词汇量的减少,Wepman 建议采用经典条件反射原理,集中几个词反复出现在患者面前,让其连续听读,在头 3 个月中教 4 个词,患者学会 2 个词后的 2 周,取得了很快的进步。

(二) 再建命名回忆

另一种观点认为命名性失语是回忆词功能的丧失,选用不同的刺激方法进行训练有助于对词的回忆,如可采用词头音、手势、描述、上下文、书写、描图复述来引出词汇。训练时可以用图片和实物进行,每次选用 8~10 个词,这些词可用明显的手势来表明如何使用。如训练时说"剪刀",可以用手做剪东西的动作,这样可以刺激患者回忆要说的词。

四、完全性失语训练计划

完全性失语是指全部言语模式都受到了严重损害。这类患者几乎没有能力通过言语和

书写进行交流,也不能理解口语和书面语,他们的康复是语言治疗师最大的挑战。不过,完全性失语患者仍具有不同程度的视觉交流能力,如执行指令、回答问题、描述事件、表达情感等,这表明完全性失语患者一些自然语言需要的认知活动仍然存在,只要使用适当的暗示、提词和刺激,他们也可以理解和产生言语。临床上也证实,只要方法得当,即使最严重的失语症患者也可以理解和产生言语。

(一) 视觉 - 动作疗法(VAT)

近年来,波士顿治疗中心主要使用这种方法,即通过执行一系列与线条画有关的特定任务,将专门的物体、活动与概念形式联系起来。VAT 应用 8 个实物,例如刮脸刀和杯子等,使患者逐渐认识线条画和手势所代表的意思,然后产生有代表意义的手势。这 8 个物品都很容易用一只手操作,并至少可以用一种手势表示,训练任务也按难易程度分成不同的步骤和水平。

(二) 听觉口语训练法

完全性失语患者在早期康复时也可以用 Schuell 刺激法进行听理解训练(词汇、词组、短句、长句理解),然后过渡至言语发音训练(包括呼吸、发声、共鸣、构音、语音训练等),最后进行简单的交流训练。整个过程均可辅以视觉、触觉等线索提示。

(三) 旋律语调疗法

部分完全性失语症患者右脑韵律功能完好,可以让这类患者把日常生活中常用的简单语言段落和句子配上旋律唱出来,并最终重新形成自然的说话和发音方式。

(四) 代偿手段训练

治疗师可以教患者利用手势进行交流,这对口语的恢复也有一定的促进作用,还可以采用一些沟通辅具进行交流,如使用交流板、通过一些形状和线条画来代替言语和概念。

五、传导性失语训练计划

患者听理解接近正常水平,口语表达流利,但错语较多,复述和模仿语言有明显障碍。

(一) 认识熟悉句子

所有复述都在理解熟悉复述内容和熟悉读音的前提下开展。首先,治疗师解释词语意思和示范正确发音,让患者知道意思并能正确发音,再对词语进行造句,可让患者先造句然后读出,根据患者具体语错表现进行纠正。当足够熟悉和理解句子后进行复述练习。

(二) 有奖励机制的训练

如果患者没有主动练习的意识,就用患者喜欢的食物或做的事作为奖励。如患者喜欢看电视,当患者坚持复述练习某些词和句子熟练后可让他看一会儿电视,但前提是一定要完成复述任务后。

(三) 情景中朗读训练

患者理解能力正常,口语表达流利,可加强语言表达训练来纠正患者错语现象,所以平时加强朗诵训练。播放视频,让患者明白在具体语言环境中怎样进行言语表达,让他对情景中正常语言进行模仿重复朗读,直至熟悉运用到自己类似语言环境中,可以通过模仿视频中情景,让患者进行角色扮演训练语言表达。

对失语症患者,不能只注重康复训练,同时也要关注患者心理护理,失语症患者常因无法正确表达自己的需求和感情而烦躁、自卑,治疗师及家属要及时给予心理支持,主动关心、体贴、充分理解和尊重患者,帮助患者树立治疗信心,才能有效地进行训练。

(李　晏)

参 考 文 献

［1］李胜利 . 言语治疗学［M］. 2 版 . 北京:华夏出版社,2014.
［2］高素荣 . 失语症［M］. 2 版 . 北京:北京大学医学出版社,2006
［3］段玄峰,阳玲澜 . 失语症语言沟通训练［J］. 绥化学院学报,2015,4:138-142
［4］王左生,王丽梅 . 言语治疗技术［M］. 2 版 . 北京:人民卫生出版社,2015.
［5］田莉 . 言语治疗技术［M］. 2 版 . 北京:人民卫生出版社,2016.
［6］李胜利 . 语言治疗学［M］. 2 版 . 北京:人民卫生出版社,2013.

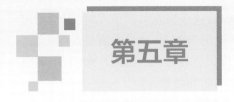

第五章

其他治疗技术

第一节 言语治疗技术

一、语义导航训练法

(一) 概念

语义导航训练法(semantic navigation training,SNT)是以语义启动效应(semantic priming effects)、语义家族相似性原理(principle of semantic family resemblance)、语义通达效应(lexical retrieval model)、语义干扰效应(semantic interference effects)、论元结构(argument structure)原理为理论依据,以汉语联想词汇库和语义特征库为基本训练素材,采用网络分析技术(complex network analysis)提取语义关联顺序词汇,针对不同的功能缺陷,分别采用词联序列训练技术、语义统合训练技术、语义解析训练技术、语义精准训练技术、主题会话训练技术实施康复训练。这些技术可用于记忆障碍、注意缺陷、失语症、学习障碍、早期痴呆患者的认知评定和康复训练,也可拓展应用于第二外语学习人群。

1. 语义启动效应 Meyer 于 1971 年提出语义启动的方法可以有效测量出词汇通达过程中可利用的信息量。江钟立等人建立了汉语联想词汇库,通过不同联想强度词汇,对青年人和老年人进行了视觉语义启动效应的研究,发现高联想强度和中联想强度词汇有显著语义启动效应,并且这一效应受年龄影响。此外,李瑛和江钟立等人探讨了汉族和朝鲜族青年人在不同语言、不同联想强度条件下词汇语义启动效应的特征,提示母语有明显的语义启动效应。这一结果提示对于双语或多语失语症人群,母语更有利于激活语义启动效应。

2. 语义家族相似性原理 遵循事物因特征相似而类聚的原则,即事物凭借特征重叠关系得以聚类。首先找出类别中每个成员(概念)的特征,并罗列类别中出现的所有特征,建立语义特征库。通过此种方法可以分析事物间的语义关系,目前江钟立等已经建立了语义特征库(简称"义征库"),便于患者进行语义导航训练。

3. 语义通达效应　当大脑加工一个单词的时候,语义网络中与该单词意义相应的概念节点得到激活,这种激活信息沿着与该节点相关联的连线进行扩散,从而形成语义通达关系,此效应可以产生词汇的兴奋泛化。

4. 语义干扰效应　多个概念之间,语义重叠程度越高,这些概念共同呈现时,识别特定靶概念的难度增加,如"猫虎狗豹""鸡鸭鹅雁",当分别说出"虎"和"鹅"时容易发生干扰,命名时间延长。随着研究深入发现,语义关联干扰词可以促进目标词汇的图片命名,出现语义促进效应。相反语义无关联干扰词会使目标词汇的命名时间延长。

5. 论元结构　论元是指动词搭配的名词,论元结构是谓语与名词短语间的语义关系。论元类型包括施事者和受事者等,例如"我吃饭"中,"吃"是二论元动词,"我"和"饭"是论元,"我"是"吃"的施事者,"饭"是"吃"的受事者。失语症患者普遍存在论元结构受损,研究表明训练复杂的论元结构能对简单结构产生泛化效应,进而改善句子产出。

大部分失语症患者虽然存在言语输出障碍,但是仍然保存事物语义特征的知识结构,如不能命名"牙刷"这个物品,但知道物品用途的语义特征如"用来清洁牙齿",也可以用手势或具体的操作等代偿方式进行表达。如果将人脑比喻成一座图书馆,语义知识位于藏书库,提供用于生成词句的语义原料;言语知识位于文献检索室,藏书信息以索引条目的形式出现。患者脑损伤前已经建立了藏书库和文献检索系统,既能正确认识事物(语义知识),又能准确地言语表达(言语知识)。脑损伤后失语相当于检索系统受损,而藏书库相对保存完好,表现为患者仍然可以认识事物(藏书保留),只是无法检索到相应的语言信息并用正确言语表达出来(检索受损)。在现实生活中,如果文献检索系统受损,可以通过核对藏书库中每本书的编码重新建立索引信息。例如,用"牙刷"作为索引条目,表示"用来清洁牙齿""可以用来刷东西"等多种语义信息。

传统的失语症治疗在素材选择和组织上都没有量化指标及标准化流程,语义导航训练法可以科学地选择和组织言语训练词汇,有利于失语症患者语义路径的恢复或重建。

(二) 训练技术

分为五个训练阶段,前四阶段主要以词汇命名为主,第五阶段以组句为主,达到恢复自主会话能力。根据患者言语残存的情况,可以从阶段一到阶段五循序渐进训练,也可以选择某一阶段进行训练。

1. 启蒙篇——词联序列训练技术　使用汉语联想词汇库选取训练词汇,并采用网络分析技术对词汇进行聚类和排序,位于相同聚类的词汇相互靠近,由此确定语义相关词汇的临床训练顺序,通过模拟正常群体的思维模式,激活大脑的长期记忆,启动失语症患者语义网络的有序激活模式,从而改善语言功能,适合各种类型的失语症患者。

2. 基础篇——语义统合训练技术　使用汉语联想词汇库(未完成命名的词图)+语义特征词库(范畴首位秩次提示)的词汇,通过提示语义相似性的语义特征信息,提高语义统合能力和命名能力,提高口语表达准确率,适合于启蒙篇正确率低于50%的患者。

3. 初级篇——语义解析训练技术　使用语义特征词库,通过综合语义学、语音学和正字法等组合线索协助语义检索,对目标词汇的语义特征进行分解,激活其语义网络及其相关的语音表征,增强目标词汇与其相应语义网络的连接,提高词汇检索阈值。这项技术可以促进失语症患者的发散思维,使其在目标词汇检索的过程中,其周围的语义网络也得到激活,从而促进泛化效应。随着语义网络的激活,调动"硬盘"文档至"内存",使得短时记忆和长时记忆的信息传送和提取顺畅,适合于启蒙篇正确率高于50%的患者。

4. 中级篇——语义精准训练技术　使用语义特征词库,通过相同特征和相近语义的图片作为干扰选项,进行图片鉴别训练,从而促进失语症患者对目标词汇的靶向化语义理解,提高注意力。语义相关程度越高,干扰越大,适合非流畅性失语患者。

5. 高级篇——主题会话训练技术　使用语义特征词库和词汇联想网络,以动词为核心,按照语义特征分析结果,对论元结构进行分类,诱导成句的自发语言出现,进行情景描述,改善失语症患者记忆和思维的流畅度,适合于流畅性失语患者。

（三）操作方法

操作方法包括尝试命名、口型模仿和复述。尝试命名带有词汇检索性质,属于难度塑形,产生泛化效应;口型模仿是通过口型运动促通言语表达;复述也就是跟说,不需要检索词汇,省力,属于强化治疗,产生固化效应。所有阶段的训练均采用以上三种方法,家属容易掌握,便于实施家庭治疗和方言治疗。

1. 启蒙篇——词图命名训练　训练词汇取自汉语联想词汇库,实词以黑白线条图片形式呈现,抽象词以文字形式呈现。电脑屏幕上呈现一张图片或文字,要求患者进行图片命名或文字朗读,如果患者在 5s 内正确命名图片或朗读文字,则呈现下一张图片或文字。如果患者在 5s 内不能正确命名图片或没有反应,则在该图片下方呈现相应的文字,并由治疗师带领患者进行口型模仿,并复述目标词汇 4 遍,然后再呈现下一张图片或文字(ER5-1-1)。

ER5-1-1　启蒙篇——词图命名训练

2. 基础篇——词汇强化训练　训练词汇为启蒙篇中未能正确命名的图片。电脑屏幕上呈现一张黑白线条图片,要求患者命名图片,如果命名正确,则呈现下一张图片;如果命名不正确或没有反应,依次呈现 6 个语义提示,每呈现一个语义提示,均要求患者对图片进行命名(ER5-1-2、ER5-1-3)。如果 6 个提示均已呈现,患者依然未能正确命名,则在该图片下方呈现相应的文字,并由治疗师带领患者进行口型模仿,并复述目标词汇 4 遍,同时强化各项语义特征,然后再呈现下一张图片或文字。例如"拐杖"图片,可以提示"保持平衡、患者、必要时防卫、步行不稳者、不锈钢、残疾";"睡觉"图片,可以提示"安静、宝宝、被子、鼻子、床单、大脑"。

3. 初级篇——词汇扩展训练　训练词汇取自汉语联想词汇库,电脑屏幕上呈现一张黑白线条图片,要求患者命名图片,然后治疗师询问患者该图片的相关语义信息,包括属性、特点、产生动作、用途、位置和相关词汇 6 个方面(ER5-1-4、ER5-1-5)。比如目标词汇"苹果",询问的相关语义信息如下:①属性——水果;②特点——红色 / 有皮 / 果核 / 香甜;③产生动作——落 / 滚动;④用途——食用;⑤位置——长在树上;⑥相关词汇——苹果电脑。

4. 中级篇——靶向语义训练　训练词汇取自汉语联想词汇库,电脑屏幕上呈现 4 张黑白线条图片和 1 个目标词汇,患者需要进行视觉词图匹配任务(ER5-1-6、ER5-1-7)。4 张选

ER5-1-2　基础篇——词汇强化训练(动词)

ER5-1-3　基础篇——词汇强化训练(名词)

ER5-1-4　初级篇——词汇扩展训练(动词)

ER5-1-5　初级篇——词汇扩展训练(名词)

项图片中，有一个是目标词汇，两个是语义相关词汇，一个是语义无关词汇。如果患者回答正确，则呈现下一张图片；如果患者回答错误，由治疗师带领患者进行口型模仿，并复述目标词汇4遍，同时解释语义相关干扰项和目标词汇之间的区别，然后再呈现下一张图片。例如目标词汇"板凳"，选项分别是"板凳、椅子、桌子、小孩"，板凳和椅子的区别在于是否有靠背，板凳和桌子的区别在于高度不同。

5. 高级篇——自主语言训练　训练词汇取自汉语联想词汇库和语义特征词库，电脑屏幕上呈现一张连环画，给予一些关键名词或动词，给患者1min的时间，进行50字以内的主题演讲（ER5-1-8）。例如"龟兔赛跑"，给予关键词"乌龟、兔子、跑步"。可以逐渐减少关键词的数量，以增加难度。

ER5-1-6　中级篇——靶向语义训练(动词)　　ER5-1-7　中级篇——靶向语义训练(名词)　　ER5-1-8　高级篇——自主语言训练

6. 家属培训　由于语义导航训练法比较简单，因此也可以由经过培训的患者家属进行实施。在训练开始的前一天，语言治疗师向家属讲解训练的基本原理和方法，内容包括训练材料、训练流程、训练方法和图片切换的时间与方式，同时用平板电脑进行演示。讲解结束后语言治疗师扮演失语症患者，由家属进行练习，以检查家属是否掌握该方法。第二天开始由经过培训的家属对患者进行训练，语言治疗师对训练过程进行全程监督，遇到问题时由语言治疗师协助解决，训练用语采用患者在家庭中使用的方言。该方法使失语症患者的社区语言康复训练成为可能，既可以节省大量的医疗资源，符合目前医疗卫生改革的大方向，又解决了方言在语言训练时交流困难和训练效果不理想的问题。

7. 常见问题

（1）治疗应在安静、亮度适中的房间进行，患者坐在距离电脑屏幕约50cm处。治疗师需要对患者的命名反应进行如实的记录：①正确反应（与目标词汇完全相同或可接受的替代词，如"木梳"说成"梳子"）；②无反应（没有尝试命名或"我不知道"）；③语音性错语（真实存在的词汇，与目标词汇共享一个音素，但与目标词汇无语义相关性，如"小花"说成"小华"）；④语义性错语（真实存在的词汇，与目标词汇有语义相关性，但与目标词汇无共享音素，如"太阳"说成"月亮"）；⑤语义描述（对图片进行语义信息的描述，但没有尝试命名，如"牙刷"说成"可以用来刷牙的，早晨起来用的"）；⑥语音+语义性错语（真实存在的词汇，与目标词汇既有语音相关性，也有语义相关性）；⑦目标相关新词（非真实存在的词汇，但与目标词汇有语音相关性，如"香蕉"说成"香飘"）；⑧难懂新语（非真实存在的词汇，与目标词汇既无语音相关性，也无语义相关性）；⑨不相关词汇（真实存在的词汇，但与目标词汇既无语音相关性，也无语义相关性，如"书包"说成"汽车"）。

（2）启蒙篇——词图命名训练中的训练词汇分为老年独有词、青年独有词、通用共用版、通用词老年版、通用词青年版，因为青年人与老年人在日常生活交流时使用的词汇有交集，也有特征性的词汇,比如"美眉"一词,青年人可以理解,但老年人却不理解,因此在训练时需要选择不同的词库。如果是家属给予训练,需要注意对患者进行非言语交流模式的限制,包括图片切换的时间为5s。

(3)基础篇——词汇强化训练中的训练词汇分为名词义征库、动词义征库和动名词混合义征库。如果患者的启蒙篇训练正确率低于50%,需要进行基础篇训练,如果患者的启蒙篇训练正确率高于50%,可以直接进行初级篇训练。

(4)中级篇——靶向语义训练中的训练词汇分为动词图库、名词图库和动名词混合图库。如果患者存在阅读障碍,可以由治疗师提供语音提示,然后由患者进行词-图匹配任务。

二、强制性诱导言语治疗

(一)概念

强制性诱导言语治疗(constraint-induced aphasia therapy,CIAT)是一套小组形式的卡片交换游戏——钓鱼(go fish),它强制患者使用言语表达作为个体能力上限的基本交流方式,通过强制性训练重新激活和重建语言回路,恢复患者仍然保留但不会使用的言语技巧。

CIAT的原始版本为德文版,卡片组合包括高频和低频名词、数字概念、颜色、动作和音素相似词汇,后经美国人翻译成英文版,并进行微小的改良。CIAT的关键点是减少那些没有参与激活大脑言语活动的失用(non-use)行为。失用行为包括指点、姿势(非正规的符号语言)、手势、发声、绘画、使用言语产生装置以及书写等,这些行为可能是由于言语困难所产生的反应,也可以由患者家属或朋友的负性反馈引起。

(二)训练原则

1. 高强度训练(massed practice) 即每天3h,每周5天,共持续2周。

2. 难度塑形(shaping) 即根据失语症患者口语表达障碍的严重程度,给予不同难度水平的语言交流游戏。游戏的目的是选择成对的卡片,最初选择高频词汇,逐渐过渡到低频词汇。

(1)难度1:使用语义分类的黑白图案卡片,口语表达为名词。例如甲问"书?",乙回答"是的,书"或"没有,书"(ER5-1-9)。

(2)难度2:使用语义分类的黑白图案卡片,口语表达为载体短语+名词。例如甲问"乙,你有书吗?",乙回答"是的,我有书"或"不,我没有书"(ER5-1-10)。

(3)难度3:使用语义分类的彩色图案卡片,口语表达为载体短语+形容词+名词。例如甲问"乙,你有红色的书吗?",乙回答"是的,我有红色的书"或"不,我没有红色的书"(ER5-1-11)。

(4)难度4:使用语义分类的彩色图案卡片,口语表达为载体短语+数量+形容词+名词。例如甲问"乙,你有三本红色的书吗?乙回答说"是的,我有三本红色的书"或者"不,我没有三本红色的书"(ER5-1-12)。

ER5-1-9 　　　　ER5-1-10 　　　ER5-1-11 　　　　ER5-1-12
CIAT——难度1　CIAT——难度2　CIAT——难度3　CIAT——难度4

3. 限制非言语交流策略(constraint of nonverbal communication strategies) 即在整个言语交流游戏中失语症患者被限制只能使用言语进行交流,不能使用其他任何代偿交流模式(如书写、手势、指示等)。

4. 行为相关(behavioral relevance) 即语言游戏的内容与失语症患者的日常生活行为息息相关。

(三) 操作方法

1. 分组 每组包括 2~3 名失语症严重程度相似的患者,1 名语言治疗师。失语症的严重程度根据近期的失语症测试结果来判断,如西部失语症检查的失语商,0~25 分为极重度、25~50 分为重度、50~75 分为中度、75~93.8 分为轻度。只要严重程度相似,无论属于哪种类型的失语症(例如感觉性失语和运动性失语)都可以在同一组中进行治疗。

2. 设定目标 训练前语言治疗师需要根据患者的语言评定结果,设置患者的言语目标(难度塑形中的4种难度),以提高患者的言语能力水平。语言治疗师要确定哪种提示(如复述、头字提示、语义描述等)对患者有益,以及这些言语目标是否需要修改。

3. 训练方式 每天的训练内容包括 45~60 张成对的名词或动词卡片,平均分给每个人,每个人手中不能有完全相同的两张卡片。失语症患者通常右侧肢体功能障碍,他们很难用一只手拿卡片,另一只手操作卡片,卡片支架可以帮助他们用左手操作卡片,同时保证患者看不到彼此手中的卡片,但并不妨碍彼此之间的视线和眼神交流。例如甲需要选出一张卡片(如"苹果"),准确地称呼乙,描述并索取那张选出的卡片("苹果")。如果乙有这张卡片就将其递给甲,配成一对卡片放在桌子中间;如果乙没有这张卡片,就要产生相应的言语反应(如"没有"),然后甲需要向丙进行同样的请求。当甲获得想要的卡片("苹果")后,由乙开始向其他人索要卡片,方式同甲,轮流进行,确保参与训练的患者都有机会向其他人索要卡片。

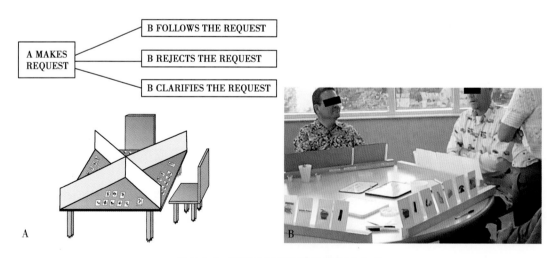

图 5-1-1 强制性诱导言语治疗训练方式

4. 记录患者的反应 完全正确的单词、语音相近的单词、语义相近的单词、语义描述性的短语。

5. 家属的培训 家属通常陪伴患者进行康复训练,他们与患者之间的日常生活交流最多,因此需要在如何与失语症患者进行交流方面积累更多的经验。CIAT 是一种语言游戏,规则简单,家属更容易学习。

（1）由于家属没有语言治疗学的经验，也没有 CIAT 训练的经验，他们需要接受 2h 的 CIAT 基本原理介绍培训，包括训练原则、训练方法，以及如何适应患者的任务难度。

（2）第一天和第二天，家属需要在有经验的治疗师监督之下对患者进行训练。在随后的训练中，经过培训的家属可以单独对患者进行训练，在遇到问题时隔壁房间的语言治疗师会协助解决（例如，患者与家属之间关系紧张、家属在训练时缺少自信等）。每天训练结束后，家属需要对当天的训练进行总结（例如，使用哪种类型的卡片、采用的难度水平、提示的种类和数量、训练中遇到的特殊问题、患者的动机、家属的自信等）。在这个过程中，治疗师协助家属准备第二天的训练材料、难度水平以及提示类型等，这样语言治疗师既可以监督家属提供的训练，也为他们提供持续性的反馈。

6. CIAT 附加版（CIAT plus）　是指每天在接受 CIAT 训练后，还需要增加更多的社会交往，具体的方式由语言治疗师根据当天的训练情况进行私人订制，患者需要在第二天向其他人汇报，范例如下。

（1）重度失语症患者买面包——患者需要交流的信息包括：礼貌用语、种类、个数、单价以及总价、如何找钱等（ER5-1-13）。

（2）中度失语症患者购买火车票——患者需要交流的信息包括：礼貌用语、乘车日期、车次、座位类型、价钱、身份信息（姓名＋身份证号）、如何找钱、如果没有票如何处理等（ER5-1-14）。

ER5-1-13
CIAT 附加版——重度失语症

（3）轻度失语症患者旅游信息咨询——患者需要交流的信息包括：礼貌用语、旅游地点、出行时间、出行方式、哪些景点、住宿和三餐、保险、自费项目、价钱（能否承受）等。

7. 常见问题

（1）如果患者在命名图片（如蛋糕）时存在问题，语言治疗师可以进行鼓励，如"再试试""再想想看"等，此时患者可以使用语义描述的方式进行交流（如在盘子上放的甜的东西）。语言治疗师也可以提供一些帮助，如语音提示"dan"、选项提示"面包、蛋糕、花朵、汽车"、复述"蛋糕"，这种提示需要随着患者语言功能的改善而逐渐减少。

ER5-1-14
CIAT 附加版——中度失语症

（2）重度和极重度失语症患者可以使用相关的发音来索要卡片，如"猫"的图片可以使用"miao"的发音来代替；也可以使用语义相关或知觉相近的词汇来索要卡片，如"苹果蛋糕"的图片可以使用"苹果派"来代替。但每位患者都被鼓励使用其最高言语技能水平。

（3）如果患者没听懂对方想要的卡片是什么，可以请求对方再说一遍，如"什么？""能再说一遍吗？""麻烦请您再说一遍"等。

（4）如果患者没有正确说出图片名称，但是组内的其他患者进行积极回应，并且成功地进行信息交换，此时语言治疗师不能对患者的命名错误进行纠正，因为交流的成功性比句子的准确性更重要。

（5）为了增加训练难度，也可以使用语音相似的词汇进行训练，如"杯子"和"被子""花草"和"画画"等，这就要求患者必须用准确的语音进行表达，对方才有可能理解。

（6）每天可以将训练过程录制下来，方便在每天总结的时候进行复看，确定第二天采用何种提示对患者有益、需要限制的失用行为以及特定的语言目标。例如患者经常使用名词进行交流，很少使用动词，语言目标就是增加动词以产生动名词短语（如擦地、洗碗、刷牙等）。

（7）如果患者难以坚持 3h 的训练，可以将训练分成三个阶段，每个阶段 45min，中间休息 15min。此外，为了提高失语症患对治疗的兴趣，患者每成功配对一组卡片，就给予一分，每个阶段训练结束时，得分最高的患者可以得到一份奖品。

三、模型导向性言语治疗

（一）概念

模型导向性言语治疗（model-orientated aphasia therapy，MOAT）是根据患者的言语输出损伤水平（如语义系统、语音输出词典、语义系统和语音输出词典的联结、语音输出缓冲等）制定个性化的治疗方案，以改善失语症患者的词汇检索能力。

（二）训练原则

失语症患者普遍存在物品或动作的命名能力受损，然而患者可能由于不同的原因造成图片命名困难。例如命名"马"这个特定的图片至少需要以下几个过程：首先将视觉刺激当作熟悉的概念进行再认（如"牛仔骑马""马能吃草"等）；其次是词汇的语义过程（如"马是哺乳动物""可以奔跑""有鬃毛"等）；然后是词汇的语音形式（如"ma"）；最后是说词汇时的运动程序和发音计划。虽然这些功能在解剖学上不能分离，但它们可能会因脑损伤而造成每个过程单独的障碍。

1. 塑形原则　训练任务从易到难，词汇选择从高频到低频、从实词和不同语义范畴的词汇到抽象词和同语义范畴的词汇。

2. 个体化原则　根据失语症患者不同水平的言语输出障碍，进行针对性的语法、语义、语音等训练，而不是将它们组合在一起训练，但是在将语言技巧转换成功能性交流时会增加结构性训练。

（三）操作方法

1. 词汇语义障碍　有些患者不能通过"马"的图片或者"马"的描述对马进行正确的命名，可能是由于对"马"的词汇语义表征不稳定或者速度减慢。常用的训练方法如下：

（1）图片命名任务：当患者无法正确命名目标词汇时，患者需要用言语或书写的方式回答以下问题（ER5-1-15）：

1）选择目标词汇属于哪个语义分类，如"动物、服装、家具、身体器官、蔬菜和水果、工具、交通工具"等。

2）确认目标词汇的特定语义特征，如"鳄鱼"的 4 个选项分别是"它会飞""它是宠物""它可以骑""它很危险"。

3）词图匹配 4 选 1，选项包含目标词汇、2 个语义关联词汇和 1 个无关词汇，如"鳄鱼"的 4 个选项分别是"鲨鱼""鳄鱼""食人鱼"和"玫瑰花"。

（2）动词检索任务：语言治疗师问"你可以用土豆做什么呢？"，患者回答"剥皮、切片、炖豆角、醋熘土豆丝"等（ER5-1-16）。

（3）词汇解释任务：语言治疗师问"胡萝卜是……"，患者回答"蔬菜、兔子爱吃的"；语言治疗师问"胡萝卜和白萝卜的区别是……"，患者回答"颜色不一样"（ER5-1-17）。

（4）形容词和感叹词的语义判断：例如：

题目 1）"隔壁房间的男孩正在玩泥巴"，选项 A "隔壁房间的男孩非常脏"、选项 B "隔壁房间的男孩非常干净"。

题目 2）"钢琴发出了可怕的噪声"，选项 A "钢琴是白色的"、选项 B "钢琴是新的"、选

ER5-1-15 MOAT——词汇语义障碍(图片命名任务)

ER5-1-16 MOAT——词汇语义障碍(动词检索任务)

ER5-1-17 MOAT——词汇语义障碍(词汇解释任务)

项 C “钢琴跑调”。

题目 3) “我考取驾驶执照啦！”,选项 A “噢,亲爱的！”、选项 B “恭喜你！”、选项 C “是这样吗？”。

2. 语音输出障碍　有些失语症患者表现为语音表征的退化(如运动性失语)经常产生语音性错语。常用的训练方法如下：

(1) 图片复述任务：复述可以增加与单词形式相对应水平的激活,因此帮助词汇进行检索,而且有长期效应。例如,语言治疗师说“苹果”,患者跟着复述“苹果”。

(2) 同音字判断：患者在 4 个字中找出与目标字发音相同的字。例如目标字是“树”,选项为“草、术、花、木”。可以通过多音字或声调不同的音来增加难度,如“数、熟、书、漱”。

(3) 语音提示任务：如果患者命名图片(如“花”)失败时,语言治疗师可以进行口型提示(如“噘嘴”或“张嘴”),如果失败可以给予拼音提示(如“h-u-a 花”),如果失败可以跟随语言治疗师复述图片名称。

(4) 语音运动任务

1) 使用绘有口型的线形图,教患者模仿各种口型,先发元音再发辅音,并使用镜子进行视觉反馈。例如“a”音要求张大嘴;“i”音要求咧嘴等。

2) 语言治疗师发一个单音(如“p”),患者从绘有口型的线形图中选择正确答案(如“p、b、t、d”)。

3) 语言治疗师发 2 个音(如“p、b”),患者需要判断这 2 个音“相同”还是“不同”。

(高敏行)

第二节　支持治疗技术

一、音乐疗法

(一) 概述

音乐疗法是一门集心理学、医学、音乐学为一体的综合性学科,1998 年美国音乐治疗协会主任 Bruscia K 定义音乐疗法是一个系统的干预过程。音乐疗法是一门以音乐的实用性功能为基础,系统地用音乐作为手段治疗疾病的科学。

音乐疗法是近些年提出的治疗失语症的新方法,有研究证实它对于失语症患者语言能力的恢复和情感的支持起到良好作用。音乐疗法对失语症的治疗主要集中在呼吸发音的控制、旋律和音调的协调,以及发音清晰度的提高等方面。其治疗目的是刺激、控制、矫正、改善和提高残缺的语言能力;如通过音乐刺激可以促发患者的自发语言,通过歌唱可以提高言语的清晰度和音量,通过音乐的情感体验维持较长久训练的激情等。

目前失语症常用的音乐疗法主要包括旋律语调疗法(melodic intonation therapy,MIT)、定向音乐支持疗法(directed music-supported training,SIPARI)、语音音乐治疗(speech-music therapy for aphasia,SMTA)以及中医音乐治疗等。

（二）旋律语调疗法

1. 定义　旋律语调疗法是一种使用语言的音乐成分(韵律和音调)来提高语言表达的治疗手段,它通过夸张的旋律、韵律和重音,以吟诵、诵唱、齐唱等的方式控制发音速度、协调旋律音调,从而促进言语产生,提升语音清晰度。MIT 是经美国神经病学会鉴定的、系统的、具有等级体系结构的治疗方案。Marshall 提出它是一种可以在左脑半球卒中后提高口语能力的技术;Conklyn 指出它是一种通过有旋律的单词和句子,利用患者的歌唱能力来帮助其逐步恢复口头说话能力的治疗方法。

2. 适应证　Norton 指出 MIT 的适应证,即认为对这项技术有更好回应效果的患者大多具有以下特点:

（1）单侧左半球脑卒中。

（2）有较差的发音表达,非流畅性的或者严重的限制性言语输出表现。

（3）在唱熟悉的歌曲时能够产生部分有意义的词汇(实词)。

（4）较差的复述功能,甚至是单个的字都不能够复述。

（5）中等程度或较好的保留听觉理解能力。

（6）有较好的专注能力,康复的意愿较强,情绪较稳定。

3. 治疗操作　旋律语调疗法作为一种治疗方案,包含多种易化技术:

（1）吟诵语音(intoned speech):吟诵语音是主要的易化技术,它通常在缓慢的节拍(tempo)中使用与日常言语韵律相似但夸张的音乐模式,它的主要特征为音调(pitch)和节奏(rhythm)。

（2）节奏性表达(rhythmic speech):节奏是指在音乐进行的过程中音阶、音符或者音节的长短和强弱的有序变化,节奏基础上赋予一定的情调色彩,便构成韵律。在 MIT 中,节奏性表达指治疗过程中言语的节奏性/韵律性、节拍和音节持续时间协调变化。

（3）听觉与视觉提示(auditory and visual cueing):通过口语或者口颜面动作提示的方式而引入目标词汇,为患者提供听觉和视觉模型,对目标词汇进行观察、模仿和同步。

（4）习惯用语的表达(production of formulaic expressions):日常生活中一部分高频、固定的词组,如"早上好""你好吗？",以及句式"我是……""我想要……"等。对于无法产生复杂口语、严重程度较高的失语症患者来说,它们可能是在 MIT 的初级阶段中唯一被使用的训练材料。

（5）诵唱(sprechgesang):又称道白式演唱法。诵唱与吟诵的韵律特征相似,但它可变化的音高取代了吟诵恒定的音高,这使它更接近口语而不是歌唱。因此,诵唱是介于歌唱和口语之间的音调和发声风格。

（6）齐唱(unison):治疗过程中与治疗师一起对目标词汇进行发音,有研究表明齐唱对运动的规划及言语运动的准确性有积极的影响。

（7）唇读(lip-reading):是一种理解语音的技巧,它通过在正常声音无法得到的情况下,对嘴唇、面部和舌头的动作进行视觉解读。它还依赖于上下文、语言的知识和任何残留的听

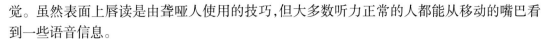

觉。虽然表面上唇读是由聋哑人使用的技巧,但大多数听力正常的人都能从移动的嘴巴看到一些语音信息。

(8) 拍手(hand-tapping):即在治疗过程中打节拍。传统 MIT 治疗中建议患者使用左手打节拍,也有其他 MIT 治疗者认为可以使用身体任何一个部位打节拍。拍手和稳定的节奏相当于一个节拍器,对使用音节节拍性语言(如汉语、法语)的患者有帮助。

(9) 内心演练(inner rehearsal):即患者学会内心"唱"并"转化"目标词汇的过程,掌握了技巧的患者可以逐渐从 MIT 训练阶段转换到无需或者较少帮助下进行言语表达启动。

(10) 听觉运动反馈训练(auditory-motor feedback training):即患者"听比较"目标词汇以及自己发音的区别,通过声音的辨别、发现错误并重新修正,帮助患者及时正确地调整发音,从而降低对于治疗师的依赖。

Schlaug 提出 MIT 是一种具有阶段性的治疗方案,它由治疗师拟定难度级别,利用夸张的语调及旋律进行言语表达,采用渐进性方式进行练习。有研究者指出传统的 MIT 操作应该分为三个阶段水平:初级阶段、中级阶段和高级阶段,各阶段步骤如表 5-2-1 所示。

表 5-2-1　各阶段治疗步骤

初级阶段的治疗过程	
1. 哼鸣	治疗师通过视觉提示引入目标词汇,以每秒 1 个音节的速度哼鸣该词汇 1 次。然后再吟诵(歌唱)该词汇 2 次,同时以每秒 1 个音节的速度拍打患者左手
2. 联合吟诵(Int)	治疗师和患者一起对目标词汇进行吟诵,一边以每秒 1 个音节的速度拍打患者的左手 治疗师和患者一起对目标词汇进行发音(哼唱),治疗师在哼唱中要敲击患者左手(速度为 1 音节 / 节拍)
3. 联合吟诵伴淡出(Int)	治疗师和患者一起一边对目标词汇吟诵一边打拍子,但途中治疗师逐渐淡出吟诵,让患者伴随着手敲打的节拍继续唱剩余的词汇,并且不再有更多的口语(听觉)或者口颜面(视觉)提示
4. 快速复述(Int)	治疗师通过吟诵和打节拍唱出目标词汇,让患者仔细倾听。然后患者在仅允许左手打节拍的辅助下,快速进行词汇复述
5. 回答一个问题(Int)	紧随在患者成功复述目标词汇之后(步骤4),治疗师快速通过吟诵提问一个问题(如:"你刚刚说了什么?"),然后让患者通过吟诵目标词汇进行回答。此时唯一允许的辅助为打节拍
中级阶段的治疗过程	
1. 词汇引入(Int)	治疗师通过视觉提示以每秒 1 个音节的速度吟诵词汇 2 次,同时每个音节 1 拍地拍打患者左手
2. 齐唱伴淡出(Int)	治疗师和患者开始一起吟诵目标词汇并且打拍子。在吟诵过程中,治疗师逐渐淡出吟诵,让患者在手敲打节拍的辅助下继续吟诵剩下的词汇,但是没有其他口语或者口颜面提示
3. 延迟复述(Int)	治疗师吟诵目标词汇和打拍子,让患者仔细聆听。等待 6s 之后,让患者仅在左手打拍子的辅助下复述吟诵词汇。此阶段患者没有任何口语提示
4. 回答一个问题(Int)	患者能够成功复述目标词汇之后(步骤3),治疗师等待 6s,然后马上通过吟诵提问一个问题(如:"你刚刚说了什么?"),然后让患者通过吟诵目标词汇进行回答。此阶段患者不允许任何提示

续表

高级阶段的治疗过程	
1. 延迟复述（Int）	治疗师吟诵目标词汇和打拍子，让患者仔细聆听。等待 6s 之后，让患者仅在左手打拍子的辅助下复述词汇。此时没有任何的口语提示
2. 引入诵唱（Spg）	治疗师诵唱的形式引入目标词汇 2 次（伴打拍子），让患者仔细聆听。字词不需要被唱出来，但是需要缓慢、夸张地强调节奏及重音音节
3. 诵唱伴淡出（Spg）	治疗师和患者一起诵唱目标词汇（伴打拍子），中途治疗师逐渐淡出诵唱，让患者自己独自诵唱剩下的词汇
4. 延迟复述（Nsp）	治疗师使用正常的言语韵律（不打拍子）说出目标词汇，让患者仔细聆听。等待 6s 之后，让患者使用正常言语复述词汇
5. 回答一个问题（Nsp）	在 6s 的延迟之后，治疗师使用正常言语方式对患者提问需其采用目标词汇回答的问题。患者在没有任何提示下使用正常言语的方式回答目标词汇

* 注：Int：吟诵；Spg：诵唱；Nsp：正常言语

4. 相关研究　MIT 主要通过旋律、节奏和重音等音乐成分促进失语症患者语言能力的修复，同时治疗效果受到训练强度、发音的速度、音节的组合、听觉运动反馈和个体因素等的影响。

20 世纪 70 年代的早期思想认为，右侧大脑半球的音乐处理区可以代偿左侧大脑半球受损的语言区域，因为旋律、节奏、语音韵律序列模式主要由右侧大脑半球控制，而语言、概念、数字、分析、逻辑推理等则由左脑控制。有研究表明，MIT 作用成分中的韵律（如语调、音调的变化及重音）可以帮助患者把音节组成单词再组成短语，有利于患者语言的产生和表达流畅性。节奏和重音成分可以激活右侧大脑半球感觉运动网络，从而促进手以及口颜面部运动及发音协调，如敲击左手的节奏可能激发右脑半球控制口 - 手活动的感觉运动网络，并在调整说话节奏的同时有助于正确音节的产生。然而，虽然 MIT 的右脑代偿论研究最多，但尚未获得一致支持。目前也有学者认为，MIT 对非流畅性失语患者的语言康复的促进机制并非右脑部位的激活，而是左侧大脑半球的语言相关区域。有学者研究描述 MIT 对于失语症患者语言功能康复的作用有两条路径：对小病灶的患者来说，在恢复过程中往往更多地激活了大脑左半球的周围皮质和右半球；对左半球有较大病灶的患者来说，往往更多激活的是右半球同源语言区域。

(三) 定向音乐支持疗法

1. 定义　定向音乐支持疗法（SIPARI），主要组成部分包括呼吸、歌唱、韵律语调、节奏以及即兴创作。与 MIT 一样，SIPARI 也是一种使用音乐成分来治疗失语症的技术，其目标是改善语言功能、口肌运动功能、认知功能。许多失语症患者在语言功能恢复进入平台期后，进一步的改善、提高变得漫长且难见成效，SIPARI 正是基于这样的原因而被研发的。Witten-Herdecke 医学院校团队共同创立了这种方法。

2. 适应证　研究表明 SIPARI 已成功运用于完全性失语和 Broca 失语患者的语言康复训练中，可采取个体训练和小组训练两种方式。个体训练选用个性化的音乐成分，让患者专注于自身问题，或是节奏，或是语调等，适用于有严重理解障碍、言语失用、口颜面失用的患者，或者由于记忆缺陷、注意力障碍而不适用于小组训练的患者。小组训练适用于那些有意愿和能力去提高的患者，并且因语言障碍或情绪问题导致社会沟通交流减少的患者。小组训练可以促进小组里组员间语言的表达,同时改善认知能力(如:注意力和工作记忆)的表现。小组训练的分组依据为患者语言症状的严重程度,以及通过音乐评估的动机水平。SIPARI个体训练和小组训练的结合是行之有效的。

3. 治疗操作　SIPARI 利用多种音乐元素作为治疗要素,组成内容包括:

(1) 呼吸训练:呼吸是任何声音表达的基础,因此呼吸训练是必不可少的基础训练,伴有运动性构音障碍的失语症患者会同时存在呼吸问题,需要进行针对性的训练。包括呼吸感知训练(如腹式呼吸)、呼吸的调节和延长训练、维持清晰发音的训练、呼吸和发音的协调训练。

(2) 歌唱训练:歌唱主要是促进使用患者残存的语言功能,主要选择传统的仪式曲调(宗教仪式或节日庆典的歌曲)、熟悉的歌曲(民歌、名曲)、与患者共同创作的新曲目、赋予旋律的嗓音练习。

(3) 语调训练:语调训练更多关注于大脑右半球能力的发展,主要有"内在性的歌唱"(即在联合乐器声的刺激下,对语音 - 词汇进行联想)、初级的声乐训练(如与手势动作同步的音韵练习)、变调练习(如双元音发音时音调的平稳变换)、语调练习(利用可视化的模式,从单音水平逐步增加到词汇短语水平的语调练习)。

(4) 韵律训练:韵律训练在于促进发展语言中包含的一系列韵律学元素,如发声方法、速度节律、旋律结构等,关注音调、节奏、旋律的转换过程。包括借助乐器和 / 或歌唱的重读练习、发声法的训练(如延音、诵读、吟诵等)、发声节律的配合性训练(使用鼓点等乐器给予节奏提示,患者配合节奏进行发声节律训练)、逐渐增加速度的节奏性歌唱和演讲。

(5) 节奏训练:节奏训练目的是改善语音音段控制的能力,包括节奏的类型训练、停顿感知训练、节奏的变化训练、不同节奏的交替训练,可伴或不伴乐器。

(6) 即兴创作:以即兴表演的形式,通过改善非言语水平上的沟通能力以提高患者的认知功能、社会功能,有助于患者情绪稳定,促进患者实际交流能力的进步。包括音乐剧中的角色扮演、主题即兴表演、联想即兴表演,以及由患者共同参与编排的音乐剧。

4. 相关研究　有学者的研究表明,SIPARI 能改善表达性失语患者的语言交流能力,包括自发言语、复述、命名中的发音和韵律成分的恢复。Monika Jungblut 等使用 SIPARI 对 13 例脑卒中后失语患者进行干预,试验组进行唱歌、语调、韵律、器乐、嗓音节奏练习,以及音乐即兴练习;结果显示 SIPARI 在提高语言的清晰度和韵律、复述、言语理解方面是有效的。Monika Jungblut 的另一项研究采用 SIPARI 干预慢性完全性失语的患者,以内在性歌唱为训练的重要部分,同时进行呼吸训练,做好发声的准备;此外,进行器乐和 / 或声乐以及即兴创作的训练,让患者练习到非语言层面的交流。阶段性训练后,患者在语言学表现、表达性语言行为和自发语言方面均有显著性改善。

(四) 语音音乐治疗

1. 定义　语音音乐治疗是一种综合使用语言治疗和音乐治疗的方法,在 SMTA 中,音乐元素将与言语治疗相互交融,由语言治疗师和音乐治疗师共同决定语言治疗的水平和各种音乐元素的应用。其目的是通过改善患者发音的准确性、一致性和流畅性,从而改善患者日常生活中的沟通交流。

2. 适应证　SMTA 适用于因脑损伤导致口语表达障碍的患者(如运动性失语、完全性失语和言语失用)。

3. 治疗操作　在 SMTA 中,需要语言治疗师和音乐治疗师同时参与到治疗当中。语言治疗师具备神经言语障碍的专业知识和治疗的技能;而音乐治疗师了解详尽的乐理知识和创作的技巧。SMTA 的训练中,不会选择使用熟悉的歌曲或旋律,因为患者在熟悉的歌曲环境下,其语言产出通常是自动生成的,而 SMTA 在于改善患者对于发音的控制。因此,在 SMTA 的治疗过程中需要专业的音乐治疗师的参与。SMTA 分为语言治疗和音乐治疗两个部分。包括三个等级:①音素:包括音节;②字词;③句子。

在音素级别上的训练项目需要与单词级别的目标项目相关联。例如音节"jiao"可以在音素水平"ji-ao"上训练,以准备训练"蕉"这个单词。此外,元音可以单独练习。通常会使用三个元音的序列。这些序列可以是顺序的,例如"aa-aa-aa";或是轮替的,例如"aa-oo-ee"。根据患者的严重程度选择序列中的音素,目的是使患者发出清晰的语音。通常来说,辅音不会单独练习,而是应用在音节练习上。和元音一样,音节可以按顺序进行训练,如"maa-maa-maa";或者以轮替的方式,例如"maa-muu-mii"。

在字词水平的练习上,通常选用家庭成员的姓名、有特殊意义的地点名称、对个人有重要意义的人名以及与个人相关且经常出现的短语(如:你好、拜拜等)作为训练的材料。除此之外,常见的日常对话、客套语,如"早上好、中午好"等也会被应用在训练当中。这些词有些可能包含多个词组,但并不属于句子层面。

而在句子层面上,选择的材料通常会以满足患者沟通需求为目标,这就要求治疗师与患者及其家属进行充分的沟通,了解详细的资料后,根据患者情况制定个性化的目标。在选择目标句子的同时,要注意句子的难度,始终保证患者可充分理解该句子的语义。

在治疗过程中,若患者无法发出清晰、正确的语音,语言治疗师可以通过多种提示方法辅助患者进行发音。例如:

(1) 语音提示:语言治疗师可向患者提示目标词或句子中第一个音节、单词的音素。

(2) 视觉提示:语言治疗师提示患者注意口型动作,先由治疗师放慢动作进行发音,随后患者进行发音动作模仿。

(3) 手势提示:自然的手势对应日常的话语,例如说"再见"的时候要挥手;说"你好"的时候握手等。

SMTA 中的音乐治疗遵循从歌唱到有节奏的吟唱和说话的原则。治疗过程中,音乐治疗和语言治疗一样遵循着"音素→单词→句子"的等级规则。在音素层面,音乐治疗师使用音阶或部分音阶使患者更容易理解和进行发音。如前文所述,熟悉的歌曲环境下,患者的语言通常是不受控制地自动产生的。因此,在单词和句子的治疗层面上,音乐治疗师需要综合考虑目标单词或目标句的语速、韵律、节奏等一系列动态参数,创造出符合患者言语产出的新旋律,帮助患者进行发音。随后逐步减少治疗师的辅助,直到患者可以熟练地在没有治疗师的帮助的条件下进行发音。

SMTA 采用个体训练中语言治疗和音乐治疗的综合治疗形式,并不是简单的两者单独执行或交替执行。SMTA 语言训练中音素、字词和句子 3 个水平的练习是基于语言功能评估的结果,而不是现有的音乐材料。SMTA 利用重新组成的旋律而不是依赖自发语言的提取,它的目标是改善患者开始和产生新的单词和句子的能力 。

4. 相关研究 SMTA 的基本原理是基于语言和音乐的相似性。越来越多来自神经影像学的研究证据证明语言和音乐可以共享神经系统。而近年来的关于功能性磁共振成像研究也证实了这一观点:音乐和言语的处理过程共享神经基质,但二者的编码方式是存在差异的。而另一个相似的观点是:言语和音乐具有相同的层次规则。临床实践研究表明对于左半球颞叶缺血导致脑卒中的失语症患者,SMTA 训练可以提高患者语言的理解能力,训练后患者自发语言评分明显提高。

（朱　洁）

（五）中医音乐治疗

1. 定义　中医音乐治疗是立足于祖国传统医学和传统音乐文化的音乐治疗,作为有别于西方音乐治疗的具有民族特色的音乐治疗体系,它和阴阳五行说、中国传统五声性音乐融为一体,是根据中医传统的阴阳五行理论和五音对应,用角、徵、宫、商、羽五种不同音调的音乐来治疗疾病的方法。应用时,在全面分析病情的基础上,五音分属五行木、火、土、金、水,通肝、心、脾、肺、肾五脏。针对病症发生的脏腑、经络结合阴阳五行之间的相生相克关系,选择相应的音乐对患者进行治疗。

2. 适应证　中医体系中,多认为中风失语是风、火、瘀、痰四邪伤及心、肝、脾、肾四脏,因此可选择对相应脏腑有调节作用的音乐进行治疗。

3. 治疗操作　目前国内中医音乐治疗方法主要有感受式治疗、参与式治疗、综合式治疗、药物加音乐疗法、音乐气功疗法等,治疗范围涉及肿瘤、中风后遗症、抑郁症等方面。具体应用时基本上遵循阴阳五行学说,依据音乐的调式或风格等特点辨证施乐,这是中医音乐治疗的特色和优势。

4. 相关研究　中医五音,是古代的角、徵、宫、商、羽五种调式音乐的特性与五脏五行的属性关系来选择曲目,进行调养治疗。五音能够作用于人体不同的脏腑而起到不同的效果,泻实补虚,调和气血,可在中风后失语、抑郁、偏瘫中发挥有益的作用。

（1）角调式乐曲

1）特点:构成了大地回春、万物萌生、生机盎然的旋律,曲调亲切爽朗,生气蓬勃,清澈馨香,如暖流温心,清风入梦,具有"木"之特性,可入肝;主要调节神经系统,对内分泌系统、消化系统也有调节作用。

2）角调式乐曲:《春之声圆舞曲》《蓝色多瑙河》《江南丝竹乐》《春风得意》《江南好》等。

（2）徵调式乐曲

1）特点:旋律热烈欢快、活泼轻松,构成层次分明、情绪欢畅的感染气氛,具有"火"之特性,可入心;主要调节循环系统,对神经系统与精神系统疾病也有调节作用。

2）徵调式乐曲:《步步高》《狂欢》《解放军进行曲》《卡门序曲》等。

（3）宫调式乐曲

1）特点:风格悠扬沉静、淳厚庄重,有如"土"般宽厚结实,可入脾。可调节消化系统功能,对神经系统、精神的调节也有一定的作用。

2）宫调式乐曲:《春江花月夜》《月儿高》《月光奏鸣曲》等。

（4）商调式乐曲

1）特点:风格高亢悲壮、铿锵雄伟,具有"金"之特性,可入肺;可调节呼吸系统功能,对神经系统、内分泌系统有一定的影响。

2）商调式乐曲:《第三交响曲》《嘎达梅林》《悲怆》等。

（5）羽调式音乐

1）特点:风格清纯,凄切哀怨,苍凉柔润,如天垂晶幕,行云流水,具有"水"之特性,可入肾。主要对泌尿与生殖系统有调节作用。

2）羽调式音乐:《梁祝》《二泉映月》《汉宫秋月》等。

（罗丽华）

二、心理疗法

(一) 失语症患者的心理社会适应

语言是人类所掌握的以便于进行娱乐、社会活动、沟通交流的重要技能,并且人类还可以通过语言进行生活经验的理解和总结传递。失语症影响着患者生活质量的各个方面,患者可能会在患失语症后经历以下心理问题:焦虑、抑郁、身份认同危机、与重要他人的关系改变、社会人际关系网络的缩小、社会隔离、失业、缺失休闲娱乐活动等。

失语症患者早期往往存在对于自身康复状况感到焦虑,期望可以快速康复;另外,由于无法通过简单的方法短时间让他人明白自己表达的意思,内心容易出现焦躁和挫败感。康复训练中,失语症患者容易出现越焦虑越说不好的状况,同时情绪容易波动起伏。失语症患者在多次的重复失败尝试后,经过一段时间容易对康复训练失去信心,对是否能够好转产生怀疑和否定。家属或亲人的过高期望,也容易将治疗进展缓慢归结于失语症患者的不努力或懒惰,从而进一步形成与失语症患者非良性的沟通模式,如批评、嘲笑、指责或辱骂。自身康复状况及家人的不支持和不理解,容易造成失语症患者情绪低落,自我评价下降和自信心丧失,心理落差进一步加大,同时减少失语症患者主动表达的意愿,也影响康复治疗效果。此外,失语症患者由于无法通过语言表达与他人进行情感和思想的连接,无法与周围进行正常的人际互动模式,所以人际关系网络会不断缩小,容易产生与社会的隔离,不参与社会活动,因此失语症患者往往存在明显的主观孤独感。此外,大部分的失语症患者,因为无法重返工作岗位或者找到其他合适的工作机会,外出接触社会的机会减少,觉得拖累家人,容易产生自我否定和厌弃,严重者可能会有自杀问题。

情绪、心理和社会因素在失语症患者失语后的康复过程中扮演重要角色,并且还会长久地影响康复治疗效果和患者日后的生活质量。然而,由于失语症患者群体无法准确通过语言向他人表达自己内心的想法和谈论他们的问题,因此在心理支持服务中,需要由能够通过言语表达他们感受的人来进行服务。由于失语症康复的进展缓慢且较差的康复效果,因此与非失语症患者相比,失语症患者存在不被人理解和无法与人正常沟通的痛苦,存在更高的抑郁和自杀风险。从现有研究中发现,失语症患者抑郁症发生比率特别高,发病后 6 个月的跟踪研究中,有 63%~70% 的失语症患者存在抑郁,12 个月后仍有 68% 的失语症患者达到抑郁标准,并且持续长期地严重影响失语症患者日后的生活质量。目前的研究无法说明,失语症本身是导致情绪问题和适应困难的原因还是结果。失语症患者的主观孤独感和他们的心理问题有密切相关,并且是早期预测心理问题的因素之一,主观孤独感是解释失语症患者心理障碍的重要因素。有研究显示,发病后早期的 3 个月中社会支持与情感障碍和抑郁情绪相关。在对失语症患者长期的随访中发现,失语症患者的人际网络,如与家人或朋友的联系(联系的频次、地理距离、密度分布、亲人朋友间的和解)或者孤独的水平,与抑郁或生活满意度有密切关系。发病前早期有较高心理困扰水平的失语症患者,在发病后更有可能会有心理问题。失语症患者面对压力生活事件(如脑卒中)时,如果在发病后能得到社会支持,可以显著地缓解压力生活事件所带来的焦虑和心理困扰,而人际满意度也是早期预测心理问题的因素。

(二) 心理治疗技术和方法

目前对于失语症患者进行干预的心理治疗技术和方法实证性的研究不多,相关资料统计有多达七成以上的研究将失语症患者排除在外,不仅因为失语症患者无法通过语言准确表达内心的想法和态度,还由于基于对话的心理治疗方式对于存在神经认知损伤的失语症患者难以实施。在已有的少数文献中,发现情感支持、信息提供、行为练习的帮助对于治疗和预防失语症患者的心理问题非常重要,也有文献指出失语症患者感到被人倾听理解的需要最为重要。少量研究对失语症患者的心理社会适应问题,采用支持性心理治疗、问题解决治疗、认知行为疗法、动机式访谈、基于家庭的治疗干预等方法进行心理干预,获得一定的效果,但是尚需要更多的实证研究证明有关治疗技术的有效性,而且治疗的作用机制和治疗成分也需要更多的研究推进。以下仅对部分治疗方式进行简要介绍。

1. 支持性心理治疗(supportive psychotherapy)　支持性心理治疗是融合精神动力学、认知行为疗法和人际关系概念模型及技术的一种心理治疗方法。治疗目标为强化患者健康和适应性的思考行为模式,帮助患者面对困扰情绪,强化原有的积极资源和潜能,促进适应性应对疾病的能力。治疗师在治疗中应积极营造一种情感投入、鼓励、支持、互相尊重和信任的氛围,从而与患者建立良好治疗关系以帮助患者发展健康的自我防御机制,特别强调建立良好的人际互动关系。治疗师必须掌握医学疾病知识,并且能够有技巧地了解或者安慰患者在面对复杂和悲剧性医疗状况时的主观心理体验,还要求治疗师具有良好的临床判断能力去确认患者不断改变的心理需求,并使用不同的治疗方法去准确地满足患者需求。

2. 问题解决治疗(problem-solving therapy)　问题解决治疗是认知行为疗法干预的其中一种,旨在提高个体处理压力和困难的能力。此疗法的假设:心理病理症状的产生是因为使用了无效和错误的应对方式。治疗目标为协助来访者接纳现实积极的应对方式,更有效地理解情绪角色,通过创造性地设置行动计划,来帮助来访者减少心理困扰和提高整体健康状况。一方面是提高积极应对的态度和行为,通过培养针对特定理性问题解决任务的应用能力(如准确确认为什么这是问题,解决问题的其他方法,通过利弊分析决定哪部分想法可以构成完整的解决方案,执行解决方案,效果控制和检验结果)。另一方面是减少负面的思想和行为,最小化来访者重蹈覆辙的问题解决方式,即减少重复采用非功能性问题解决模式去解决问题的机会。干预手段包括心理教育、互动性的问题解决模式和动机性家庭作业布置。

3. 认知行为疗法(cognitive-behavioral therapy)　认知行为疗法是目前应用最广泛的一大类基于实证研究支持的心理社会干预方法。该疗法以行为心理学和认知心理学为基本原理进行结合,强调个体应对策略的学习,通过有目的地解决当前问题,改变过去所形成的在认知(如想法、信念和态度)、行为和情绪上无效的应对模式,形成新的有效应对方法。认知行为疗法是问题导向和行为导向的,治疗师的角色是帮助患者发现并学习到有效的应对策略,强调确认治疗目标和减少问题的症状。认知行为疗法认为非功能性想法和不适当的行为在心理问题的发展和维持中扮演重要角色,所以通过教导新技能和应对机制可以帮助他们减少心理困扰和症状。

4. 动机式访谈(motivational interviewing)　动机式访谈是一种用来调动患者内在改变的动机以促进行为改变的方法。该方法最早来源于对缺乏戒酒动机酗酒者的治疗经验,后来相关的基础理念和方法被发展成为一项临床治疗技术。动机式访谈是有目的性的、以人为中心的咨询模式,它通过帮助来访者探索和解决内心的矛盾冲突来诱发行为改变。但不同于人本主义治疗非直接性的咨询方式,动机式访谈更加聚焦于检验和解决内心的矛盾,治疗师也有意识地直接追寻这个目标。动机式访谈认为人的改变可以分为以下几个阶段:"现状"阶段、"犹豫不决"阶段、"承诺"阶段、"尝试改变"阶段、"新状态"阶段。因此,需要了解来访者目前正处于改变的哪个阶段,只有针对不同的阶段给出具体化的建议才会有效。

(朱　洁)

三、家庭支持训练和指导

(一)家庭辅助沟通系统的应用

失语症患者在听理解、口语表达、文字理解和文字表达等语言功能各方面都存在一定程度的限制,在与他人的沟通交流中,较难将内心的思想表述出来,长此以往,患者的主观沟通愿望会逐渐减弱,从而产生一系列的情绪行为问题,因此在家庭社会交流中有必要借助辅助沟通系统。

1. 辅助沟通系统的概念　辅助沟通系统(augmentative and alternative communication, AAC)也称扩大性和替代性沟通系统,是指使用任何可补偿、改善或替代自然言语表达或书写表达的方法,适用对象为暂时或永久性失去言语表达能力的患者。AAC 的目的是为有沟通障碍的人们寻求一切可以改善沟通能力的方法及工具,各种原因导致的沟通障碍均可以使用 AAC,不分年龄、社会经济地位、教育水平等背景,如肢体语言、脸部表情、画图,甚至指着照片等方式进行表达,这些都是 AAC 的呈现。在《国际功能、残疾与健康分类》(International Classification of Functioning, Disability and Health, ICF)中,AAC 的介入可作为改善功能及促进参与沟通活动的元素。

2. 辅助沟通系统的分类　AAC 包含 4 项元素:符号(symbols)、辅助(aids)、策略(strategies)、技术(techniques)。符号系统可以是手势、图片、文字等,辅助可看作不同沟通类型的辅具,策略是可有效表达符号的方法,技术则是信息传播的方式。按照沟通信息传递的方式来分,包括辅助性和无辅助性 AAC。无辅助性 AAC 是指不用任何身体之外的其他工具帮助表达,如利用手势、手语或脸部表情来传递信息。辅助性 AAC 相对于无辅助而言,是利用额外的辅助工具来传递信息,是带有图片、符号、字母或文字的沟通系统。它又根据科技含量多寡进一步划分:低科技辅具如图片、沟通板等;科技含量稍高的有简易电子沟通板、激光笔、可发声的开关按钮等。高科技辅助性 AAC 又分为非专用 AAC 系统和 AAC 专用系统,非专用 AAC 系统是利用一般计算机系统安装 AAC 沟通软件来使用。AAC 专用系统则是专门为 AAC 所设计,专用系统通常会附加一些计算机功能或是环境控制功能。

3. 辅助沟通系统的选择应用　沟通交流是为了表达基本需求、交换信息、参与社会活动等,使用 AAC 的人同样如此,所以 AAC 的实际应用需要考虑语言能力、运作能力、交流能力和思谋能力。简单地说,语言能力指运用 AAC 符号系统的能力;运作能力指 AAC 辅助设备操作的能力或做出动作的能力;交流能力包括交流中如何提问、如何调整语言等;思谋能力包括求助、要求、拒绝等;因此选择适合的 AAC 对能否成功地应用 AAC 是很重要的。选择应用的过程一般包括以下几方面:

(1)确定需求:选择和制定 AAC 之前,要与患者及家属、照顾者进行沟通,确定他们对 AAC 的需求,即 AAC 需要在日常生活中满足哪些功能:日常生活需求的表达功能、参与社会活动的功能、还是与家庭成员的日常交流功能等。另外,还需了解患者的交流对象、交流环境、家庭经济承受能力等方面,这些都决定了 AAC 的内容和辅具的选择。

(2)功能评估:包括语言认知能力和肢体感觉运动能力的评估,以确定选用什么样的沟通符号和沟通策略。AAC 使用者对沟通能力的最大期待为:尽快表达出想说的话。沟通对于患者来说举足轻重,AAC 的建立力求沟通潜力最大化、沟通限制最小化。循证实践的方法被用于实现 AAC 的过程当中,即针对每个患者的不同情形,找到问题所在,依据个体资料,进行个体分析,选择切合实际的沟通符号和沟通策略(方式和工具),实现个体化的 AAC。

(3) 训练及跟进:AAC 确定之后,需要教会患者及照顾者如何使用辅助沟通系统,跟踪了解使用过程中所遇到的问题,比如操作的便利性,适用内容、策略更改等,随着患者沟通能力的提高、语言功能的改善、沟通需求的增加及时调整。

所选择的 AAC 即便被确立,也不能完全代替患者现有的沟通模式,而是作为补充或支持的沟通工具。应该鼓励患者使用多种表达方式包括:如手势符号、身体语言、眼神、声音、表情等自然手段。即使患者有一个"高科技"的 AAC,一个低技术的后备系统也应该始终存在。对患者和沟通对象来说,使用可靠的标志和手势进行交流是值得鼓励的。

AAC 正是遵循这样的原则,改善言语沟通障碍,不再将口语作为沟通交流的最佳途径,而选用图片、实物、视觉符号、肢体语言、面部表情、编码语音等作为沟通方式,采用扩大性和替代性沟通策略,降低患者沟通难度,满足其沟通需求。

(二) 家庭沟通训练指导

目前对于失语症患者的治疗共识是最大限度地恢复社会沟通交流能力,所以治疗师制订的训练计划和目标必须延伸至家庭交流当中,因此家庭沟通训练指导也是语言治疗师的工作内容。

1. 家庭训练内容的指导 语言治疗师在对失语症患者进行首次评估后、正式训练之前,根据需要与其家属进行沟通,目的是让家属认识失语症,了解患者目前的功能水平,熟知训练目标和计划方案,有效地进行家庭训练活动。每次训练结束后,治疗师根据训练目标完成情况,给予家属相应的说明解释,并结合家庭需求拟定家庭训练目标及训练内容,给予相应的训练指导(表 5-2-2)。这种指导将以示范的形式进行,教会家属提示方法,如模仿提示、肢体动作提示、口型或语音提示等;教会家属正确的反馈方式,如鼓励、等待、眼神接触等;教会家属掌握行之有效的言语的或非言语的沟通方式,确保与患者进行基本的沟通。

相比而言,家属对于失语症患者的语言习惯和兴趣喜好有着更为详尽的了解,因此在治疗师指导家庭训练过程中,家属也可根据治疗师拟定的目标,与治疗师一起共同选择适合的家庭训练材料和训练方式。参见表 5-2-2 的训练记录表,家属和治疗师也可以根据各自的需要制定出自己的训练记录表来。

表 5-2-2 语言治疗科课堂目标记录表

课堂目标	训练项目	目标词汇	模仿提示	动作提示	首字提示	口型提示	自发产生	家庭练习
首字提示下正答率达到70%	命名训练(日常高频名词)	苹果	√(100%)	√(100%)	√(70%)	√(30%)	×(0%)	√
		毛巾	√	√	√	√	×	√
		面包	√	√	√	√	×	√
		牙刷	√	√	√	√	×	√
		电话	√	√	√		×	√
		筷子	√	√	√		×	√
		铅笔	√	√	√		×	√
		打火机	√	√	√		×	√
		风扇	√	√			×	√
		电视	√	√			×	√

家属在家庭训练过程中要注意语气温和,以鼓励为主,切忌急躁、谩骂。在训练完成后,应详细记录下患者的表现和完成情况,不仅仅是记录完成与否,也要记录好接受提示的方式、情绪变化、自我纠正等具体细节,及时反馈给治疗师。治疗师可根据家属的反馈掌握患者的进展情况、语言功能的运用保持情况,及时调整训练项目和方式。在记录的同时,家属可真切体会到患者的进展变化,增强家庭训练的依从性。反馈记录表包括以下内容,如表5-2-3所示。

表 5-2-3 语言治疗科家庭训练记录表

家庭练习项目	目标词汇	模仿提示	动作提示	首字提示	口型提示	自发完成	所需时间	正答率
命名训练	苹果							
	毛巾							
	面包							
	牙刷							
	电话							
	筷子							
	铅笔							
	打火机							
	风扇							
	电视							

2. 家庭沟通技巧的指导 沟通是信息传达和理解的过程,同时也是感情的交流过程。言语是常用的沟通方式,除此之外,肢体动作、面部表情、眼神接触、图画、文字等也可以进行沟通。失语症患者经常感到自己因言语表达障碍而不被人理解,因此学会与失语症患者进行支持性沟通交流的技巧,给予沟通协助和支持成为很多干预方法的重要目标。教会家属如何与失语症患者进行沟通的小技巧,可以尽量减少双方因为沟通不畅而带来的负面体验。

(1) 家属们需要记住多数失语症患者的思考能力并没有太大的损伤,把失语症患者当作正常人去进行交谈,维持和他们发病之前交流态度。

(2) 与失语症患者交谈之前要获得对方的注意,而且要保持眼神接触。

(3) 消除背景杂音,尽量保持安静环境。

(4) 保持正常的语音音调,但是要比平时说得更慢一些,不要突然转变谈话的主题。

(5) 所说的句子尽可能短和简单,避免提问内容太复杂的问题,尽可能使用封闭式提问(回答是或否);不要强迫失语症患者马上回答问题,而是要给时间他们慢慢说。

(6) 为了避免失语症患者因为自己的错误而感到沮丧,适当地淡化和忽略他们说话中的错误。

(7) 如果可能的话在一些提供服务的场地陪他们一起参与正常的活动。

(8) 请记住他们的语言障碍影响了他们沟通交流的方式,所以他们的语音语调可能反映的不是他们的真实情绪。

(9) 时刻准备好交流板,可以是一本便签本或者纸张和笔,方便进行书写,帮助沟通。

（三）家庭成员的心理支持

失语症患者的语言沟通障碍也同样影响家庭成员的生活质量,家庭成员转变成为患者情感和生活支持的主体,他们的心理健康状况也需要得到康复医护人员的高度重视。

对家属的心理支持可以帮助家属建立正确的疾病认识,纠正其原有对疾病的非合理性想法,调整康复期望和建立康复信心,并可协助整个家庭建立良好的康复沟通模式,从而提高患者的家庭支持及康复动力,维持患者和家属良好的心理健康水平,更好地促进失语症患者的全面康复。失语症患者家属的心理支持包括以下几个方面:

1. 教导患者家属如何认识失语症,认识其症状表现、心理特点和应对方式,以及整个康复过程,帮助他们澄清和纠正认识误区。对患者家属而言,通过正确的渠道获得正确的信息非常重要。如失语症患者存在不被人理解和无法与人正常沟通的痛苦,会产生焦虑、抑郁、身份认同危机等心理症状,家属对此想法及情绪、行为表现如果有预先的了解和准备,就会变得容易理解和接纳。

2. 需要关注家属自我的关怀及照顾,必要时寻求心理专业人士帮助。患者自身需要时间面对和接受疾病的事实,家属也同样需要时间去调整及适应。医务人员需要告知家属当出现情绪容易低落、哭泣、紧绷不安、失眠、容易发脾气、没有耐心等抑郁和焦虑症状时,应当及时放松自己,充分休息补充能量,或者寻找专业人士进行心理干预。当家属拒绝或否认自己需要休息的情况时,可以告诉他们"我们都知道照顾家人是一件义不容辞的事情,但是不要勉强自己的身体,要知道只有照顾好自己,你才可以更好地照顾患者"。

3. 寻求失语症家属团体的支持。在失语症患者家属团体中,成员间会产生更好的共情和归属感,他们之间更紧密的接触,相互学习失语症患者家庭的沟通方式和方法,从而起到团体间的相互促进作用。

（朱　洁）

第三节　神经调节技术

一、高压氧

（一）概念及医学史

1. 高压氧概念　　高压氧(hyperbaric oxygen,HBO)是指高气压下吸入纯的或高浓度的100%氧气,氧分压超过100kPa(0.1MPa),有特殊治疗作用的氧气。利用高压氧和高气压环境治疗疾病的方法称高压氧疗法(hyperbaric oxygen therapy,HBOT)。指应用高气压大于1ATA(1ATA=101.3kPa)的氧气作为药物治疗疾病的病理生理过程。高压氧疗法有急性和慢性的药物疗效;急症情况,高压氧疗法是缺血再灌注损伤的强力抑制剂,是治疗急性大脑半球缺血、缺氧、昏迷的主要机制。慢性疾病,HBOT作为DNA信号诱导物,影响组织生长。脑损伤最初的动物模型中显示HBOT在血流和代谢方面有适当影响。

2. 高压氧医学发展史　　人们在18世纪中叶发现了氧气。1775年,Priestley首先从氧化汞(HgO)中分离出氧气,当时只知道这种气体不可燃,能助燃;次年在动物试验中发现这种气体有治疗某些疾病的作用。1777年,Lavoisier发现空气中含有这种气体,并命名为"oxygen,氧"。20年后,1795年Beddoes才创造出供患者吸氧的装置。直至18世纪末,19

世纪初氧气才用于高压氧舱内,开始高压氧治疗。在此之前人们只能利用高压空气进行治疗,所以早期的高压氧治疗实际上是高气压治疗。

高气压治疗最早是希腊学者于17世纪中叶提出的。1662年,英国牧师Henshaw首先建造一座密闭的圆顶舱,利用蛇皮形鼓风机向舱内充气,造成高气压环境。他认为可以促进呼吸、帮助消化,可使急性病减轻,可预防呼吸系统疾病。因当时技术水平所限,舱内压力很难保障,又无合适浓度氧气,其疗效很难肯定。1860年,Sandhal Grindred等人也相继开展了高气压治疗。高气压治疗对减压病、气栓症有效,其他疾病疗效不显著;在200年间不但无大进展,而且逐渐无人问津,成为高压氧医学第一次低谷。

欧洲文艺复兴促进了科技发展。1862年,Bertin开始在高压氧舱内吸氧,这一举措重新激活了高压氧事业,使高压氧医学进入第二次高潮。1867年,Valenzaela首先开始在2ATA环境中吸纯氧治疗疾病。1891年,美国Curningham发表了"高压氧治疗精神和神经疾病"的论文。1921年,Curingham在美国建造了直径3m、长25m的大型高压舱。

中国高压氧医学在诸多方面取得了一定成就,但在循证医学时代,在缺血性脑血管病方面,尤其是失语症的高压氧治疗还缺乏前瞻性、大样本、多中心、随机、双盲的临床研究。

（二）高压氧的生理学作用及治疗机制

1. 高压氧的生理学作用

（1）高压氧对脑缺血再灌注海马游离钙及钙通道具有调整作用:脑缺血及再灌注后脑海马突触内游离钙浓度显著增加,但经过高压氧作用后,可降低胞质内游离钙浓度,以2.5ATA高压氧作用效果明显。但是高压氧可致氧惊厥,可能是神经元内钙离浓度增高和一氧化氮-环磷鸟苷（NO-cGMP）途径被激活,此时钙离子通道阻断剂（DSL）和NOS抑制剂（LNNA）,对氧惊厥有防护性作用。

（2）正常情况下,高压氧可使健康部位的小血管收缩,致血流阻力增大,血流量减少。但同时,高压氧暴露对有障碍或损伤的缺血部位可以调节,使病变部位血流增加,促进缺血损伤组织的恢复。通过激光微循环显微镜和激光微区血流计检测,显示脑缺血损伤动物暴露于2.5~3ATA的高压氧后,脑膜细动、静脉血流速度明显加快,大脑皮质血液灌流量增加,高压氧有改善微循环血流动力的作用。高压氧对脑缺血损伤引起的微血管舒缩有调整作用。

（3）急性脑缺血损伤时,红细胞、白细胞、血小板呈聚集状态,白细胞与血管内皮细胞紧密黏附,微血管内有明显血栓形成,使微血管堵塞。脑缺血损伤动物在2.5ATA高压氧暴露后,其软脑膜微血管内皮细胞与血细胞黏附明显减轻。

（4）高压氧对细胞能量代谢和信使系统的调制作用:高压氧可改善内呼吸功能,提高细胞色素氧化酶、Na^+-K^+-ATP酶等活性,调控Na^+/Ca^{2+}平衡,减少Ca^{2+}内流,减轻细胞内钙超载,并使细胞膜功能正常化,减轻细胞损害。

（5）高压氧对各系统的作用

1）高压氧对血液系统的影响:①白细胞计数增高,淋巴细胞减少;②血浆总蛋白降低;③红细胞计数降低;④血液黏稠度降低。

2）高压氧对循环系统的影响:①心率减慢（10%~30%）;②心肌收缩力减弱,心输出量降低;③心肌耗氧量下降;④血压升高（舒张压升高明显）,脉压变小;⑤血流动力学影响:脑血流减少,冠状动脉血流减少,肝血流增加,肾血流减少,视网膜血管收缩。

3）高压氧对呼吸系统的影响:①呼吸变慢;②肺活量增加;③呼吸阻力增加（高压气体密度大）。

4）高压氧对消化系统的影响：①消化液分泌减少；②肠蠕动增强；③促进肠内气体吸收；④改善肝细胞功能。

高压氧对循环系统、呼吸循环、消化系统的正向作用，可以提高患者身体整体功能，进一步提高对康复治疗强度的适应，利于失语症治疗的实施。

5）高压氧对神经系统的影响：①增加血脑屏障通透性；②脑血管收缩（治疗脑水肿），脑血流减少；③提高脑组织及脑脊液氧分压，改善脑缺氧；④可促使椎基底动脉系统血流增加；⑤高压氧治疗可产生"反盗血"作用：即正常脑组织血管对高压氧敏感被收缩，而病灶区小血管因缺血麻痹对高压氧不敏感，而未收缩或收缩不明显，因此，流经病灶组织的血液比流经正常脑组织相对多，故称为"反盗血"作用。

2. 治疗机制

（1）HBO 的直接作用——增加血氧含量，提高血氧分压：HBO 治疗能迅速提高人体血氧浓度和氧分压，增加血氧有效弥散距离，促进侧支循环形成；及时打断脑组织"水肿 - 缺氧 - 水肿"恶性循环，增加脑皮质语言区病变部位脑血流灌注，促进病灶周围组织或健侧脑细胞重组或代偿。

（2）提高血氧弥散能力：弥散方向是由高分压向低分压弥散，压差越大弥散越快、越远。

（3）增加机体储氧量。

（4）Stephen 等研究发现，HBO 作用不仅能够迅速纠正体内缺氧状态，而且可以通过增加机体造血干细胞使其作用具有持久性。

（三）高压氧的治疗方式

1. 单人氧舱　舱内直径小于 1 000mm，一般为 750~1 000mm，长度 2 000~2 400mm。舱体为圆筒形，1 舱 1 门，只容纳一人治疗。大多数是卧式，少数是半卧式，或立式。单人氧舱的优点：①设备简单，重量轻，体积小，一般房间均能安装；②造价低廉；③适合婴儿、幼儿及不能佩戴吸氧面罩的患者；④单人舱内无交叉感染，容易消毒。

2. 多人氧舱

（1）大型高压空气多人舱：内径大于 2 000mm，治疗舱内可治疗人数大于 14 人，必须配备过渡舱。

（2）中型高压空气多人舱：内径 2 100~2 800mm，治疗舱治疗人数 6~13 人，必须配备过渡舱。

（3）小型高压空气多人舱：内径小于 2 000mm，治疗舱治疗人数 3~5 人，可以不设过渡舱。

（四）高压氧与药物的相互作用

1. 高压氧有抗微生物的作用

（1）在 0.3MPa（3ATA）下，组织内所有厌氧菌停止生长，繁殖，并抑制某些毒素等产生，有抑菌作用。

（2）大于 0.13MPa（1.3ATA）会抑制白喉杆菌、大肠杆菌、铜绿假单胞菌、金黄色葡萄球菌生长。

（3）0.2~0.3MPa（2~3ATA）下，磺胺药（TMP、SIZ）最低抑菌浓度均降低，链霉素、异烟肼、对氨基水杨酸合用，增加抗结核效果。

（4）高压氧增强肿瘤细胞对放疗、化疗的敏感性。

2. 大部分药物可以在高压氧治疗时使用，但有些药物则严禁使用。

绝对禁忌的药物有：多柔比星(阿霉素)、博来霉素、双硫仑(安塔布司)、顺铂、醋酸磺胺米隆。正在使用或过去有使用这些药物史者，在进舱之前需对其可能出现的并发症进行评价。化疗药物如多柔比星、博来霉素、顺铂等，不同程度受到氧分压的影响。

3. 患者用药最常见途径是口服和静脉用药。由于高压氧治疗时可致血管收缩，使正常组织血流减少 20%，从而延迟药物的正常吸收，特别是肌注和皮下注射用药时。

4. 中枢神经系统刺激药物，如苯丙胺、咖啡因等，使用这些药物后患者的代谢率增加，这些患者更容易出现氧中毒。甲状腺替代治疗的患者同样存在此现象。

5. 高压氧治疗应该减少麻醉镇痛药物等用量。激素能增加氧中毒风险，肾上腺素和肾上腺皮质激素能增加高压氧等应激反应。另外，激素能延迟伤口愈合，进行高压氧治疗时，可以考虑降低激素剂量。

(五) 脑损伤的高压氧治疗

1. 脑梗死的高压氧治疗　脑梗死包括脑血栓形成和脑栓塞，两者病因不同，但是病理和临床表现及治疗大同小异。脑组织对缺血缺氧敏感，阻断血流 30s 脑细胞代谢发生改变，1min 后神经元功能活动停止，4~5min 即开始死亡。

2. 高压氧治疗脑梗死的机制

(1) 增加能量，彻底纠正酸中毒：由于氧供改善，细胞内的有氧氧化增强，能量产生增多，无氧酵解终止，有机酸产生停止。缺血期间蓄积在细胞内的有机酸，被重新纳入三羧酸循环继续氧化，使细胞内 H^+ 减少细胞内酸中毒被彻底纠正。

(2) 改善细胞内外离子浓度梯度，由于能量增多，细胞膜通透性改善，膜上的 Na^+、K^+ 泵重新启动，将细胞内过多的 Na^+ 转运到细胞外，将细胞外 K^+ 转运到胞内，恢复细胞内外 Na^+、K^+ 的浓度梯度。

(3) 减轻细胞内钙超载。

(4) 加速血管内皮细胞修复，恢复 NO 的基础分泌。

(5) 稳定中性粒细胞，减轻炎症反应。

(6) 恢复血小板的稳定性。

(7) 减轻兴奋性氨基酸的细胞毒性作用。

(8) 阻止细胞的过度凋亡。

上述机制作用改善脑高级功能，改善中枢神经的传导速度，从而改善语言表达及书写运动能力。

3. 治疗方法

(1) 治疗时间窗：1980 年，Neubaue 主张在发病的 4h 内。1984 年川口报道在一周内开始高压氧治疗，显效率 19%，有效率 58%。此后有大量报道高压氧治疗越早疗效越好。

(2) 治疗压力：2.0~2.5ATA。这两种压力区别不大。

(3) 疗程长短：多数人主张 2~3 个疗程，有人主张应早期开始 2~3 个疗程，休息一周后再开始 1~2 个疗程。

4. 脑出血的高压氧治疗　高压氧治疗脑出血的机制与治疗脑梗死的机制相同。下面介绍脑出血治疗指征和禁忌证。

(1) 治疗指征：①中重度脑出血；②出血部位重要，临床症状明显(如有偏瘫失语、吞咽障碍等)，致残可能性较大。

(2) 禁忌证：①病情危重，已经发生脑疝者；②患者躁动、抽搐、不能配合吸氧者；③有绝对禁忌证:如内出血未控制者、有肺大疱或严重肺气肿、气胸未处置者;④血压过高,超过200/110mmHg;⑤症状较轻,不会遗留后遗症者,无需做高压氧。

(3)脑出血的治疗时机:日本山口氏和郝鸣政认为出血超过6~7h病情平稳即可以开始高压氧治疗。具体步骤是①病例选择:轻、中度意识障碍,发病超过6~7h,病情稳定,无禁忌证患者;②拍头颅CT或MRI;③立即开始首次高压氧治疗,出舱后密切观察病情;④次日病情无恶化,复查头颅CT血肿未见增大,可继续高压氧治疗。

多数学者主张出血后2周,病情稳定后再开始治疗。2013年1月北京市公费医疗管理委员会、原北京市卫生局、北京市财政局在网站上发布了关于"高压氧治疗"公费医疗报销范围的通知,其中指出脑出血病后3周至3个月内进行治疗。

5. 颅脑外伤的高压氧治疗　高压氧治疗脑外伤,国外从20世纪60年代起步,国内从70年代末开始,国内外积累了大量资料。其中影响疗效的因素有①年龄:年龄越小疗效越好;②损伤部位:脑干损伤的死亡率和致残率最高;③治疗时间:受伤后1周内尽快开展高压氧治疗。

高压氧对脑外伤的作用:①增加血氧饱和度,提高氧分压,加大毛细血管血氧氧弥散距离,改善对病灶组织供氧;②收缩血管,减轻组织渗出,减轻脑水肿;③增加病损轴突修复,加速神经纤维生长速度;④早期可阻止神经元病变进展,促进尚处于可逆阶段受损细胞的修复,促进毛细血管再生和侧支循环建立;⑤改善脑干功能,激活网状结构上行投射系统功能,促进患者早日苏醒,改善认知功能和语言能力,但是治疗介入时间及疗程还需进一步研究。

(六)高压氧治疗对失语症患者的作用

国内外研究表明,高压氧可以改善血液循环,减轻或消退神经组织水肿,对受伤的神经元起到保护作用,并防止进一步损伤,还可以刺激内源性碱性成纤维生长因子合成增加,促使神经修复及再生,可使颅脑外伤后失语情况有效改善,且疗效持久。高压氧可以改善椎基底动脉血流量,提高脑干网状激活系统和脑干的氧分压,加快意识恢复程度,改善认知及语言表达。在高压氧治疗环境下,患者机体内部乳酸的形成可大幅度降低,从而促进了能量的有效生成,胶质细胞及胶质纤维大量生成,有利于受损脑组织的修复,高压氧治疗可以在一定程度上激活神经元兴奋神经组织,有效调节语言中枢的兴奋,改善患者失语症状,对改善患者的失语症状有积极的临床意义。

基础研究证明,高压氧可减轻脑缺血再灌注损伤,增强脑缺血再灌注小鼠脑源性神经营养因子在脑神经细胞中的表达,促进神经细胞的功能恢复及自我修复。高压氧治疗对脑损伤失语症患者的语言功能恢复具有显著促进作用,对脑卒中或轻度、中度颅脑损伤失语症患者语言功能获得显著疗效,高压氧治疗时间应不少于2个疗程,即至少需要进行30次高压氧治疗。更多次高压氧干预对脑损伤失语症患者恢复是否具有更好的疗效仍有待进一步探讨。

国内陈卓铭研究显示,高压氧治疗能够促进失语症患者语言功能的恢复,其方法是将40例失语症患者按入组次序分为治疗组和对照组,治疗组在常规治疗基础上于发病7天后进行高压氧治疗,15天1个疗程,疗程之间休息3天,共3个疗程;对照组进行常规治疗。开始治疗前使用"语言障碍诊治仪"分别检测治疗组和对照组患者残存言语功能,在每次高压氧治疗疗程结束后,再次检测治疗组与对照组患者,观察语言功能是否改善。结果显示:第一、第二疗程各自前后比较,复杂指令、表达语音、表达语义能力改善明显。第三疗程前后各项语言水平提高不明显。因此项研究样本含量少,没有明确说明高压氧治疗对哪一类型失语症疗效明显,未来仍需要大型多中心的随机对照研究,从而明确高压氧在失语症治疗中的疗效。

(七) 高压氧治疗的适应证、禁忌证和副作用

1. 急症适应证

(1) CO 中毒及其他有害气体中毒(硫化氢、光气、CO_2、氨气、氯气、甲烷、沼气、液化石油气等)导致的脑功能障碍。

(2) 减压病。

(3) 气栓症。

(4) 各种原因引起心肺复苏后脑功能障碍。

(5) 休克的辅助治疗。

(6) 脑水肿。

(7) 肺水肿(除心源性肺水肿)。

(8) 药物及化学物中毒。

(9) 急性缺血缺氧性脑病(心跳骤停、麻醉意外、电击伤、溺水、自缢等)。

(10) 突发性耳聋。

2. 非急症适应证——作为辅助治疗方式

(1) 循环系统疾病:冠状动脉硬化性心脏病、心肌病、心肌炎恢复期、休克、周围血管病、多发性大动脉炎、雷诺病、血栓闭塞性脉管炎、闭塞性动脉硬化、原发性红斑性肢痛、手足发绀症、糖尿病足。

(2) 呼吸系统疾病:肺栓塞、肺水肿、急性或慢性支气管炎、肺感染、间质性肺疾病、肺功能不全、成人型呼吸窘迫综合征(ARDS)、哮喘等。

(3) 神经系统疾病:脑出血、脑内感染(脑膜炎、脑炎、脑脓肿)、神经炎(面神经麻痹、多发性神经炎等)、偏头痛(血管性头痛)、脱髓鞘病(多发性硬化、动脉硬化性白质脑病)、脑外伤等继发的癫痫、脑外伤后神经症反应、缺血性脑血管病。

(4) 耳鼻喉科疾病:神经性聋、梅尼埃综合征。

3. 高压氧治疗禁忌证 根据 2004 年中华医学会高压氧医学分会意见推荐。

(1) 绝对禁忌证:①未经处理的气胸、纵隔气肿;②肺大疱;③活动性内出血及出血性疾病;④结核性空洞形成并咯血;⑤未经处理的多发性肋骨骨折,胸壁开放性创伤。

(2) 相对禁忌证:①重症上呼吸道感染;②重症肺气肿;③支气管扩张症;④重度鼻窦炎;⑤精神分裂症;⑥癫痫大发作;⑦心动过缓、病态窦房结综合征;⑧早期妊娠(3 个月以内);⑨极度衰竭者。

4. 高压氧的副作用

(1) 氧中毒:较长时程吸入高压氧,导致机体产生某些器质性或功能损害,机制不明,可能与"超氧化自由基增多"等有关。

(2) 气压伤:高压氧治疗时,因某些原因造成机体某些部位(特别是含气腔窦)不均匀受压,可引起气压伤。①中耳气压伤;②副鼻窦(额窦、上颌窦、筛窦、蝶窦)气压伤;③肺气压伤:多种原因致肺内压与环境压力差过大,致肺撕裂、皮下及纵隔气肿、气胸、气泡栓塞等。

(3) 减压病(decompression sickness, DCS):是因机体在高压环境下停留一定时间后,突然回到常压下(压力降低过快)溶解于体内的氮气游离出来,而引起的疾病。

总之,高压氧治疗对脑外伤、脑血管疾病有很大帮助,尤其目前较难治的认知障碍、失语

症等。今后还需要大样本、前瞻性、随机双盲对照研究,以找出最佳介入时机、最好治疗时间,此外,治疗疗程及对哪种类型的失语症疗效明显还需进一步研究,以便将此种治疗手段的作用发挥得更好。

(李淑景)

二、经颅磁刺激

经颅磁刺激(transcranial magnetic stimulation,TMS)是一种在大脑外部对神经细胞进行刺激的电生理无创技术。1985 年 Barker 首次将磁刺激用于人脑运动皮层,目前广泛应用于多种神经和精神疾病的研究和临床治疗。

(一) 经颅磁刺激的原理

将绝缘线圈放在头皮的特定部位上,当经颅磁刺激仪的电容器瞬间放电的电流通过线圈时,线圈周围会产生强度为 1.5~2.5T(特斯拉)的局部磁场,该磁场以与线圈垂直的方向透过头皮和颅骨,进入皮质表层的一定深度。并且初始电流强度的快速波动会导致磁场的波动,磁场的波动又会导致在皮质表层产生继发性电流,这个继发性电流可影响神经细胞的功能,可以通过调节其频率、强度、刺激间歇及持续时间来影响中枢神经系统的兴奋性。

(二) 经颅磁刺激治疗失语症的作用机制

失语症系大脑皮质语言功能区病变导致的言语交流能力障碍,其恢复是以神经可塑性为基础的,双侧大脑皮质经胼胝体抑制保持脑功能的平衡正常。正常人两侧大脑半球间存在相互抑制作用,这种相互抑制作用是平衡的,当一侧大脑发生卒中,这种平衡将被打破:患侧半球对健侧半球的抑制作用减弱,而健侧半球对患侧半球的抑制作用占优势。这种由单侧脑卒中所引起双侧人脑皮层内抑制和皮层内兴奋的不对称,与大脑皮层的可塑性和卒中后功能的恢复程度存在一定的相关性。重复经颅磁刺激(rTMS)可促进脑卒中后大脑代偿性可塑性变化,改变皮层兴奋性,调节大脑半球间经胼胝体抑制失衡。因此不同频率的rTMS 通过改变大脑皮层的兴奋性使双侧大脑半球恢复到平衡状态,抑制患侧的不良激活,并进行有效的语言功能网络重组,促进言语功能的恢复。

(三) 失语症的经颅磁刺激治疗

1. 治疗准备

(1) 明确诊断。TMS 治疗失语症,应鉴别卒中后运动性失语与卒中前失语,排除严重的感觉和运动器官损害引起的语言、阅读和书写障碍,或者发病前有明确的认知障碍和精神疾病史等。有了这样的明确诊断后,选择 TMS 治疗方案就很容易和有效。

(2) 排除禁忌证人群:①头颅内植有金属异物的是绝对禁忌证(线圈附近的金属性材料在 TMS 应用时会被加热)、戴心脏起搏器者、有耳蜗植入物者、有颅内压增高者不能接受rTMS 治疗。②有癫痫病史及癫痫病家族史的患者禁止使用高频强刺激。③对孕妇、婴幼儿和不能表达自己感觉的人慎用 rTMS 治疗。

(3) 测阈值。阈值代表的是神经兴奋性,测阈值的目的是测出多大的磁刺激强度可以兴奋中枢神经,以此为参照找到一个合适的治疗强度。运动阈值(motor threshold,MT)指能在目标肌肉诱发出运动诱发电位(MEP)所需的最小刺激强度,根据测定时肌肉的状态分为肌肉静息和轻微收缩时(易化)的 MT,即 rMT 和易化 MT(active motor threshold,aMT)。rMT 指目标肌肉在完全放松情况下,连续 10 次刺激中有 5 次或以上能产生 50mV MEP 的最小刺激强度。例如:以靶肌是手指为例,在头部运动区手指部位给一个脉冲的刺激,记录到大于

20μV MEP 时最小头部磁刺激强度(连续 10 次刺激运动皮层,至少 5 次引起目标肌肉收缩的最小输出强度。或可以诱发出连续 5 个幅值超过 50μV MEP 的刺激强度)就为该患者的阈值。

(4) 选方案,调参数。阈值测完后直接进入治疗模式选择合适的治疗方案。需要注意的是,有几个重要参数一定要注意看清楚和做出相应的调节。如:①治疗强度。目前公认的安全有效的治疗强度是 80%~120%MT,就是说比阈值小一点或高一点(20%)的治疗强度都是可以的。②重复次数。目前临床治疗应用的是 rTMS,以串 + 串间歇为一个单位进行重复,重复次数、脉冲总个数和花费的总治疗时间三者呈正相关,即重复次数越多,脉冲总个数就越多,花费的总治疗时间就越长,推荐每个部位总脉冲个数在 1 000~2 000 个,在此范围内,脉冲总个数越多,疗效越佳,但花费时间就越长,临床实际操作时请合理平衡脉冲总个数和治疗总时间。③刺激频率。高频 rTMS(≥3~5Hz)时,可以易化局部神经元活动,提高大脑皮质可兴奋性;而低频率刺激(≤1Hz),可以抑制局部神经元活动,降低大脑皮质可兴奋性。其他的还有刺激时间、间歇时间等,明确这些治疗方案后,最后就是刺激部位,定位治疗了。

2. 定位治疗 治疗部位的头部准确定位是我们临床治疗上事半功倍的关键环节。经颅磁刺激最大特点是个体差异化治疗,不同疾病在不同部位用不同的参数来达到相应的治疗效果。我们只有掌握好这点才能更有利于临床的开展。

头部定位最简捷的方式主要是结合脑部功能解剖学利用脑电图系统来确定的。大脑功能定位解剖图如图 5-3-1~ 图 5-3-4 所示。

测量阈值主要是在红色区域(M1 区),M1 区主管手部活动的运动皮质区域进行(C3 向前移动 0.5~1cm 范围),通常所说的前额叶背外侧区域是测量阈值区域向前平移 5cm 所在位置。鼻枕线为鼻根至枕后粗隆连线,颞顶线为两耳前门(颧弓末端凹陷处)连线;鼻枕线与颞顶线交叉点即 Cz 点,此处后移 1cm(A 点)与眶上缘后移和发际中点处(B 点)连线即为中央沟在大脑体表的投射,向前平移 1cm 为 M1 区。根据这个方法快捷确定治疗点。

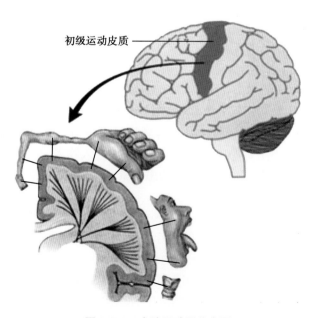

初级运动皮质

图 5-3-1 大脑运动区分布图

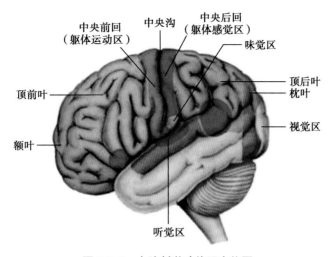

图 5-3-2 大脑刺激功能区定位图

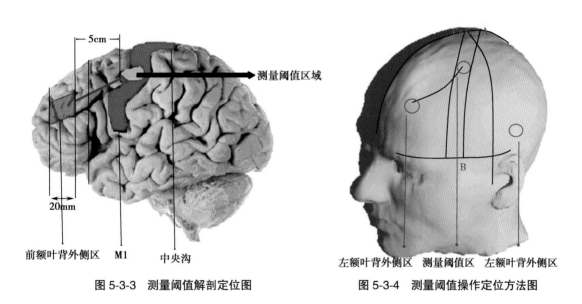

图 5-3-3 测量阈值解剖定位图 图 5-3-4 测量阈值操作定位方法图

3. 治疗处方参考 治疗对象:卒中后所致运动性失语(表 5-3-1)。

表 5-3-1 治疗处方参考

频率(Hz)	阈值(%)	脉冲/序列	间歇 时间(S)	重复次数	治疗 时间(M)	刺激部位
1	100	50	120	10	30	右侧半球语言镜像区
5	110	20	10	80	30	左侧半球梗死灶
1	70	10	10	90	30	右侧半球语言镜像区
1	90	20	2	60	20	右侧半球语言镜像区

(四)经颅磁刺激的安全性和注意事项

安全性:磁刺激是一种无疼痛、无创伤、安全可靠的大脑皮层(以及外周神经)刺激方法。

由于其产生的磁场可以无衰减地穿透颅骨,如果将线圈平行于颅骨,产生的电流平行于线圈流动,不受颅骨高阻抗的影响,不会像电刺激那样使头皮表面电极附近产生强大的电流和电场引起的局部不适感。

注意事项:目前的研究认为重复经颅磁刺激(rTMS)技术是安全的,但为尽量减少其副作用,临床应用时还应注意以下几个方面:①高频 rTMS(>10Hz)能诱发癫痫发作,特别对有癫痫家族史者要慎用,必要时配备抢救设施,但低频 rTMS 则相对安全。②线圈温度过热时可导致皮肤烧伤,但目前的 TMS 设备温度过高时可自动停止工作以避免烧伤。③因 rTMS 对听力有暂时的影响,故受试者和操作者应戴耳罩以保护听力。④ rTMS 可引起局部不适、头痛,个别受试者在接受 rTMS 后出现刺激局部不适,减少刺激强度和频率可以减轻这种不适感。极个别敏感者会出现头痛,温和的镇痛药可以使之缓解。⑤头顶部有金属植入物一般不做,有植入起搏器的也不做。

(林 杰　吴卓华)

三、经颅直流电刺激

(一) 经颅直流电刺激的原理及机制

经颅直流电刺激(transcranial direct current stimulation,tDCS)是一种采用一对表面电极向头皮施加微小电流(通常为 1~2mA),使电流从阳极流过皮质,流向阴极的非侵入性脑刺激技术(non invasive brain stimulation,NIBS)。阳性 tDCS 能增加皮层下的兴奋性,显示为运动诱发电位(motor evoked potential,MEP)的幅度增加,而阴极 tDCS 则降低。其对神经元的主要作用是静息膜电位对去极化或超极化的阈下变化。短时间(几秒)的刺激即足以诱导这些兴奋性变化,更长的刺激持续时间(几分钟)引起的兴奋性变化可以持续 1h 或更长时间。50年前的麻醉大鼠实验表明,神经活动和皮质兴奋性可以通过在感觉运动皮质上施加直流电而改变。近年来,研究者逐渐发现,这种直流电技术能够对健康人和患有精神疾病者产生生理和功能效应,它可调节人类大脑的功能活动。

tDCS 在神经重塑上的效应目前认为可能与谷氨酸能神经元的钙依赖性突触可塑性有关,有研究表明 N- 甲基 D- 天冬氨酸(NMDA)受体的阻断会降低 tDCS 的作用。此外,无论是阳极还是阴极,tDCS 都可以减少局部 γ- 氨基丁酸(GABA)的神经传递,从而进一步影响谷氨酸能神经元的可塑性。

除局部效应之外,tDCS 还产生连接效应。神经元网络比单个神经元对直流电场的感应更敏感。tDCS 作用于局部皮层,不仅可以改变局部皮层的兴奋性,而且可能对与刺激皮层功能相连的皮层网络的活动产生影响。

tDCS 不仅在突触水平调节静息膜电位,更普遍的是沿着整个轴突调节。当神经轴突末梢暴露于直流电场时,跨越多个轴突分子的构象和功能(即参与跨膜离子电导,膜结构、细胞骨架或轴突运输等)发生变化,产生非突触作用,从而引起 tDCS 的长期后效应。

tDCS 效应的另一个重要原因是,几乎所有的组织和细胞都对电场敏感。tDCS 也可能引起脑内非神经元组织的变化,包括内皮细胞、淋巴细胞或神经胶质细胞。迄今为止尚未系统地研究这些非神经元效应也参与 tDCS 的治疗作用。脑损伤患者除神经元损伤外,其他重要的病理过程也可能存在于轴突微环境中,如炎症。理论上 tDCS 可能会通过影响炎性反应而影响疾病进程。此外,直流电场可以增强轴突再生和神经突生长,因此可以假设其能改善功能恢复。

(二) 经颅直流电刺激在失语症中的应用

近年来,tDCS 已经在治疗慢性疼痛、神经疾病、精神疾病等疾患中展示出极具潜力的价值。由于言语认知行为的发生源于脑兴奋性的理化改变,因而采用 tDCS 改善言语认知功能也迅速成为近年来康复医学研究的一个热点领域。大部分 tDCS 应用于失语症的相关研究,已经提供了积极的成果。一般来说,左半球损伤后残存的语言功能区与完整的右半球之间的竞争是 tDCS 语言治疗的基本原理。在左半球损伤患者中,损伤对侧半球(右半球)可能处于异常高的活化状态,并可能对左半球产生抑制作用。因此,通过在损伤对侧皮层上采用抑制性(阴极)tDCS,以减少来自完整右半球的抑制,或者可以通过阳极 tDCS 增加左半球的兴奋性,抑或两者结合,即阳极置于左半球皮层,阴极置于右半球皮层,来促进语言功能的恢复。Jean-Pascal Lefaucheur 等通过 PubMed 搜索关键字"tDCS 和失语症"选出 102 篇论文,包括 35 项基础临床研究,共 431 名患者。研究主要涉及卒中后非流畅性失语患者,还有 3 项为原发性进行性失语症的研究。大多数卒中后流畅性失语的研究是单个病例报告或小样本量患者。因此,还不能从这些结果中得出指导性的建议。

各种研究表明,阳极 tDCS 置于 Broca 区,同步进行语言或对话治疗,具有非常大的潜在价值。tDCS 的效应不仅在命名能力上,而且在发音干扰和言语产出的恢复方面表现出显著的进步。

有 3 项研究发现 tDCS 置于 Wernicke 区能够改善亚急性期和慢性期患者命名能力,并且这些患者的命名改善效应持续到治疗结束后 3 周。相比之下,这种 tDCS 参数方案在急性期(约卒中后 1 个月)的失语症类型的患者的听理解和命名方面没有显示任何显著的改善。

根据半球间交互抑制理论,其他 tDCS 相关研究旨在阴极刺激右半球 Broca 区和 Wernicke 区的同源区。采用右半球 Broca 同源区和 Wernicke 同源区的多次阴性 tDCS,对失语症患者的口语流畅性和图片命名能力有一定的改善效果,但是对慢性失语症患者没有表现出任何显著的改善。

另一种方法是将左侧额下回的阳极 tDCS 和右侧额下回的阴极 tDCS 组合在双侧半球 tDCS 策略中。此方案对患者在图片描述、名词和动词命名、单词阅读和复述准确性方面有明显改善,而且该效果可持续到干预结束后一周。采用前额叶背外侧(dorsolateral prefrontal cortex,DLPFC)的双侧 tDCS 策略,可以提高慢性非流畅性失语症患者的语言功能。刺激运动皮层,结合计算机辅助语言治疗,可以改善脑卒中后失语患者的命名能力。这种改善效果不仅持续到刺激结束后 6 个月而且能扩散到未训练项目。

研究表明,在 Broca 区和 Wernicke 区使用阳极 tDCS,在右侧 Broca 同源区使用阴极 tDCS,或者是两个额下回使用双侧刺激,均体现出部分效果。然而,这些证据仍不足以体现这些方案在脑卒中后失语的恢复中疗效的有效性。因此,需要进一步的研究来确定效益最大化的参数(如阳极或阴极的单侧半球或双侧半球刺激,刺激强度、治疗持续时间、治疗的间隔时间等)。大多数研究病例报告或样本量较小,其中一些没有监测治疗后的长期效应。未来仍需要大型多中心的随机对照研究明确 tDCS 方案在失语症治疗中的疗效。

(三) 操作方法

文献的批判性阅读表明 tDCS 是有效的,但是仍然没有足够的证据显示失语症治疗过程中如何以及何时使用 tDCS 的明确建议。在过去几年中,许多神经刺激技术已经获得美国食品药品管理局(FDA)批准用于治疗特定疾病状态,但是 tDCS 尚未如此。目前对 tDCS 临床应用的限制主要来源于一些尚未解决的问题(包括理论和实践),必须加以处理,以便给医疗服务者提供关于该技术的明确疗效,从而推荐其广泛的临床使用。本节旨在为读者提供一些 tDCS 在失语症治疗的实际操作中的临床应用建议(表 5-3-2)。

表 5-3-2　tDCS 在临床适应证中的疗效推荐指南

由脊髓损伤引起的下肢的慢性神经性疼痛	左侧 M1 区(或疼痛对侧)阳性 tDCS 在脊髓损伤(C 级)的情况下可能有效 不推荐用于外周神经系统损伤
慢性非神经性口腔、面部、腰腹部、骨盆疼痛	不推荐左侧 M1 阳性 tDCS(或疼痛对侧)
纤维肌痛	左 M1 阳性 tDCS 可能有效(B 级)
偏头痛	不推荐左侧 M1 阳极 tDCS 或 V1 的阴极 tDCS
术后疼痛	不推荐 M1 或左侧 DLPFC 的阳极 tDCS
帕金森病(运动症状)	不推荐运动皮层阳极 tDCS
帕金森病(认知症状)	不推荐左侧 DLPFC 的阳极 tDCS
肌张力障碍(局灶性或全身性)	不推荐运动皮层的阳极或阴极 tDCS
卒中后运动障碍	不推荐急性、亚急性或慢性期的损伤侧运动皮层的阳极 tDCS 不推荐亚急性期的损伤对侧运动皮层的阴极 tDCS 不推荐慢性期运动皮层的双侧 tDCS(损伤侧阳性 + 损伤对侧阴极)
卒中后非流畅性失语	不推荐亚急性期或慢性期左侧 Broca 区或 Wernicke 区的阳极 tDCS 或其右侧同源区的阴性 tDCS
多发性硬化(疲劳或认知障碍)	不推荐感觉或运动皮层或左侧 DLPFC 区阳极 tDCS
多发性硬化(感觉或运动症状)	不推荐 M1 区的阳极 tDCS
癫痫	不推荐局灶性癫痫的阳极 tDCS 或左侧 DLPFC 区的阴极 tDCS
意识障碍	不推荐左侧 DLPFC 的阳极 tDCS
阿尔茨海默病	不推荐左侧 DLPFC 或颞顶叶皮层的阳极 tDCS
耳鸣	左侧颞顶叶皮层的阳性 tDCS 可能无效(B 级) 不推荐 DLPFC 的双侧 tDCS(右阳极 + 左阴极)
抑郁	左侧 DLPFC 的阳性 tDCS 与右侧眶额区的阴极 tDCS 在非耐药性重度抑郁症(B 级)中可能有效,在耐药性重度抑郁症中无效(B 级) 不推荐 DLPFC 的双侧 tDCS(左侧阳极 + 右侧阴极)
精神分裂症(AVH 或阴性症状)	不推荐左侧 DLPFC 阳性 tDCS 及左侧颞顶叶阴极 tDCS 或右侧眶上区阴极 tDCS
上瘾 / 渴望	双侧 DLPFC(右侧阳极 + 左侧阴极)可能对成瘾 / 渴望(酒精、药物、吸烟)有效(B 级) 不推荐对左侧 DLPFC 阳极 tDCS 与右眶上阴极 tDCS

"没有建议"是指迄今没有足够的证据,而不是没有效果的证据

1. 电极摆放方案 分为单侧刺激和双侧刺激两类。单侧刺激即为阳极或阴极置于目标脑区皮层,参考电极置于对侧眶上部或对侧肩部。双侧刺激即为阳性电极和阴性电极分别置于目标脑区及对侧目标脑区同源区。

2. 选择在线刺激模式 与单独应用 tDCS 相比,许多研究发现证明了 tDCS 阳极刺激的有效性,其与言语治疗相结合,能够改善脑卒中后失语患者的命名能力。有研究发现,单纯的左侧 Broca 区的阳性刺激,患者的名词命名和动词命名能力没有明显改善,而言语训练配合在线 tDCS 能够使得患者命名的正确数量明显增加。然而,这种增益仅在阳极 tDCS 状态下表现,而且在治疗停止一周后的随访期间仍然保持这种效果。可能性机制是言语训练促进患者大脑优势半球语言相关脑区的神经重塑,而 tDCS 激活了相关脑区皮层,易化了这种功能重塑,使言语治疗的效果扩大化。与单纯言语治疗相比,联合治疗的增益与失语症的严重程度无关。因此,结合行为言语治疗,在线 tDCS 应用于左半球的周围皮层区域,可以使失语症患者均出现不同程度的言语功能的恢复,其具有广泛的临床适用性。

3. 确定刺激强度 tDCS 的电流强度通常用为 1~2mA,电流密度在 0.029~0.08mA/cm^2 变化。一般认为,电流强度越大,效果越明显,后效应越长。但最新研究证实作用效果和电流强度之间并非绝对的线性关系,研究者发现 2mA 额叶阳极 tDCS 治疗能改善受试者的言语流畅性,阴极治疗则起相反作用,但是 1mA 治疗却没有作用。

4. 根据病变大小和位置放置电极 关于失语症的病变特征,最常见的是左侧病灶的脑卒中。血管性脑损伤的存在主要限制电极放置的选择,其基本标准必须在电流分布不均匀的情况下不断修正。在病灶比较小的情况下,保留了语言功能区,病灶周围区阳极 tDCS 应该有助于恢复。当损伤严重并影响语言能力时,通过阳极 tDCS 招募周边地区和同时进行语言治疗,在大多数情况下应该恢复良好。如果左半球大面积损伤,右半球可以通过招募同源区域来代偿语言功能,或者可以通过经胼胝体抑制进一步破坏语言能力。因此,电极的选择也有两种:如果右半球似乎已经占据了语言功能,采取阳极 tDCS;或者,如果适应不良的突触变化出现或右半球介导的左半球抑制阻碍了受损半球的语言过程时,采取阴极 tDCS。

与刺激部位选择有关的另一个问题涉及 tDCS 的潜在解剖学限制。目前还没有迹象表明某些脑区是否比其他脑区对神经刺激反应更敏感。除了仔细分析 tDCS 在各种左半球区域病变的受试者中的效能,还需要增加该技术的空间分辨率。最常用于失语康复研究的电极是大面积的(35cm^2)。为了更好地评估刺激对特定脑区域的有效性,需要高密度 tDCS,这可以通过使用较小的电极产生更多局部刺激中实现。此外,应该开发电流分布模型,用于预测哪些脑区接收头皮上传递的电流,以便考虑损伤组织的存在。

5. 根据发病时间放置电极 普遍观点认为言语功能障碍在发病后第 1 个月可发生自发性恢复。其而其恢复的机制主要依靠对右半球语言功能获得或显露。在脑卒中急性期,右半球功能的异常激活可能是有利的,但是从长远来看,失语症患者的言语恢复主要依靠左半球受损区域及周边区域的神经聚集。因此,在疾病发生的早期,通过右半球阴性的 tDCS 抑制右半球功能的异常激活,可能是有效而安全的。初步的研究表明,针对脑卒中恢复期及慢性期的患者采取左半球阳性 tDCS 能够增强神经重组,改善言语功能。然而,目前的知识仍不足以明确预测 tDCS 与人类发病后时间的关系。由于阴极 tDCS 被认为是卒中后癫痫的一种潜在治疗方法,因此不能排除阳极 tDCS 可能增加这些患者癫痫发作风险的可能性。考虑到发病后第 1 年的癫痫发作风险较高,并且受卒中类型、病灶大小、位置和严重程度的影响,以及卒中后并发症的发生,在急性期和具有这些特征的患者中避免使用 tDCS 是明智的。

缺乏严格的安全标准,特别是涉及与可用 tDCS 治疗的临床人群有关的标准是将其用于急性患者的主要限制。

(四) 注意事项

tDCS 作为一种简单、安全、非侵袭性的脑神经调节技术,对脑卒中所导致的言语功能障碍虽有一定疗效,但在许多方面仍存在争议,其刺激模式、刺激时间、治疗周期、介入时间、远期疗效等还需进一步研究探讨。在 tDCS 疗效研究中除采用各种评定量表外,还需与神经电生理技术、MRI、PET 等联合应用,对治疗后患者脑功能重组情况进行分析。临床上如果患者经过一段周期的 tDCS 治疗没有表现出明显的改善,则需重新评估患者的功能水平,结合各方面因素综合考虑 tDCS 的刺激方案是否合理,及时调整方案。如果患者在治疗过程中出现头晕头痛、身体不适等症状,需立即停止治疗,注意休息。目前国内外尚无 tDCS 导致癫痫的报道。

(江钟立)

四、针灸治疗

(一) 针刺治疗失语症的中医理论基础

古代中医文献将失语症称为"风懿""舌喑""语涩""痦痱""不能言""中风失音"等。现代中医认为引起失语的病因虽复杂,但致病总以肾虚为本,风、火、痰、瘀为标,心、肝、脾、肺、肾五脏功能失调。导致脑中血脉瘀阻或血溢脉外,痰瘀互结,壅滞清窍,不能言语。肾精不足,肝气郁结,血脉不通,风邪留而不去,风、火、痰、瘀相互搏结。肾藏精,精生髓,脑为元神之府,脑功能的正常发挥有赖于脑髓的充养,足少阴之经脉系于舌本,心主神明而开窍于舌,手少阴之别系舌本。心、脑、肾等脏腑生理功能正常,语言功能亦正常,若肾精亏损,不能上荣于脑,或痰瘀互结,蒙蔽心窍,舌窍失灵,或血郁于脑,神失所主,均能导致语言功能障碍,轻者语言不利,重者失音不语。语言出于心神,究其根本是气血津液维持生命活动的外在表现。以气论中风后失语症病机主要为本气自虚;以血论中风后失语症病机主要为瘀血阻络;以津液论中风后失语症病机主要为痰湿生热。五脏通过经脉与气血津液相互联系,以五脏之经脉探讨中风后失语症病机主要为:手少阴病机为心火亢盛;手太阴病机为肺气不足;足太阴病机为脾气亏虚;足厥阴病机为肝血亏虚;足少阴病机为肾精亏虚。总而言之,失语症以五脏为发病基础,以风、火、痰、瘀等为发病因素。五脏功能的异常导致脏腑阴阳失调、精气血津液的代谢紊乱,经气运行失常是中风后失语症的根本发病机制。

语言为人类独有的高级功能,属于神的范畴,神明则脏腑身形安。《灵枢·本神》中详细描述了神:"两精相搏谓之神,随神往来者谓之魂……所以任物者谓之心,心有所存谓之意";《素问·移精变气论》云:"得神者昌,失神者亡",指出了"神"在防病、治病中的重要地位;《素问玄机原病式·六气为病》谓"神能御其形""百岁,五脏皆虚,神气皆去,形骸独居而终矣",表明神可统驭人的形体,神乱则形伤;《素问·本病论》云:"心为君主之官,神明出焉""心者,精神之所舍",指出了心神在五脏神中间的统帅地位;故心气调畅、心营和合,则神清语利;心神失守、上乱元神,则语言不利,故养神为先。凡刺之法,醒其神,以治其形,调整和恢复气血的正常生理功能,改善瘀血内结的病理状态,使经脉畅通,气血正常运行,促进失语症的康复。

(二) 针刺治疗失语症的中医治则、治法

中医学根据脑髓空虚,肾精亏损,不能上荣于脑,痰瘀互结,闭塞心脑,舌窍失灵的失语

症发病内在机制,从"醒神为纲、益髓为本、开窍为要"立论,确立疏通气血、清心醒脑、扶正开窍的治疗原则。失语症病位在脑,与五脏相关,针刺治疗在中医整体观念、辨证论治指导下,循经取穴、局部选穴、对症取穴相结合,头针、体针、舌针、刺络放血联合应用,益髓醒神,解语开窍。

在针刺治疗的同时,药物治疗亦不可以轻视,但须注意补虚切忌滋腻,以损伤脾胃,蕴生痰浊。

(三) 常用针刺方法

1. 头针　头针主要根据大脑皮质功能定位的相应投影区来取穴,目前应用较广泛是方氏头针和焦氏头针。

(1) 方氏头针取穴:取方氏头针中的头区即冠矢点(冠状缝与人字缝相交点)前,总长3cm,其前1/3处即是;说话穴在眉中与耳尖连线的中点(取左侧);平衡穴在小脑后叶位置的投影区;信号穴在耳尖至枕外隆凸上3cm处连线的前1/3与后2/3的交界处。

操作:施针前选准穴位,穴位皮肤常规消毒后,选用0.40mm×15mm毫针,医者用拇指、示指、中指在距离针尖10mm处将针夹紧,保持针体平直,垂直进针,要求进针方向与穴位所在平面保持垂直。施术时,以肩关节为轴,上臂带动前臂发力,以前臂带动腕关节垂直用力,快速飞针,针尖刺透皮肤,直达骨膜,以右手拇、示、中指捏住针柄行小幅度快频率捻转(160次/min左右),使针身发生轻微震颤,然后医者加重指力,以增强针感,得气后留针30min,1次/天,连续5次为1个疗程,疗程间休息2天。

(2) 焦氏头针取穴:运动性失语取运动区,感觉性失语取语言二区,完全性失语取语言三区。在头部前后正中线中点后0.5cm处为起点,在眉枕线和鬓角发际前缘相交处为下点,两点之间连线为运动区。

操作:患者仰卧位,穴位常规消毒,选用25mm×40mm毫针,右手快速进针。在患者脑部优势侧言语一区,向曲鬓穴方向,与头皮呈15°~30°的夹角,快速刺入,针尖通过皮肤、皮下组织、帽状腱膜,当针尖达到帽状腱膜下层时,手指下阻力减小,有一定的落空感,切记不可改变针刺角度,以免伤及骨膜。然后使针体与头皮平行,推进针体15~20mm,行针此患者得气为度,行捻转补泻,每分钟100~120r/min,持续2min,15min后再次行捻转补泻之法。留针共计30min,起针时可再次行针,以增强针感。整个针刺过程均平补平泻。

2. 体针　体针主要以辨证取穴为主,调整全身阴阳气血,是失语症针刺的常规疗法。

取穴:风池、通里、百会、哑门、照海、列缺、合谷、丰隆、四神聪。

操作:风池穴针向喉结方向进针1.5寸、快速小幅度捻转泻法、留针3~5min后拔针;通里穴进针1.5寸、匀速提插捻转3~5min补法。其他穴位采用平补平泻法,每日1次,30次为1个疗程。

3. 舌针　舌是重要的构音器官,在言语、声音的产生过程中起着重要的作用,而且舌与全身经脉、脏腑关系密切。舌针是中医传统的疗法,通过针刺与舌有关的穴位和经络,调整阴阳、调畅气血、醒脑起音,促进语言功能恢复。目前应用较广泛的是靳氏舌三针和点刺金津玉液。

(1) 靳氏舌三针:第一针为上廉泉,在颌下正中一寸舌骨与下颌缘之间凹陷中;第二针、第三针分别针刺左右旁廉泉,在上廉泉旁开0.8寸。

操作:患者取仰卧位,选用0.35mm×40mm毫针,常规75%乙醇局部消毒,单手快速进针,针尖向舌根方向呈45°~60°倾斜刺入25~35mm,得气后行提插捻转手法20s,舌根有酸麻胀痛并发出声音者为佳。留针 30min,每 10min 捻转 1 次,每次捻转 20s,平补平泻,出针后鼓励患者尽量大声说话。

(2) 点刺金津玉液:金津、玉液穴在口腔内,舌系带两旁静脉上,左为金津,右为玉液。

操作:针刺前患者用生理盐水漱口清洁口腔,施术者戴好橡胶手套,用夹舌钳将患者舌体向上翻并用力顶住,暴露舌底部静脉,取毫针,对准金津、玉液穴快速进针,泻法为主,可见有出血。

4. 刺络放血　祖国传统医学的刺络放血法具有醒脑开窍、泄热消肿、疏通经络、去瘀止痛等作用。因此我们选择刺络放血法作为中风后失语症的治疗手段。取穴:金津、玉液。

操作:患者仰卧位,舌尖抵上腭以暴露穴位,用 5 号注射器长针头,点刺金津、玉液及点刺舌面及两侧咽壁,如出血量较少,可再重复 1 次,不行压迫止血。配穴针刺治疗每日 1 次,患者仰卧位,直刺进针,行平补平泻手法,15 次为 1 个疗程。

5. 综合疗法　临床治疗中风后失语症治疗采用包括舌针、头针、体针、中药和康复言语训练等综合方法,运用各种方法提高临床疗效。任红微等将 62 例中风后失语症患者随机分为针刺联合盐酸美金刚治疗组(31 例)和单纯针刺治疗组(31 例),针刺治疗选醒脑开窍针刺法结合金津、玉液舌下点刺出血。结果为治疗组总有效率为 93.55%;对照组为 68.97%,且治疗组较对照组可明显提高($P<0.01$)。结论为针刺联合盐酸美金刚治疗中风后失语症的临床疗效优于单纯针刺治疗。李锦杰采取头针、体针和舌针治疗 72 例中风后失语症,对针刺效果和听理解、口语表达、阅读和书写进行观察与评分、分析。结果为本次针刺治疗总有效率达 75.00%,治疗后各项评分得以提高,差异有统计学意义($P<0.05$)。多项研究证明,多种针灸疗法相配合联合语言康复和药物治疗,对于中风后失语症的治疗效果显著。

6. 其他针刺方法　梅花针叩刺:取双侧焦氏言语一区,75% 乙醇消毒后,采用梅花针叩刺 2~3 次,以微微渗血为度。每日 1 次,每星期治疗 5 次,治疗 2 星期为 1 个疗程,共治疗 2 个疗程。

(四) 针刺注意事项

针刺意外情况处理:①晕针。立即停止针刺,并迅速将针取出,让患者平卧,头部放低,松解衣带,注意保暖。轻者可口服温开水,较重者,可指压或针刺急救穴,如人中、素髎、涌泉等,也可灸关元、气海、神门等。②弯针。立即停止手法,弯曲较小,可慢慢将针拔出,若弯曲较大,可顺弯曲方向慢慢退针。避免强拔猛抽。③出针后出血,可用棉球按压较长时间。④头颅手术部位,头皮严重感染、溃疡、创伤处不宜针刺,可选取对侧治疗。⑤针刺引起疼痛宜检查针具在针刺时是否避开发囊、瘢痕,若有阻力或疼痛,宜调整针刺方向与深度,保证针体在帽状腱膜下层。

(常静玲)

参 考 文 献

[1] Jiang Z,Li S,Li Y. Study on auditory semantic priming effects in aphasia patients[J]. Rehabil Med,2010,5(48):39-40.

[2] Zhang J,Yu J,Bao Y. Constraint-induced aphasia therapy in post-stroke aphasia rehabilitation:A systematic review and meta-analysis of randomized controlled trials [J]. PLoS One,2017,12(8):e0183349.

[3] Bruscia KE. Defining Music Therapy[M]. 2nd ed. New Braunfels:Barcelona Publishers,1998.

［4］郑玉章,陈菁菁.音乐治疗学的定义、形成及其在中国的发展［J］.音乐探索,2004,21(3):91-94.

［5］林正坤,林莉莉.旋律语调疗法及其不同成分对非流畅性失语症的作用机制［J］.中国康复医学杂志,2015,30(11):1184-1187.

［6］Marshall JC.Aphasia therapy:past,present,and future［J］.Journal of Neurolinguistics,2000,13(4):227-229.

［7］Norton A,Zipse L.Melodic intonation therapy:shared insights on how it is done and why it might help［J］.Annals of the New York Academy of Sciences,2009,1169(1):431-436.

［8］Zumbansen A,Peretz I,Hébert S.Melodic Intonation Therapy:Back to Basics for Future Research［J］.Frontiers in Neurology,2014,5:7.

［9］Jungblut M.Long-Term Recovery from chronic global aphasia:a case report［J］.Music and Medicine,2009,1(1):61-69.

［10］White JH,Magin P,Attia J,et al. Carter,G,Pollack,M. Trajectories of psychological distress after stroke［J］.Annals of Family Medicine,2012,10(5):435-442

［11］Glass TA,Dym B,Greenberg S,et al.Psychosocial Intervention in Stroke:Families in Recovery From Stroke Trial(FIRST)［J］.American Journal of Orthopsychiatry,2000,70(2):169-181

［12］Hilari K,Northcott S,Roy P,et al.Psychological distress after stroke and aphasia:the first six months［J/OL］.Clinical Rehabilitation,2010,24(2):181-190. doi:10.1177/0269215509346090

［13］Bronken BA,Kirkevold M,Martinsen R,et al.Psychosocial Well-Being in Persons with Aphasia Participating in a Nursing Intervention after Stroke.Nursing［J］. Research & Practice,2012,2012(2):568-242

［14］Hackett ML,Anderson CS,House A,et al. Interventions for treating depression after stroke［J］. Cochrane Database Syst Rev,2008,4:CD003437

［15］Laska AC,Hellblom A,Murray V,et al. Aphasia in acute stroke and relation to outcome［J］. Journal of Internal Medicine,2001,249(5):413-422.

［16］Ellis G,Mant J,Langhorne P,et al. Stroke liaison workers for stroke patients and carers:an individual patient data meta-analysis［J］.Cochrane Database of Systematic Reviews,2010,5:CD005066.

［17］Redfern J,McKevitt C,Wolfe CDA. Development of complex interventions in stroke care:a systematic review［J］.Stroke,2006,37(9):2410-2419.

［18］Burton C,Gibbon B. Expanding the role of the stroke nurse:a pragmatic clinical trial［J］.Journal of Advanced Nursing,2005,52(6):640-650.

［19］Watkins CL,Auton MF,Deans CF,et al.,Motivational interviewing early after acute stroke:a randomized,controlled trial［J］. Stroke,2007,38(3):1004-1009.

［20］Holland EJ. The feasibility of delivering motivational interviewing to those with communication difficulties following a stroke［M］.Preston:University of Central Lancashire,2015.

［21］Gierach J.Assessing Students' Needs for Assistive Technology［R/OL］.(2011-08-22)［2017-09-25］.http://login.myquickreg.com/site_uploads/events/2284/CESA%206%20staff%208.22.11%20Forum%20on%20AT%20IT%20STAFF.

［22］Simmonsmackie N,Raymer A,Armstrong E,et al. Communication partner training in aphasia:a systematic review［J］. Archives of Physical Medicine & Rehabilitation,2010,91(12):1814-1837.

［23］Cherney LR,Simmons-Mackie N,Raymer A,et al. Systematic review of communication partner training in aphasia:methodological quality［J］. Int J Speech Lang Pathol,2013,15(5):535-545.

［24］Magnusson L1,Hanson E,Brito L,et al.Supporting family carers through the use of information and communication technology—the EU project ACTION［J］. Int J Nurs Stud,2002,39(4):369-381.

［25］孙慧慧,卢艳华,李岩.高频重复经颅磁刺激联合认知干预治脑卒中失语症患者的临床效果［J］.中国医学设备,2017,4:14-4.

［26］范翠平.重复经颅磁刺激联合语言训练治疗脑卒中失语症的疗效观察［J］.护理研究,2017,5:31-34.

［27］郭春,朱高平,邓婉莹,等.重复经颅磁刺激结合盐酸美金刚与语言训练治疗脑梗死后运动性的效果［J］.中国医药导报,2016,2:13-15.

［28］邓娜,李小凤.失语症康复治疗的研究进展［J］.中华物理医学与康复杂志,2015,37:398-400.

［29］胡雪艳,江晓峰,张通.重复经颅磁刺激治疗在脑卒中后失语症中的应用进展［J］.中国康复理论与实践,2015,2:21-22.

［30］李卫娜,冯华.重复性经颅磁刺激治疗卒中后失语的研究进展［J］.中华脑科疾病与康复杂志,2014,12:4-6.

［31］王学义,陆林.经颅磁刺激与神经精神疾病［M］.北京:北京大学医学出版社,2014

［32］单岩东,王岚,王建明,等.低频重复经颅磁刺激对脑梗死后失语的疗效观察［J］.中华物理医学与康复杂志,2012,5:34-5.

［33］Naeser MA,Martin PI,Treglia E,et al. Research with rTMS in the treatment of aphasia［J］. Restorative neurology and neuroscience,2010,28(4):511-529.

［34］Jung TD,Kim JY,Lee YS,et al. Effect of repetitive transcranial magnetic stimulation in a patient with chronic crossed aphasia:fMRI study［J］. Journal of rehabilitation medicine,2010,42(10):973-978.

［35］Naeser MA,Martin PI,Nicholas M,et al. Improved picture naming in chronic aphasia after TMS to part of right Broca's area:an open-protocol study［J］. Brain and language,2005,93(1):95-105.

［36］Weiduschat N,Thiel A,Rubi-Fessen I,et al. Effects of repetitive transcranial magnetic stimulation in aphasic stroke［J］. Stroke,2011,42(2):409-415.

［37］程亦男,汪洁,宋为群,等.低频重复经颅磁刺激治疗卒中后失语症的临床应用进展［J］.中国脑血管病杂志,2012,11:9-11.

［38］高春锦,杨捷云,翟晓辉.高压氧医学基础与临床［M］.北京:人民卫生出版社,2008.

［39］Camporesi EM. Side effects of hyperbaric oxygen therapy［J］. Undersea Hyperb Med,2014,41:253-257.

［40］Chen X,Duan XS,Xu LJ,et al. Interleukin-10 mediates the neuroprotection of hyperbaric oxygen therapy against traumatic brain injury in mice［J］. Neuroscience,2014,266:235-243.

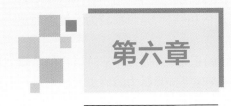

第六章

康复病历书写和病例分析

第一节　失语症病历书写

一、病史采集

内容包括：姓名、性别、住址、出生日期、年龄、利手、科室、床号、病案号、联系电话、家庭成员、文化程度、职业史、学历、爱好、方言、不良生活习惯（如：抽烟、饮酒等）、发病日期、发病时状况（如：就诊是否及时、有无昏迷及昏迷的时间等）、发病前后语言状况、病史采集时间等。

（一）临床资料

1. 主诉　患者发病时主要症状或体征及持续的时间。

2. 现病史　主要包括此次发病情况及其他神经系统疾病史，如脑卒中、脑外伤、神经系统感染、老年痴呆、帕金森病等。

3. 既往史　此次患病以前的健康状况、手术外伤史等，尤其是脑血管的患病史。以往有无语言言语病史检查及治疗史。

4. 意识状态　患者意识是否清醒，有无嗜睡、意识模糊、昏睡、昏迷、谵妄等状态。

5. 情绪状态　患者检查时的配合程度，有无焦虑紧张、恐惧、依赖、消极悲观、自控力减弱、情绪冲动等不良情绪反应。

6. 药物史　有无服用镇静剂、肌松剂等。镇静剂会影响患者精神和认知状态，肌松剂会使肌力减退。

7. 家族史　包括父母、兄弟、姐妹的健康状况，有无与患者类似疾病，有无家族遗传倾向的疾病。

8. 疾病诊断。

9. 影像学资料。

（二）专科检查

1. 语言障碍相关检查　对失语症患者进行脑功能测定时，除对语言功能本身进行评估外,还应了解患者有无感官疾患(眼、耳、鼻、咽、舌等)、有无影响语言相关肌肉的肌力和共济运动神经疾患(如真性和假性延髓麻痹、锥体外系疾病、小脑疾病等)。同时还应对与语言功能有关的大脑非语言功能(如智能、结构与视空间技能、记忆、运用、计算、额叶功能等)进行评估。失语症的语言功能评估和非语言功能评估相结合,是目前较为系统全面观测病态语言行为的正确方法。

(1) 听力检查:语言信息的输入取决于听觉传导路径的正常,当听力异常时语言信息输入无法正常进行,也会影响到语言的功能,因此失语症检查时要排除听力障碍患者。常进行听觉功能简单筛查,如秒表实验、音叉实验等。

(2) 视功能检查:在测评前要明确患者是否存在视功能障碍,如有障碍应及时完善视力、视野、色觉等功能检查。

(3) 构音检查:常用的检查量表有 Frenchay 构音障碍评价法和中国康复研究中心版《构音障碍评定表》,通过检查了解患者有无口、咽、喉等发音器官肌肉无力、肌张力异常、运动不协调及相关反射和呼吸等异常,从而进一步判断有无构音障碍导致言语障碍。脑损伤导致构音器官运动异常所致的构音障碍不属于失语症。

(4) 言语失用检查:言语失用评价方法是中国康复研究中心版的言语失用评价方法,此项检查可对言语失用与失语症的音素性错语进行鉴别。

(5) 认知功能评估筛查:失语症患者常合并不同程度认知功能障碍,语言功能与认知功能之间存在着密切的相互关系,表现为相互促进和相互影响。

简易精神状态检查量表(mini-mental state examination,MMSE)能全面、准确、迅速地反映被测试者智力状态及认知功能缺损程度,是痴呆筛查的首选量表。蒙特利尔认知评估量表(Montreal cognitive assessment,MoCA)与 MMSE 相比对脑血管事件后轻度认知障碍筛查和诊断更加敏感。Nasreddine 建议对于临床疑诊为 MIC 的患者首先进行 MMSE 检查,如 MMSE 得分在正常范围再进行 MoCA 检查以免漏诊。

2. 失语症检查

(1) 语言症状:语言听理解障碍。语言理解包括字词、单句及复句等不同层次、不同等级的理解,它是高水平的大脑功能的整合过程,包括语音听辨别的能力、音义转换能力及足够的听觉记忆跨度,其中任何能力的降低均会导致语言听理解不同程度的损伤。

A. 接受问题:患者有严重的口语理解和复述障碍,可以听见声音但不理解其意义,能理解书写文字,且接近正常。

B. 感知问题:患者对口语和文字理解均有障碍。

C. 词义问题:患者难以理解口语和文字,能感受和感知听信号,可准确复述,但不理解复述的内容。

D. 句法和连续问题:患者可以理解单纯简单句,但对理解句法词、长句、复合句较为困难。

(2) 语言表达障碍

1) 自发语流畅程度

A. 非流畅性失语口语:表现为语量显著减少,说话费力,有构音障碍或语音解体的表现,语调表现为低的单音调;说出的词少,但多为关键词,能有效表达意思,文法和语法结构少,甚至无文法结构及失语法,除介词、副词、冠词、某些形容词、动词缺乏外,运用关系词、代名词也有困难。

B. 流畅性失语口语:表现为语量增多,说话不费力,发音清晰,语调正常;有些患者谈话中有适当文法结构,常因找词困难使谈话中断;常可出现赘语、错语,不能表达信息。

C. 中间型失语口语:多数左利手患者,口语表现为流利 - 非流利的混合型及中间型。

D. 非典型的流畅性或非流畅性:若病灶同时位于中央沟前后,或位于半球深部,口语特征可为非典型的流畅性和他或非流畅性;有些大脑半球后部病变导致失语的患者,早期表现为非流畅性口语,几星期后才变为流畅性。

Benson 的言语流畅性与非流畅性鉴别见表 6-1-1。

表 6-1-1　Benson 的言语流畅性与非流畅性鉴别

言语鉴别的项目	非流畅性	流畅性
说话量	减少,50 词以下 /min	多
费力程度	增加	无
句子长度	缩短	可说长句子
韵律	异常	正常
信息量	多	少

2)复述障碍:复述能力的强弱是失语症分类的重要依据,复述困难提示病变在优势半球外侧裂周区及额下回后部、颞上回后部及其联系纤维。复述障碍一般分以下几种:

A. 语音听辨别障碍:常见于纯词聋和 Wernicke 失语。

B. 语音听辨别无障碍:对对方所说的话能够理解,但由于患者本身有口颜面失用、言语失用或口语表达系统障碍不能正确发音,故不能复述。

C. 对口语听辨别及理解都非常好,说话也基本正常,但复述却明显障碍,通常见于传导性失语症。

D. 患者自发谈话及口语理解有困难,但复述非常好,通常见于经皮质性失语。

3)找词困难或命名不能:找词困难是失语症最常见的症状之一,患者一般表现为看到图片心里明白但却不能准确地说出来;或患者看到图片时虽然找不到适当的词汇进行表达,但能描述物品的形状、颜色、用途,或是用什么原料制作出来的。

失语症患者一般都有不同程度的命名障碍,如果发现患者在说话中有过多的中断和找词困难就需要检查患者能否对其所看见的物品命名,或者对其所触摸的物品命名。命名不能有以下几种:

A. 表达性命名不能:患者知道名称,但不能正确说出,可接受语音提示。病变多位于优势半球前部 Broca 区或与此区相联系的纤维。

B. 选字性命名不能:患者不能说出正确词,语音提示无帮助,但患者可以描述该物的功能以代替名称。病变部位常在优势半球颞中回后部或颞枕结合区。

C. 词义性命名不能:患者不能命名,不能接受语音提示,也不能从检查者列举名称中选出正确名称。患者失去理解名词符号意义,名称不再代替物品。病变部位多在优势半球角回。

D. 特殊范畴命名不能:患者对某一范畴名称保留或受损,另外范畴的名称受损或保留。

E. 特殊传导道命名不能:是因单一感觉传入路径受损引起的命名障碍,包括视觉性失语症及触觉性失语症。

4)错语:参见第一章。

ER6-1-1　汉语失语症心理语言评价系统

5）阅读、朗读障碍：参见第一章。

6）书写障碍：参见第一章。

二、评估及分型

1. 常用的失语症检查方法　中国康复研究中心汉语标准失语症检查、波士顿诊断性失语症检查、西部失语症检查、Token 测验、汉语失语症成套测验、汉语失语症心理语言评价系统等（ER6-1-1）。

2. 主要失语症类型的鉴别诊断　见表 6-1-2。

表 6-1-2　主要失语症类型的鉴别诊断

失语症类型	自发语	语言理解	复述	命名	阅读理解	书写	预后
Broca 失语	电报式语言	简单理解好复杂理解受损	有障碍	受损，可接受选词提示	不同程度受损	不同程度受损	较好
Wernicke 失语	流畅性语言有错语、新语	严重受损	有障碍	受损	不同程度受损	不同程度受损	较好
传导性失语	可简单表达	简单理解可	表达明显障碍	轻度受损	不同程度受损	不同程度受损	较好
经皮质运动性失语	非流畅性语言，有完成现象	简单理解可复杂理解受损	保留	受损，可接受语音提示	不同程度受损	不同程度受损	较好
经皮质感觉性失语	非流畅性语言，重复语言	受损	保留	不同程度受损	不同程度受损	不同程度受损	较差
经皮质混合性失语	非流畅性语言，模仿语言	严重受损	模仿语言	严重受损	严重受损	不同程度受损	差
完全性失语	严重受损，哑或刻板	严重受损	严重受损	严重受损	严重受损	严重受损	差
命名性失语	言语流畅、赘语	理解可	保留	受损	受损	相对保留	好
皮质下失语	费力、语音低沉	理解可	保留或受损	不同程度受损	不同程度受损	不同程度受损	较好

3. 失语症评价报告

（1）报告书的书写要求：报告书要以失语症的综合评价结果为基础，医生及康复小组其他成员负有互通患者语言障碍状况的责任。内容要求简明扼要。突出各种失语症的类型和程度；一般住院患者需要书写三次，即初期、中期和末期评价报告。

（2）报告的内容及格式：要记录语言障碍的种类和程度，合并症的鉴别、诊断结果。失语症类型很复杂，要综合语言的全部表现对失语症的类型进行判断。如果不是典型失语症要做专门记录。合并症也要考虑到运动性构音障碍、言语失用、意识障碍、行为认知障碍、视觉障碍等。

（3）报告书中记录的要点：见表 6-1-3。

三、训练计划制订

1. 失语症治疗的原则

（1）明确诊断，对症治疗：治疗前要对患者进行认知、失语症、构音功能评定，明确患者存

表 6-1-3 报告书中记录的要点

项目	内容
影响失语症检查结果问题	合并问题(或可疑症状):①听力;②视觉;③异常构音障碍;④言语失用;⑤认知异常 一般问题:①脑功能低下;②注意力的保持;③检查态度(配合、拒绝);④疲劳程度;⑤妨碍检查和训练可能出现的问题
听	有无听理解障碍,水平(单词、短文、口头指示)、内容(高频率语、低频率语、语言的抽象度、文章的构造)因话题而不同,单纯写作和谈话的差别,检查认知障碍的有无和程度
说	有无自发语言,自发语言的量,有无一定程度的系列语,说话水平(单词文章)及其内容(与说话量比较的情报量),流畅性,有无错误构音,有无命名困难(迂回、延迟、不能),有无错语(词性、语音性),有无语法障碍,有无复述障碍(词水平、句子水平、文章水平),有无回响语言,自发语言、惯用的(自动)语言
读	与听理解障碍程度比较的阅读理解障碍程度,有无肌肉运动知觉的影响
写	自发书写(姓名、住所),抄写(视觉通路),听写(听觉通路)
计算	是否保留数的概念,笔算(加、减、乘、除)水平

在的主要问题,确定治疗方向。

(2) 制定个性化的训练方案:根据患者的文化水平和兴趣确定治疗内容,循序渐进,先易后难,由浅入深,逐步增加刺激量。

(3) 采用灵活多样的训练方法,注意患者的心理状态:当治疗取得进展时,要及时适当鼓励患者使坚定信心,患者精神饱满时,可适当增加难度,情绪低落时,应缩短治疗时间或做些患者感兴趣的训练。

(4) 综合训练:失语症训练的同时,也要注重认知、构音等障碍的训练。

(5) 重视交流实践能力的培养:侧重于日常交往能力和信息交流,对传统语言治疗进行补充(如手势语的训练、画图训练、交流板/交流册的利用)。

(6) 家庭指导和语言环境调整:对患者家属进行必要指导,使之配合治疗,并且要让患者的家庭创造一个适当的语言环境以利于患者语言的巩固和应用。

2. 失语症治疗的目标 根据患者失语症严重程度(BDEA 分级)评估预后及确定长期目标;短期目标就是将长期目标的过程分成若干阶段逐次设定具体细致的目标,从而对患者语言障碍的心理和感情进行调整,提高患者语言的理解和表达能力,恢复患者与他人的语言交际能力,提高患者独立应用语言交流技巧的能力,并能巩固所获得的疗效。

(1) 长期目标

1) 轻度失语:改善语言和心理障碍,适应职业需求,最终达到恢复执业的要求。

2) 中度失语:发挥残余语言能力及改善功能,适应社区内语言交流需要,最终达到日常生活自理的目标。

3) 重度失语:尽可能发挥残余语言能力,减轻家庭借助,达到回归家庭的目标。

(2) 短期目标:根据失语症不同类型、不同程度、选择各种语言形式的训练课题,设定可能达到的水平及预测所需的时间。以音韵、词汇、句法、会话、语言、文字作为逐步提高的训练阶段,语言能力训练一段时间(2~4 周或以上)后,根据患者的语言能力的改善情况逐步提高训练阶段。

3. 训练课题的选择

（1）根据失语症的不同类型、语言模式及失语症程度选择训练课题。

（2）根据失语症类型选择训练课题：如：Broca 失语以构音训练及文字表达为训练重点；Wernicke 失语以听理解、会话、复述为训练重点；传导性失语以听写、复述为训练重点；命名性失语以口语命令、文字称呼为训练重点；经皮质感觉性失语以听理解（以 Wernicke 失语训练课题为基础）为训练重点；经皮质运动性失语以 Broca 失语训练课题为基础。

（3）根据语言模式及失语症程度选择训练课题：轻度失语症患者以直接改善其语言功能为目标，重度失语症患者以活化残存功能为目标。

四、治疗记录

失语症测评检查报告单格式参见表 6-1-4。

表 6-1-4　失语症测评检查报告单

失语症测评检查报告单	第（　　）次评价		
姓名：　　性别：　　年龄：　　文化程度：　　职业：　　利手： 科别：　　床号：　　病案号：　　检查日期：　　发病日期：　　语言治疗师：			
临床诊断			
影像学资料			
既往史			
其他言语障碍的检查	听力（有　无） 言语失用（有　无）	视觉（有　无） 认知（有　无）	构音（有　无） 脑功能（有　无）
其他需要注明的情况			
失语症测评	测评项目	正确率	错误分析
失语症诊断			
康复目标			
训练计划			

失语症病历书写格式参见表 6-1-5、表 6-1-6。

表 6-1-5 失语症康复治疗病历（中国康复研究中心失语症检查结果）

姓名:毕×× 　　　住院号:××× 　　　性别:男 　年龄:52 岁 　　民族:汉族 　　　利手:右利手
文化程度:本科 　　职业:公务员 　　　出生地:山西太原 　　语言背景:太原方言 　兴趣爱好:无
入院时间:2014 年 10 月 8 日 　　　　记录时间:2014 年 10 月 8 日
临床诊断:脑梗死
主诉:右侧肢体活动不利伴言语不能 20 余天。
现病史:患者于 2014 年 9 月 15 日晨起无明显诱因出现右上肢麻木,不能握物,右下肢活动不利,伴言语不能,就诊于 ××× 医院,病情进行性加重,出现昏迷,行头颅 CT 检查示左侧大面积脑梗死,3 日后意识转清。
既往史:高血压病 7 年余,最高为 200/130mmHg,平素血压控制在 130/90mmHg。
吸烟史 30 年,20 支 / 天。
影像学检查报告:
CT 诊断:左侧基底节区及侧脑室旁腔隙性脑梗死(图 6-1-1)。
MRI 诊断:①左侧颞叶、岛叶、胼胝体、基底节区、侧脑室旁、半卵圆中心脑梗死(急性期)。②右侧脑室旁及左侧顶叶腔隙性脑梗死,部分软化。

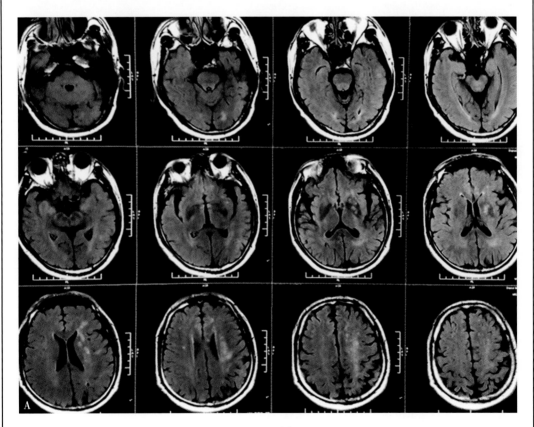

图 6-1-1 　头颅 CT

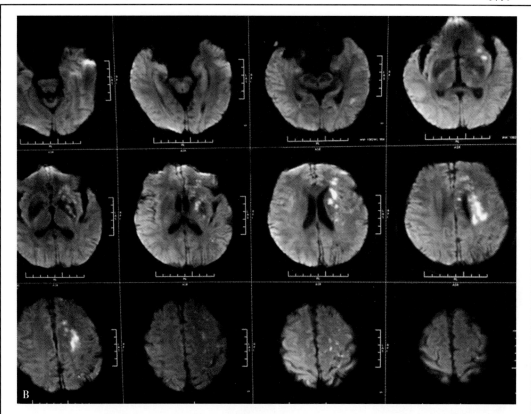

图 6-1-1(续)

2014 年 10 月 8 日第一次检查

患者无听力、视觉异常,MMSE 检查不能配合完成。

患者自发语为非流畅性,为"嗯嗯,啊啊"的刻板语,且鼻音较重。

口颜面失用检查:鼓腮、吹气、吹口哨不能完成,咂唇、缩拢嘴唇、左右摆舌存在摸索现象。

中国康复研究中心汉语标准失语症检查

检查项目	正确率
名词听理解	20%
名词阅读理解	10%

其余项目不能完成,中止检查。

测评中患者易烦躁,注意力差。

语言功能:

1) 听:该患者听理解方面有重度障碍,在失语症检查中患者对名词、动词、句子理解能力严重丧失。

2) 说:语量少,表达能力极差。口语特征:刻板语,患者常说"嗯嗯,啊啊"等无意义语言,复述不能。

3) 读、写、计算:患者读、写、计算能力丧失。

失语症诊断:完全性失语。

预后分析:患者虽然症状表现较为严重,但因发病时间较短(二十多天),且患者影像学检查为腔隙性脑梗死,因此,患者可提升空间较大,短期内即可达到日常交流水平,最终患者语言功能恢复到接近正常。

训练计划：

1）改善患者注意功能。

2）纠正刻板语及口颜面失用，提高复述能力。

3）提高患者的理解能力。

4）提高患者的朗读、书写能力。

训练内容：

1）注意力训练：重点提高注意广度及维持，如舒尔特表、找不同等。

2）纠正口颜面失用：①唇、舌、颊肌运动及控制训练；②复述系列语，如数数；③唱熟悉的歌曲或戏曲。

3）复述简单词：①给患者呈现图片及该图片所对应的词语的文字，让患者看图、看字、看治疗师口型，进行跟读；②根据训练情况逐渐减少提示内容，直至患者完成词水平复述。

4）理解：①给患者呈现4张彩图，要求患者指出靶图。早期可将文字于语音同时呈现给患者，后逐步过渡到只呈现一种刺激。②当患者理解能力提升后，可给予简单的是非判断训练，后逐步过渡到对日常生活中简单问题的回答。

5）书写及朗读：让患者抄写高频高表象词语，抄写完成后让患者进行朗读，不能完成时可给予图片、词头音、相关语境等提示。

注意：训练材料选择与患者生活、工作、兴趣相关的，可让家属配合使用方言进行训练，训练过程中可融入日常生活场景、对话等。

2014年10月23日第二次检查

口颜面失用：已基本改善，患者可进行简单日常交流

中国康复研究中心汉语标准失语症检查

检查项目	名词	动词	句子
听理解	80%	70%	40%
阅读理解	80%	20%	中止
命名	20%	20%	中止
复述	100%	100%	80%
朗读	90%	60%	60%
书写	仅能完成抄写		

影响康复的因素：①患者不容许自己有错误，一旦出错立即出现烦躁、愤怒的情绪，不利于患者恢复；②患者主动性差，课后基本不做相关训练。

语言功能：

1）听：该患者听理解改善，在失语症检查中患者对名词、动词理解能力较好，句子理解中度障碍。

2）说：语量较少，刻板语消失，表达仍有障碍，复述能力相对较好。在检查中除句子复述轻度障碍外，单词水平的复述检查正确率为100%。

3）读：阅读能力改善，但仍有障碍，以动词理解的丧失最为严重，文字指令不能执行。

4）写：患者书写能力改善，可完成抄写，自发书写和描写不能。

5）计算：计算能力障碍。

失语症诊断：命名性失语。

训练目标：

1）提高阅读能力。

续表

2）提高命名能力。

3）提高句子、短文的朗读能力。

4）提高书写能力。

5）提高认知能力。

训练计划：

1）加强阅读理解：动词、句子与图画的匹配作业，词语分类作业，词 - 短语匹配作业。

2）命名训练：可给予患者语义解释、词头音等提示，随着患者能力的提升，逐渐减少提示。

3）句子及短文的朗读训练：可由治疗师和患者一起朗读，然后治疗师声音逐渐降低，最后在没有治疗师帮助的状态下，让患者自己完成朗读。

4）书写训练：词水平分类抄写，文字补笔训练。

5）认知功能训练：注意、记忆、逻辑推理等。

表 6-1-6　失语症康复治疗病历（汉语失语症心理语言评价系统的测评结果）

姓名：刘 ×× 　　住院号：×××　　性别：男　　年龄：49 岁　　民族：汉族　　利手：右利手

文化程度：高中　　职业：个体　　出生地：山西太原　　语言背景：太原方言　　兴趣爱好：无

入院时间：2016 年 12 月 12 日　　记录时间：2016 年 12 月 12 日

临床诊断：脑梗死　　语言治疗师：刘 ××

主诉：言语不利 1 个月余。

现病史：患者于 2016 年 10 月 17 日前 2~3 天出现头疼症状，10 月 17 日行头颅 CT 检查，未见明显异常。因持续头疼，于 2016 年 10 月 25 日晚再次行头颅 CT 检查提示脑梗死，对症支持治疗后遗留右侧视野受损。2016 年 11 月 13 日患者出现嗜睡症状且言语表达不清，行头颅磁共振成像检查提示患者发生脑梗死。患者家属述说患者 11 月底症状有所加重，其间出现过 1 次约 2min 右侧肢体麻木、无力症状。患者于 2016 年 12 月 9 日行头颅磁共振成像检查，未见新发灶。

既往史：高血压病史 5 年，收缩压最高 150mmHg，舒张压最高 100mmHg。

个人史：无吸烟史，偶有饮酒。

影像学检查见图 6-1-2。

影像学分析：①患者左侧颞叶损伤，考虑患者词汇语义模块受损；②患者左侧角回损伤，考虑患者朗读通路及书写通路受损。

初步印象：

患者存在右侧视野受损，无听力障碍，不能完成 MMSE 检查。

自发语为非流畅性，交流态度良好。

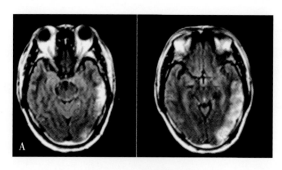

图 6-1-2　影像学检查

续表

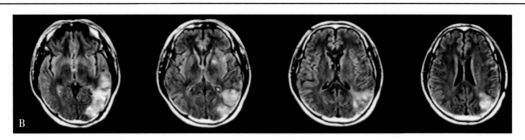

图 6-1-2（续）

失语症测评：应用汉语失语症心理语言评价（2016 年 12 月 12 日）

1）检查患者词汇语义模块是否受损

检查项目	正确反应	错误分析
听词 - 指图	11/30（高频词 6/15，低频词 5/15）	近义 6/19，远义 2/19，大类 5/19，无关 6/19
视觉词 - 图匹配	8/30（高频词 3/15，低频词 5/15）	近义 10/22，远义 4/22，大类 2/22，无关 6/22
图命名	7/30（高频词 4/15，低频词 3/15，物品 5/10，植物 1/10，动物 1/10）	语义相关 3/23，无关 1/23，其他 19/23

2）检查患者朗读通路是否受损

检查项目	正确反应	言语症状
词朗读	15/40（高表象高频词 8/10，高表象低频词 4/10，低表象高频词 2/10，低表象低频词 1/10）	检查过程中发现患者存在少数语义性错读，例如将"电灯"读为"灯泡"，将"橡皮"读为"铅笔"等

患者高表象词朗读 12/20 较低表象词 3/20 明显好，说明患者字形 - 语义通路较字形 - 语音通路好，该患者为语音性失读（深层失读）。

3）检查患者书写通路是否受损

检查项目	正确反应	言语症状
听写	0	
延迟抄写	4/10	书写时间长，患者对自己所写不知正确与否

患者字形输出词典和字形输出缓冲受损，字形输出缓冲到字形识别的反馈通路也受损。

4）对复述进行简单筛查，患者复述较好。

失语症诊断：经皮质感觉性失语，深层失读失写。

患者词汇语义模块受损，朗读通路受损（其中字形 - 语音通路损伤较重，字形 - 语义通路损伤较轻），书写通路受损（字形输出词典和字形输出缓冲受损，字形输出缓冲到字形识别的反馈通路受损）。

续表

康复目标:

1) 近期计划:第一周:提高患者理解能力及命名能力。第二周:提高患者朗读能力及书写能力。

2) 远期计划:患者日常生活交流接近正常,可以看书读报。

治疗计划:

1) 第一周:

经颅直流电刺激:5cm×7cm 电极,1.4mA,20min/ 次,5 次 / 周

阳极放置于左侧颞叶,阴极放置于右侧肩部。

常规语言治疗:30min/ 次,1 次 / 日,5 日 / 周,与 tDCS 治疗同时进行。

理解训练方法:采用"汉语失语症心理语言评价系统"语义认知系统中的词 - 图匹配进行训练。

命名训练方法:采用"汉语失语症心理语言评价系统"语音输出词典中的动词、名词命名进行训练。

2) 第二周:

经颅直流电刺激:5cm×7cm 电极,1.4mA,20min/ 次,5 次 / 周。阳极放置于左侧角回,阴极放置于右侧肩部。

常规语言治疗:30min/ 次,1 次 / 日,5 日 / 周,与 tDCS 治疗同时进行。

朗读训练方法:先练习高频词朗读,再练习低频词朗读,先练习高表象词语朗读,再练习低表象词语朗读。

书写训练方法:采用"汉语失语症心理语言评价系统"中的书写训练系统,书写训练任务为拆分组字、部件组合及字形保持。同时,对患者进行高频高表象词语抄写训练。

2016 年 12 月 26 日评价结果

听词 - 指图 22/30,错误分析:近义 3/8,远义 4/8,大类 1/8,无关 0/8。

词 - 图匹配 21/30(物品 7/10,植物 6/10,动物 8/10,高频 9/15,低频 12/15),错误分析:近义 5/9,远义 2/9,大类 1/9,无关 1/9。

图命名 13/30(物品 5/10,植物 3/10,动物 5/10,高频 9/15,低频 4/15)。

朗读 29/40(高表象高频词 8/10,高表象低频词 7/10,低表象高频词 7/10,低表象低频词 6/10)。

听写:不能完成。

延迟抄写:5/10。

两次评价总结

检查项目	2016 年 12 月 12 日	2016 年 12 月 26 日
听词 - 指图	11/30	22/30
词 - 图匹配	8/30	21/30
图命名	7/30	13/30
朗读	15/40	29/40
延迟书写	4/10	5/10

效果评价:患者各项检查均有提高,词汇语义与朗读进步尤为突出,患者词汇语义的提高令患者朗读时字形 - 语义通路效率提高,从而使高表象词朗读进步;tDCS 也使字形 - 语音通路得以改善,从而使低表象词朗读进步。延迟书写时,12 月 26 日较 12 月 12 日速度明显加快且自我反馈较好(12 月 12 日患者对于自己写的字不知对错,12 月 26 日患者知道写出的字正确与否)。

(刘爱玲)

第二节 病 例 分 析

一、运动性失语

邱××,男,61岁,右利手,主因"言语不能伴右侧肢体活动不利1个月"于2012年4月26日入院。患者有2012年3月23日晨6时如厕时突发头痛,为头顶胀痛,伴恶心,喷射性呕吐数次,急送当地医院,查头颅CT示:蛛网膜下腔出血,行数字减影血管造影(DSA)检查发现动脉瘤2个,于2012年4月1日行动脉瘤栓塞术,术中动脉栓塞,患者右侧肢体完全不能活动,言语不能,无意识不清。给予对症治疗,现患者病情稳定,不能言语,理解可,为进一步康复入院治疗。

入院诊断:脑梗死恢复期(左侧大脑中动脉供血区)。

语言诊断:运动性失语 言语失用。

长期目标:提高实际交流能力,提高主动表达能力,回归社会。

短期目标:提高听觉记忆能力,提高被动表达能力,减少语音性错语。

第一次语言检查结果分析

1. 听 患者的交流态度较好,对于检查能认真完成,可完成简单日常常用问题的理解。经汉语标准失语症检查:听理解单词水平100%,完成非常好;句子水平90%,执行口头命令80%,错误多为物品的前后顺序颠倒,可能与患者的听觉记忆长度略短有关。

2. 说

(1)患者进行口语表达时有大量的找词困难,语音性错误,呈现明显的电报式语言,且有自纠现象。如:我……我……数在(住在)……北金市(北京市)朝将区……朝将区(朝阳区)静待路(金台路)……病了……来博乃医暖(博爱医院)……看病……患者在进行交流时有大量的叹气、摇头、低头的现象出现。

(2)复述:单词水平不能完成,大量的语音性错语存在,有自纠现象。如:电灯——dian ding 自行车——ji jing zhe 等。

(3)命名:单词水平不能完成,命名困难,出现大量的语音性错语,有自纠现象,可接受语音性提示。如:敲——jiao 鱼——wu。

(4)朗读:单词水平不能完成,大量的语音性错语存在,有自纠现象。

3. 阅读理解 单词水平100%,句子水平100%,完成非常好,执行文字命令70%,错误多为物品的顺序颠倒,或物品摆放的位置出现错误。可能与患者视觉记忆略短造成的理解错误有关。

4. 书写

(1)抄写:单词水平100%,句子水平40%,完成较好。患者自述字太多了,记不住了。

(2)描写:名词水平90%,动词水平20%,完成较好,且字迹清楚,笔画正确。句子水平不能完成。患者平时多用书写交流,表达自己的意思。

(3)听写:单词水平90%,句子水平60%,患者自述记不住了。可能与患者听觉记忆长度短有关。

5. 计算 20(+),可完成加、减、乘、除四种运算方式。

6. 口颜面动作模仿检查　患者的口颜面动作模仿完成速度较慢,准确性较差,有明显的摸索现象。

7. 言语失用检查　有非常明显的语音错误及摸索现象。

根据第一次语言检查结果制订训练计划

1. 听理解训练　可从 1/12c 图片选择开始,后可增加至 1/16c 或 1/20c(图 6-2-1)。然后可增加听觉记忆跨度训练,如 2/12c 或 2/16c 等。建立良好的听觉反馈。

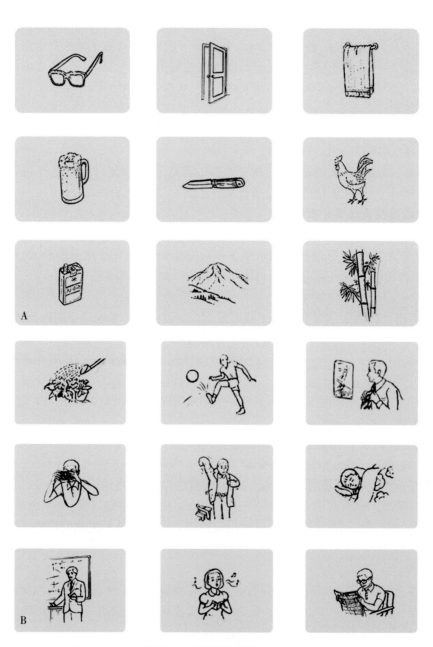

图 6-2-1　听理解训练

2. 口颜面动作模仿训练　利用患者的视觉途径的训练,在训练时可使用镜子,听指令完成相关动作的模仿。如:张嘴、闭嘴、伸舌、缩舌等运动。

3. 复述训练　利用患者的视觉途径进行训练,可从单元音开始。如:a-u-i,然后可从唇音 b 开始。

4. 命名训练　可与听理解相配合训练,选择与听理解相关的图片进行命名训练。也可增加反应性命名训练。

5. 朗读训练　可与听理解相配合训练,选择与听理解相关的图片进行命名训练。

6. 听写训练　可与听理解相配合,选择相关的单词进行听写训练,多从两字词开始,然后增加字数。

7. 系列语的训练　可选择数字、熟悉的歌曲、歇后语进行训练。

二、感觉性失语

王××,男,右利手,63 岁,主因言语不利 33 天于 2017 年 7 月 31 日入院。2017 年 6 月 28 日患者家人发现其倒于地,不能听懂别人讲话,言语仅能部分表达自己的意思,无恶心、呕吐、血压不详。急拨 120,20min 过后 120 赶至,并于发病后 50min 被送至北京大学人民医院急诊科,患者症状逐渐加重,约发病后 90min,别人完全听不懂其讲话,急查头颅 CT 示"脑梗死",约发病后 3h 予"溶栓治疗"后症状无减轻。次日患者入院该院精神内科,继续药物治疗。病后 5 天,患者能和熟人进行少量交流,并渐好转。经住院治疗 21 天,患者出院。现患者仍不能听懂别人讲话,自己说的话仅能部分被理解,为求进一步康复治疗,入我院,以"脑梗死恢复期"进入我科。

临床诊断:脑梗死恢复期。

语言障碍诊断:感觉性失语。

长期目标:改善实际交流能力。

短期目标:提高听觉理解能力,建立听指令能力,减少流畅性语言。

第一次语言检查结果分析

1. 听　不能完成简单的日常常见问题的理解。经汉语标准失语症检查:听理解名词水平 20%,动词水平不能完成。句子水平及口头命令的执行均不能完成。主要与患者听理解能力差有关。

2. 说　自发语言流畅性,回答时不费力,但文不对题现象严重,出现大量杂乱语,无自纠能力。如:你叫什么名字? 你要做什么项目? 你家住在什么地方? 今天早上要做什么事情?

(1) 复述:单词水平不能完成,偶有语音性错语出现,不能接受语音性提示。如火—shou,飞—dei　敲—qie。

(2) 命名:在检查中患者注意力不集中,有大量的杂乱语,语言流畅,患者本人不能控制。单词水平不能完成,句子水平不能完成,列名不能完成。

(3) 朗读:单词水平不能完成,偶有语音性错语出现。如楼房—lou bang　哭—hu,不能接受语音性提示。

3. 阅读理解训练　单词水平 90%,句子水平 60%,执行文字命令不能完成。患者文字理解能力较好,与患者文化水平较高有关。

4. 书写

(1) 抄写:单词水平完成较差,有大量的构字障碍,不能接受笔画提示。

(2) 描写:不能完成。

(3) 听写:不能完成。

5. 计算   4/20(+)可完成加法计算,减法、乘除法均不能完成。

根据第一次语言检查结果制订训练计划

1. 听理解   可先从 1/4c 图片选择开始,建立良好的听指认能力后逐步增加图片的数量,如:1/6c、1/8c、1/10c 图片选择。也可增加是/否问题的理解训练。

2. 说

(1) 交流训练:可从是/否问题的回答开始,后增加患者感兴趣的内容,减少流畅性的杂乱语言。

(2) 复述:可和听理解内容相配合来选择复述训练内容,也可先选择高频词开始。

(3) 命名:先不进行命名训练,以抑制流畅性语言为主,故以复述训练和朗读训练为主。

(4) 朗读:可先从高频词开始,后逐步增加朗读的长度。

3. 阅读理解训练   可先从单词水平开始,提高视觉记忆长度,增加文字理解的准确性。如:用(钥匙)开门。用(杯子)喝水。中国的首都是(北京)。

4. 书写

(1) 抄写训练:可先从简单字开始抄写,减少构字障碍。

(2) 描写训练:可增加描写训练,主要从高频词开始。

(3) 听写训练:与听理解训练内容相结合增加听写训练。

5. 计算   可从一位数加减法开始训练。

三、传导性失语

患者王××,女,26 岁,右利手,主因右侧肢体活动不利伴言语不利 1 个月于 2017 年 4 月 20 日收入院。患者于 1 个月前活动时突然出现头痛,为全头部肿胀,数分钟症状加重并逐渐出现意识不清,呼之不应,急送当地医院,CT 示"蛛网膜下腔出血",给予对症治疗后,2017 年 3 月 15 日行 DSA 检查示"左侧脉络膜前动脉瘤"。2017 年 3 月 20 日行颅内动脉瘤栓塞术,2017 年 3 月 22 日患者出现言语不利,逐渐加重,伴右侧肢体活动不利,言语表达不利,为进一步康复入院。

临床诊断:脑梗死恢复期(左侧颞叶、顶叶、枕叶)。

语言诊断:传导性失语。

长期目标:提高日常交流能力,提高被动表达能力,回归家庭。

短期目标:改善交流态度,提高听觉理解能力,提高文字理解能力。

第一次语言检查结果分析

1. 听   可完成部分简单日常常见问题的理解,经汉语标准失语症检查:听理解单词水平 95%,句子水平 80%,执行口头命令 10%,错误主要为物品的位置及顺序出现问题,可能与患者对于长句的理解障碍有关,与听觉记忆长度也有关。

2. 说

(1) 患者交流态度一般,注意力集中时间短,易走神,自发语言流畅性,可完成简单日常常用问题的回答,如:你叫什么名字? 回答时有文不对题的现象,有明显的找词困难,表现为大量的虚词罗列,如:就在那里,就是这个,等等。传达信息量少。

(2) 复述:单词水平完成困难,表现为复述不能,偶可见语音性错语。如:哭—zu、睡—zhui。

(3) 命名:单词水平完成困难,有大量的语义性错语,如:椅子—桌子、牙刷—牙膏。可接受语音性提示,但成功率较低。且无自纠现象。

(4) 朗读:单词水平完成较差,但可接受语音性的提示。

3. 阅读理解 单词水平 75%,句子水平 60%,执行文字命令不能完成,主要与患者视觉记忆时间短及理解复杂语法的能力差有关。

4. 书写

(1) 抄写:可完成简单汉字的抄写,但书写速度慢,且有构字障碍。

(2) 描写:不能完成,可接受笔画提示,但成功率低。

(3) 听写:不能完成。

5. 计算 3(+)可完成一位数十以内的加减法。

根据第一次语言检查结果制订训练计划

1. 听

(1) 名词听理解训练,可先从 1/10c 图片开始,然后增加到 1/12c、1/16c,后增加听觉记忆跨度的训练,如 2/12c、2/16c 的训练。

(2) 是 / 否问题的理解训练、日常常见问题的理解训练。

2. 说

(1) 交流训练:与听理解训练相配合,进行交流训练。也可选择患者感兴趣的内容进行。

(2) 复述:患者复述能力较差,可先增加系列语的复述,如数字。

(3) 命名:选择高频词的命名。如常见的水果、动物等。

(4) 朗读:可着重进行朗读训练。患者在检查中虽然正答率虽低,但可以接受语音性的提示,在训练中表现较好,可与听理解相配合进行训练,也可选择高频字进行训练。正答率增加时,可增加复述训练。

3. 阅读理解训练 可先从 1/10c、1/12c、1/16c 的图片进行训练。后可增加短句水平的训练。

4. 书写训练

(1) 抄写训练:从高频字开始。

(2) 描写训练:与命名训练相配合增加描写训练。患者可接受笔画的提示。

(3) 听写训练:与听理解训练相配合增加听写训练。

5. 计算训练 先从加减法开始,后逐步增加难度。

四、经皮质性失语

(一) 经皮质感觉性失语

郑 ××,男,57 岁,右利手,主因右侧肢体活动不利伴言语不利 4 个月于 2013 年 7 月 1 日入院。患者于 2013 年 2 月 12 日晚 12 点如厕后突然出现右侧肢体活动不利,言语不清。无头晕、头痛、呕吐。急送当地医院,CT 示:未见出血,给予对症治疗。因左侧颈内动脉狭窄明显,于次日行左侧颈内动脉和髂内动脉支架置换术,术后 3 周右下肢可活动,言语可复述单词,为进一步康复入院治疗。

临床诊断:脑梗死恢复期。

言语诊断:经皮质感觉性失语。

长期目标:改善交流态度,提高实际交流能力,回归家庭。

短期目标:提高实际交流能力,提高听觉理解能力,建立听指认能力。

第一次语言检查结果分析

1. 听   不能进行简单的日常常用问题的理解,经汉语标准失语症检查:听理解单词水平 10%,动词好于名词,句子水平及口头命令的执行不能完成。主要是患者的听理解能力较差。

2. 说   自发语言流畅性,在进行会话交流时有大量的杂乱语出现。有自言自语的现象出现。传达的信息量较少。

(1) 复述:非常好,单词水平 100%,句子水平 30%,有刻板重复的现象。

(2) 命名:单词水平不能完成,大量的语义性错语及新语出现。有言语保持现象,不能接受词头音提示。句子水平不能完成。如:鱼—上博   椅子—门专   牙刷—宝高   钟表—布讲。

(3) 朗读:单词水平不能完成,有大量的语音性错语、语义性错语且有保持现象。不能接受语音性提示。句子水平不能完成。

如:楼房—楼帮   月亮—太阳   自行车—子果车   西瓜—喜果

3. 阅读理解   患者表示眼睛看不清,拒绝进行检查。

4. 书写   抄写、描写、听写检查患者均拒绝检查。

5. 计算   3(+),可完成一位数加减法。

根据第一次语言检查结果制订训练计划

1. 听   因患者对于日常常用问题的理解较困难,且有模仿语言,刻板重复现象较严重。在训练中患者注意力集中时间短,情绪烦躁,配合能力差。

(1) 图 - 图匹配训练:可从 1/4c 图片开始。

(2) 字 - 字匹配训练:可从 1/4c 图片开始。

(3) 字 - 图匹配训练:可从 1/2c 图片开始。

(4) 听理解训练:患者完成较困难,与患者听觉反馈建立不理想有关,在训练中刻板重复现象严重,治疗师多次纠正无效。

2. 说   因患者刻板重复现象严重,可选择手势理解。

(1) 是 / 否问题的回答:可从简单的问题开始,如"你是叫郑 × × 吗?""你是男的吗?"等。

(2) 朗读训练:可选择部分简单的字进行,也可配合听理解,利用患者的复述能力进行。

(3) 补全训练:患者完成较困难。

(4) 系列语训练:数字及熟悉的歌曲。

3. 书写训练   患者拒绝训练。如患者配合能力提高,可增加常见字的抄写,如:牛、羊、手、电等。

4. 计算训练   可从加法开始。选择 10 以内的为好。

（二）经皮质混合性失语

何 ××，男，47 岁，右利手，主因"右侧肢体活动不利伴言语不利 2 个月余"于 2014 年 4 月 15 日入院。患者于 2014 年 1 月 22 日无明显诱因出现右侧肢体活动无力，无自主运动，言语不能。急送当地医院，无恶心、呕吐。CT 示左侧额、颞、顶叶脑梗死并少量出血。给予对症治疗，发病 5 天后可见右侧肢体活动，8 天后可独坐，1 月后可独立行走，但言语未见改善。为进一步康复入院治疗。

临床诊断：脑梗死恢复期。

言语诊断：经皮质混合性失语。

长期目标：提高实际交流能力，提高听觉理解能力，提高被动表达能力，回归家庭。

短期目标：提高听觉理解能力，建立良好的听指认能力。

第一次语言检查结果分析

1. 听　患者交流态度较好，注意力集中时间略短，不能完成日常常用问题的理解。经汉语标准失语症检查：听理解名词水平 10%，动词、句子水平均不能完成。主要与患者听觉理解能力差有关。

2. 说　患者自发语言非流畅，音量小，有刻板重复的现象。无自纠能力。

(1) 复述：单词水平 100%，句子水平不能完成。可能与患者的记忆能力差有关。

(2) 命名：单词水平不能完成。在检查中患者紧张，表现为刻板重复的现象尤为明显。

(3) 朗读：单词水平不能完成。因患者文化程度较低，小学文化，多用摇头表示。

3. 阅读理解　单词水平不能完成。同朗读检查。

4. 书写

(1) 抄写：单词水平不能完成。

(2) 描写：单词水平不能完成。

(3) 听写：单词水平不能完成。

5. 计算　不能完成。

根据第一次语言检查结果制订训练计划

1. 听　可选择患者较熟悉的内容进行训练。如："你是男的吗？你是从河南来的吗？"等。可先进行图 - 图匹配的训练、字 - 字匹配的训练。利用视觉途径的训练，能建立反馈后可增加听理解的训练。可从 1/4c 的图片开始，然后逐步增加图片的数量。同时增加手势的理解训练。

2. 说　抑制刻板重复的现象，可利用手势，提高患者的理解能力。

(1) 是 / 否问题的回答训练：只用"是"或"不是"来进行回答。不需要患者重复指令。

(2) 补全训练：选择患者熟悉的内容进行，如患者的姓名、家中成员的姓名等。或选择数字、熟悉的歌曲。

(3) 朗读训练：选择常见字进行。

3. 计算训练　因患者生病前自己经商，对于数字的训练配合较好，可增加计算的训练，先从 10 以内的加法开始。

4. 抄写训练　患者对于数字的抄写配合较好，可先从数字开始，逐步增加自己姓名的抄写。

（三）经皮质运动性失语

李 ××，男，53 岁，右利手，主因"右侧肢体活动不利，伴言语不能"于 2014 年 2 月 20

日入院。患者于 2013 年 12 月 24 日在开会时突发言语不能,视物不清,右侧肢体活动无力,瘫软于座位,尿失禁,无恶心、呕吐,急送当地医院,CT 示未见异常,给予对症治疗,无明显改善。次日复查 CT 示"左侧大面积脑梗死并少量出血"。患者第 3 天神志转清,但言语不能,20 天后可独立行走,右侧视野缺失,为进一步康复入院治疗。

临床诊断:脑梗死恢复期(左侧大脑中动脉供血区)。

言语诊断:经皮质运动性失语。

长期目标:改善交流态度,提高日常交流能力,回归社会。

短期目标:改善交流态度,提高听觉记忆能力,提高主动表达能力。

第一次语言检查结果分析

1. 听 患者交流态度一般,注意力不集中,在检查中时有不耐烦的现象出现。可完成日常常见问题的理解。经汉语标准失语症检查:听理解正答率单词水平 80%,句子水平 50%,口头命令执行 10%。错误多为物品的位置错误、物品的顺序错误,对于复杂的语法理解困难。物品的记忆较好。

2. 说 自发语言非流畅,对于日常常用问题的回答较好,有找词困难、语法障碍。在表达中多有"不知道了,不记得了"回避性语言。

(1) 复述:单词水平 90%,句子水平 50%,长句的记忆有困难。

(2) 命名:单词水平不能完成,可接受语音性提示。句子水平不能完成。

(3) 朗读:单词水平不能完成,不能接受语音性提示。句子水平不能完成。

3. 阅读理解 单词水平不能完成。患者对于文字理解较困难。

4. 书写

(1) 抄写:单词水平 40%,有构字障碍及保持现象;句子水平不能完成,与患者视觉记忆能力差有关。

(2) 描写:单词水平不能完成。

(3) 听写:单词水平不能完成。

5. 计算 8/20(+),可完成加法计算,减法、乘法、除法不能完成。

根据第一次语言检查结果制订训练计划

1. 听 单词水平的听理解训练,可从高频词开始,可从 1/8c 图片开始,提高患者自信心,提高听觉反馈能力。然后可增加图片的数量。进行听觉记忆跨度的训练,可从 2/8c 开始。

2. 说

(1) 交流训练:从患者感兴趣的内容开始进行,如天气情况、家庭成员等。

(2) 复述训练:可从高频词开始,然后增加复述的长度。

(3) 命名训练:与听理解训练内容相配合进行,选择高频词进行命名训练。

(4) 补全训练:系列语、歇后语、成语等。

(5) 朗读训练:同复述训练。

3. 阅读理解训练 可选择高频词进行训练。因患者的文化程度较高,可增加训练的内容。

4. 抄写训练 患者对于抄写训练拒绝,不愿进行,可先稍后训练。

5. 计算训练 加法开始,逐步进入减法。

五、命名性失语

刘××,男,22岁,右利手,主因读写不能伴认知能力减退9月于2012年4月12日入院。患者于2011年6月3日在部队进行卧功训练时不慎头部着地,出现意识障碍,急送当地医院,头颅CT示:"左侧顶、颞、枕叶硬膜下血肿",行开颅去骨瓣减压术,3日后清醒,出现言语不能,右侧上肢活动不利,行对症治疗。目前肢体恢复好,但言语等认知功能障碍,为进一步康复入院治疗。

入院诊断:脑外伤恢复期(左侧顶、颞叶)。

语言诊断:命名性失语。

长期目标:提高主动表达能力,提高实际交流能力,回归社会。

短期目标:提高听觉记忆能力,提高主动表达能力。

第一次语言检查结果分析

1. 听理解　日常简单会话的理解可完成,标准失语症检查:听理解单词水平70%,句子水平50%,执行口头命令可完成30%,错误原因多为物品的次序出现问题,可能与听觉记忆的长度短及理解复杂的语法结构有关。

2. 说

(1) 自发语言流畅性,进行会话交流时出现明显的找词困难、迂回现象及语法错误。

(2) 复述:单词水平完成非常好(100%),未出现错误,句子水平时偶有语音性错语,句子中有部分遗漏的现象。

(3) 命名:单词水平完成很好(90%)。部分语音性错语,如:写→jie、飞→bei。少量语义性错语,如:牙刷→牙膏。无自纠现象,可接受语音性提示。

句子水平时可见大量名词的罗列,缺少语法结构。

如:男孩付钱买药→在医院药一个男孩大夫药钱药—。

经提示后也无法组织句子结构。

(4) 朗读:单词水平完成很好(80%),偶可见多字和漏字现象,可能与视觉记忆长度短有关。句子水平60%,有少量的语音性错语。

3. 阅读理解;单词水平完成较好(90%),句子水平80%,有自纠现象。执行文字命令20%,理解复杂的文字有困难,另外,与视觉记忆时间短有关。

4. 书写

(1) 抄写:单词水平较好(60%),有构字障碍,句子水平不能完成。

(2) 描写:单词及句子均不能完成,主动书写能力差。

(3) 听写:名词水平40%可完成,动词及句子均不能完成,且有构字障碍,可能与患者听觉记忆长度短有关。

5. 计算　8/20(+),加减法好于乘除法,一位数好于两位数。

根据第一次语言检查结果制订训练计划

1. 听理解训练　听觉理解能力的提高,听觉记忆长度的延长时非常必要的。

2. 说　回答问题时有命名困难、找词困难、迂回现象,同时伴有语义性错语及少量语音性错语,增加高频词的朗读和复述,对提高患者的命名能力有一定的帮助。

(1) 增加名词、动词的命名能力。可先从日常生活中的高频词入手,提高单词水平,命名的准确性,提高患者的自信心。可先从20张图片开始。

（2）列名训练：水果类、蔬菜类等。

（3）反应性命名训练：如　喝水时用——（杯子）　　睡觉时用——（床）

（4）形容词训练：如　苹果很—（大）　　樱桃很—（小）

（5）反义词训练：如　多—少　　　长—短　　　胖—瘦

（6）量词训练：如　　一（条）鱼　　　一（盏）灯　　　一（支）笔

3. 朗读训练

（1）单词水平朗读训练，可选择 20 张图片开始，每一张出示给患者，提高患者的自纠能力。

（2）四字成语的朗读。

（3）歇后语的朗读。

（4）短文的朗读。

4. 阅读理解训练

（1）短句的训练：如——用（钥匙）开门　　　——用（杯子）喝水

（2）短文的训练。

5. 书写训练

（1）抄写训练：从单词到句子的训练，提高抄写的准确性，延长视觉记忆长度的能力。

（2）听写训练：同听理解训练相配合，进行听写训练。从单词水平开始。

（3）描写训练：同命名训练相配合进行描写训练。先从单词到短句逐步进行写日记的训练。

6. 口语交流的训练

（1）日常常用问题的回答训练：如：你叫什么名字？ 今天的天气怎么样？

（2）主题交谈训练：让患者的命名能力在主题交谈中得到泛化，从而提高非高频词汇的使用。如：患者的爱好，喜欢的水果，喜欢的环境等。

（3）以工作为内容的主题交谈训练：因每个人的工作种类多种多样，工作性质各不相同，所以专业词汇各不相同，患者的命名能力在工作中可以得到泛化。但对治疗师的要求相对较高，故难度较高。

六、皮质下失语

（一）丘脑性失语

曲××，男，70 岁，右利手，主因右侧肢体活动不利伴言语不利 1 个月于 2014 年 10 月 31 日入院。患者于 2014 年 9 月 23 日安静状态下突发言语不利，无视物旋转、模糊，无恶心、呕吐，无意识障碍，急送当地医院，CT 示：脑梗死，给予对症治疗，住院时复查 MRI 示："左侧丘脑、枕叶脑梗死"。病情逐步稳定，现言语不利，右侧肢体活动不利，为进一步康复入院治疗。

入院诊断：脑梗死恢复期（左侧丘脑、枕叶）

语言诊断：丘脑性失语。

长期目标：改善交流态度，提高实际交流能力，回归社会。

短期目标：改善交流态度，提高文字理解能力，增大音量。

第一次语言检查结果分析

1. 听　患者交流态度一般，注意力不集中。对于部分日常常用问题的理解可完成。如：

你叫什么名字？你家住在什么地方？家里有几口人？等。经汉语标准失语症检查：听理解名词水平90%，动词水平40%，句子水平不能完成，主要与患者的听理解能力差，听觉记忆长度短有关，另外，患者在检查过程中注意力集中时间短，需要治疗师反复提醒才完成检查。

2. 说

（1）患者自发语言非流畅，对于部分日常常用问题可完成问答，但音量小、音调低且速度慢。

（2）复述：名词水平100%，动词水平70%，句子水平40%，主要患者听觉记忆长度短有关，可能也与注意力集中时间短有关。

（3）命名：名词水平60%，动词水平50%，句子水平不能完成，漫画说明、列名不能完成。有语音性错语。如电灯——dia din，鱼——wu。

（4）朗读：名词水平100%，动词水平80%，句子水平40%。

3. 阅读理解 名词水平30%，动词水平70%，句子水平不能完成，执行文字命令不能完成。

4. 书写 抄写、听写、描写均不能完成，可见镜像书写、象形书写、构字障碍。

5. 计算 4/20（+），可完成一位数加减法。

根据第一次语言检查结果制订训练计划

1. 听 增加听理解的训练，以及听觉记忆跨度的训练，可先从1/6c的图片开始，建立良好的听指认能力，从而提高听觉反馈的能力。然后图片的数量可以增多，如1/8c、1/10c、1/12c或2/8c、2/10c等。

2. 说

（1）交流训练：可先从是/否问题的回答开始，如：你是从河南来的吗？你是男的吗？然后增减选择题目如：太阳是从那边升起？晚上天上会有什么？等。延长患者的注意力集中时间，提高患者的实际交流能力，增强自信心，增大音量。

（2）复述：单词水平的复述继续，也可增加四字成语的复述，逐步进入短句的复述。

（3）命名：与听理解训练内容相配合，增加名词水平的命名能力，可选择语音性提示或语义性提示。然后增加动词水平的命名能力。列名的训练、形容词的训练、短语的训练。

（4）朗读：与听理解和阅读理解相配合增加单词水平的朗读能力，改变多读、少读、漏读的现象。提高朗读的准确性。

（5）系列语的训练：如数字、熟悉的歌曲、歇后语等。

3. 阅读理解 因为文字理解能力差，可先从常见字开始进行阅读理解的训练，然后逐步进入高频词的训练，可从1/6c开始后增加到1/8c或1/10c等。

4. 书写训练

（1）抄写训练：同阅读理解训练相配合，先让患者明白字的意思，选择结构简单的独体字开始抄写。如：鱼、火、车等，注意书写时的笔顺和笔画。然后增加有结构的字。

（2）系列语的书写：如数字。

5. 计算的训练 加法、减法的训练，可先从一位数开始。

（二）基底节性失语

陈××，男，右利手，51岁，主因突发右侧肢体活动不利伴言语不利2个月于2013年5月22日入院。患者于2013年3月23日开车时，突发右侧肢体活动不利伴言语不能，趴在方向盘上,无恶心、头痛、头晕,急送当地医院,头颅 CT 示:"左侧基底节异常信号",给予对症治疗,半个月后精神状态好转,为进一步康复入院治疗。

入院诊断:脑梗死恢复期(左侧基底节出血)。

语言诊断:基底节性失语。

长期目标:提高实际交流能力,回归社会。

短期目标:提高听觉记忆能力,提高被动表达能力,减少语言性错语。

第一次语言检查结果分析

1. 听   患者交流态度良好,注意力集中,可理解日常常用问题的理解。经标准失语症检查:听理解单词水平 90%,句子水平 30%,可能与患者听觉记忆长度短有关。执行口头命令不能完成,错误类型多为物品位置出现错误、物品顺序出现错误或出现物品的遗漏,主要与长句的理解能力差有关,以及存在听觉记忆长度的问题。

2. 说

(1) 患者的自发语言非流畅,对于简单问题的回答较好,较复杂的问题在表达时有非常明显的找词困难及语音性错语,患者自觉表达困难时有叹气、摇头的现象出现。

(2) 复述:单词水平 55%,伴有大量的语音性错语,句子水平完成困难,患者自觉句子太长,拒绝尝试。

如:自行车—zi xin zhe   楼房—lou bang

(3) 命名:单词水平完成困难,大量的语音性错语,可接受语音性提示。

如:鱼—wu   西瓜—ji zhua 等

(4) 朗读:出声读单词水平完成困难,大量语音性错语并有保持现象。

3. 阅读理解   阅读理解单词水平 90%,句子水平 70%,执行文字命令不能完成。主要与视觉理解能力差、视觉记忆长度短有关。

4. 书写

(1) 抄写:单词水平 80%,句子水平 20%,有构字障碍。

(2) 描写:单词水平不能完成,主动书写能力差。

(3) 听写:写单词水平 30%,句子水平不能完成。主要与听觉记忆能力差有关。

5. 计算   14/20(+),加减法好于乘除法。

根据第一次语言检查结果制订训练计划

1. 听   进行听理解训练,建立良好的听反馈,增加听觉记忆跨度训练,增长听觉记忆的能力,增加短文水平的听理解训练,以及口头命令的完成训练。

2. 说

(1) 患者交流态度非常好,愿意进行交流,主要与患者病前从事管理工作有关,具有良好的交流欲望,同时具有良好的交流态度,只是交流的手段单一。可选择简单的内容进行选择训练。如:今天是星期几? 今天的天气怎么样?

(2) 复述:与听理解内容相配合进行复述训练。可选择单字进行训练,后逐步增加到两字词、三字词、四字成语的训练。

(3) 命名:①名词水平的命名训练:让患者说出物品的名词,可采用语音性的提示。②动词水平的命名训练:让患者说出动作的名称。③补全训练:如 中国的首都是——北京,下雨天要打——雨伞。④列名的训练:水果、蔬菜、动物。⑤系列语的训练:数字、歇后语、熟悉的歌曲。

（4）朗读：与听理解、阅读理解相配合进行朗读的训练，纠正语音性错语。

3. 阅读理解　短文水平的阅读理解训练。提高患者的文字理解能力。患者完成非常感兴趣，与患者病前文化程度较高有关，应用文字的能力较强。

4. 书写训练

（1）抄写训练：从常见单词开始，减少构字障碍，提高抄写的准确性。

（2）描写训练：从高频词开始，逐步过渡到低频词。

（3）听写训练：从高频词开始。

5. 计算　增加乘法的训练，可从乘法口诀开始。

七、完全性失语

顾××，男，48岁，右利手，主因"右侧肢体活动障碍伴言语不能25天"于2014年12月9日入院。患者于2014年11月21日11时上班期间突发饮水呛咳、言语不能，右侧肢体无力，表现为不能说话、发音，右手持物不能，行走不能。不伴意识不清及肢体抽搐，无视物旋转、恶心呕吐，症状持续不能缓解。后经120送至当地医院。行头颅CT检查考虑为脑梗死，给予对症治疗。溶栓后患者症状未见明显缓解，意识逐渐转差，呼之不应，双眼左侧凝视，右侧肢体无活动。复查CT后可见左侧大脑中动脉供血区大面积脑梗死，未见出血转化。11月24日转入北京天坛医院，给予脱水降颅压及对症支持治疗，11月25日行去颅骨瓣减压手术，术后未拔出经鼻气管插管，予呼吸机辅助呼吸，继续给予脱水降颅压、抗生素控制肺部感染等治疗。患者意识逐渐转清，可脱离呼吸机。2014年12月8日因排痰不畅、呼吸困难行气管切开。患者病情稍有平稳，为进一步康复治疗入院。

临床诊断：脑梗死恢复期（左侧额颞顶枕叶脑梗死）。

言语诊断：完全性失语。

长期目标：提高听觉理解能力，提高视觉理解能力，提高被动表达能力，回归家庭。

短期目标：听过视觉理解能力，提高被动书写能力，提高计算能力。

第一次语言检查结果分析

1. 听　患者交流态度良好，注意力集中时间稍短，自发语言非流畅，不能进行简单日常问题的理解，经汉语标准失语症检查：听理解单词水平不能完成，句子水平不能完成，可能与患者的听觉理解能力较差。

2. 说

（1）自发语言非流畅，不能完成简单日常问题的回答，有刻板语"gu……gu……"。

（2）复述：单词水平不能完成，复述的能力较差，不能进行单音节的复述。

（3）命名：单词水平不能完成，不能接受语音性提示。

（4）朗读：单词水平不能完成。

3. 阅读理解　单词水平不能完成，患者在检查时表现为把图中的每一幅图均指认一次。与患者的文字理解能力差有关。

4. 书写　抄写、听写、描写均不能完成，患者的书写能力非常差，完全书写不能。

5. 计算　0(+)，加、减、乘、除均表现为计算困难。

根据第一次语言检查结果制订训练计划

1. 图-图匹配训练　利用患者现存的视觉理解能力，建立正确的反馈，一旦建立反馈后，出现正反馈强化，出现负反馈，给予纠正后强化（图6-2-2）。

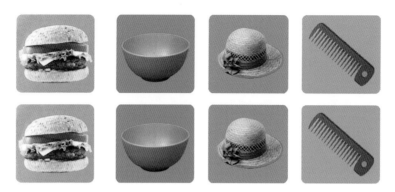

图 6-2-2　图 - 图匹配训练

2. 字 - 字匹配训练　提高患者的视觉理解能力,对于文字的分辨能力(图 6-2-3)。

3. 字 - 图匹配训练　见图 6-2-4。

4. 听理解训练　可从 1/2c 的图片开始,建立良好的听指认能力后,可增加图片的数量。如 1/4c、1/6c 的图片(图 6-2-5)。

5. 抄写训练　可从高频字开始,然后增加有结构的字。

6. 复述训练　可现从系列语开始增加复述训练。然后同听理解相配合进行复述训练。

7. 是 / 否问题回答训练　可从简单的问题开始。如:你是叫 × × 吗? 你是从河南来的吗?

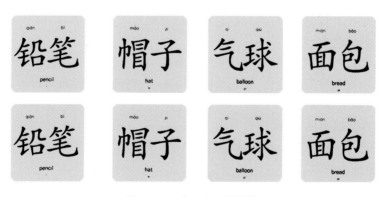

图 6-2-3　字 - 字匹配训练

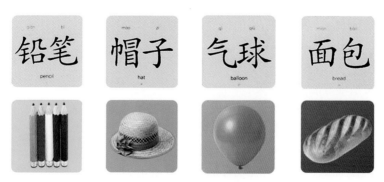

图 6-2-4　字 - 图匹配训练

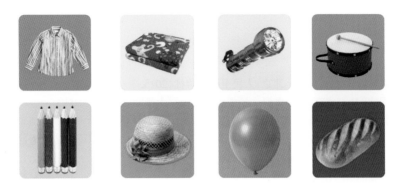

图 6-2-5　听理解训练

8. **手势语的理解训练**　可从简单的手势语开始。如挥手—表示"再见",握手—表示"你好"。

9. **手势语的表达训练**　先理解手势语,然后学会表达,从而在生活中应用。

八、失写症

朱××,男,53 岁,右利手,主因"突发头痛、呕吐、左侧肢体无力、书写不能 40 天"于 2016 年 9 月 10 日入院。患者于 2016 年 8 月 4 日中午午休时,突发头痛,伴有呕吐,呕吐物为胃内物。急送当地医院,查 CT 示"右侧额叶、基底节出血破入脑室",行骨瓣减压术开颅血肿清除术,术后症状缓解,为进一步康复入院进行治疗。患者现可与人进行交流,问答关系成立,回答切题,可进行主题交流,未见异常。

临床诊断:脑出血恢复期。

语言诊断:失写症。

长期目标:提高视觉记忆能力,提高文字的主动书写能力,回归社会。

短期目标:提高视觉记忆能力,提高听觉记忆能力,提高被动书写能力。

第一次语言检查结果分析

1. 患者听理解、阅读理解、复述、命名、朗读均未见异常。

2. 书写检查

(1) 抄写检查:单词水平 50%,句子水平不能完成,有明显的构字障碍。

(2) 描写检查:名词水平 50%,动词水平 30%,句子水平不能完成。患者在进行描写检查时书写速度较快,字形尚可,有新字出现。

(3) 听写检查:名词水平 60%,动词水平 10%,句子水平不能完成。有构字障碍及新造字出现。

根据第一次语言检查结果制订训练计划

1. **抄写训练**　可先从高频字进行训练,患者可接受笔画的提示。

2. **描写训练**　可选择高频词开始,进行描写训练。增加视觉记忆训练,增加描写的正答率。

3. **听写训练**　可先进行听觉记忆跨度训练,然后增加听写训练,从高频字开始进行。

(何　怡)

参 考 文 献

［1］李胜利.言语治疗学［M］.4版.北京:人民卫生出版社,2015.

［2］高素荣.失语症［M］.北京:北京医科大学中国协和医科大学联合出版社,1993.

［3］张庆苏.语言治疗学实训指导［M］.北京:人民卫生出版社,2013.

［4］Baayen RH,Piepenbrock R,Gulikers L. The CELEX lexical database(Release 2)(CD-Rom)［M］. Philadelphia:University of Pennsylvania Press,1995.

［5］Badecker W,Hillis AE,Caramazza A. Lexical morphology and its role in the writing process:evidence from a case of acquired dysgraphia ［J］. Cognition,1990,3(5):205-244.

［6］Bailey S,Powell GE,Clark E. A note on intelligence and recovery from aphasia:the relationship between Raven's matrices scores and change on the Schuell aphasia test ［J］. British Journal of Communication disorders,1981,16:193-203.

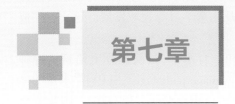

第七章

儿童失语症

第一节 概　述

一、基本概念

（一）语言治疗的发展历史

语言治疗学是康复医学的组成部分，是对各种语言障碍和交往障碍进行评价、治疗和研究的学科。这个学科在不同国家开始的时期不同，关于语言治疗的起源，美国大多数认为本学科起源于 1925 年左右，那时在言语障碍和言语矫治领域工作的专业人员成立了自己的组织。但早在 19 世纪，学习雄辩术的人便开始同演说家、政治家、歌手、牧师、演员或其他任何有意改善口才或歌唱技巧的人一起工作，如 Andrew Comstock 和 Alexander Craham Bell 也为有语言或听力障碍的人讲授课程。这一时期，查尔斯·达尔文出版的《物种起源》以及 Paul Broca 和 Carl Wernicke 关于大脑的研究对语言治疗产生了深远影响。19 世纪，美国作业治疗师、运动治疗师和语言治疗师等工作都尚未成立，提供服务的都是自发的从业者，他们或对所从事的治疗领域非常感兴趣或有一些个人经验。一些勇于实践的专家，他们有的治愈了自身的语言问题，有的在其教学和演讲实践中取得了经验和专业知识。19 世纪中下叶，美国从事语言治疗的人员有所增加，并开始合作致力于语言治疗领域的专业化进程，到在 20 世纪初期，该事业已由美国的局部地区扩展到全美国。20 世纪以后，语言治疗的实践活动范围更加广泛，专业人员不仅关注组织的建立，还关注实践背后的理论研究。

1900 年左右到 2000 年是语言治疗发展的第二时期。这个时期按年代可以分为 4 个阶段。第一阶段为形成期，从 1900 年之前持续到第二次世界大战结束。这一时期是语言治疗科学学术和实践的萌芽时期。第二个阶段从 1945 年到 1966 年。这一时期大量的评价和治疗方法发展起来，以改善沟通障碍的内在心理进程。第三个阶段从 1950 年左右到 1975 年，被称为语言学时代。这一时期人们开始将语言障碍的治疗从言语障碍治疗中分离出来，并按照语言学的本质为出发点进行治疗。最后一个阶段是从 1975 年到 2000 年,称为语用学时期,这一时期开始对实践进行再思考和再构造,这些实践包括会话、语言、文化及日常生活等方面。

20 世纪中叶是向科学观念和行为转变的时期。科学的领导地位直接影响了语言治疗的发展方向,使其向着语音学、脑研究、治疗技术、测试及儿童学习等领域发展。这一时期成立了大量的研究项目和学术部门。

语言治疗发展的另一标志是语言治疗师的数量和教育水平,目前国际上语言治疗师[现发达国家正式名称是言语 - 语言病理学家(speech-language pathologist,SLP)]需求量的标准是每 10 万人口中 20 名,美国言语语言听力协会(ASHA)现有会员 120 000 人,国家资格认证的言语 - 语言病理学家 98 334 人,其中 1 371 人具有言语 - 语言病理学家和听力学家国家资格认证,但仍面临不足。按国际上此标准推算,中国大约需要语言治疗师 26 万名,可目前中国培训的能进行大脑和神经损伤所致的语言障碍治疗的语言治疗师大约 2 000 名,包括全国的聋儿语训教师,总计大约只有 5 000~6 000 名。在水平上和数量上远远不能适应大量语言障碍患者的需求。在语言治疗师的教育方面,现在美国有 300 多所大学设有语言病理专业,其中 200 多所大学设有语言病理硕士和博士研究生教育。另外一些发达国家或地区,如加拿大、德国、澳大利亚、日本等国家相继建立了语言病理专业,而且日本、韩国及我国的香港地区已由 20 世纪 80 年代大专教育过渡到现在的研究生水平教育,为社会培养语言治疗和研究人才,特别是近 30 余年以来,随着医学心理学、教育学的发展,语言康复领域也得到了进一步发展。国内语言治疗的建立应在 20 世纪 80 年代中期,一些医生到国外学习进修并将语言治疗的研究成果和专业知识引进国内,同时结合国内的语言特点和文化习惯编制了各种语言障碍的评价方法,开始对失语症、构音障碍、语言发育迟缓、口吃、自闭症、聋儿等语言和交流障碍进行治疗和训练,并在全国范围开展了聋儿语言训练,结合中国传统医学,近几年来还开展了吞咽障碍的评价和治疗。在教育方面,20 世纪 90 年代开始通过短期培训的方式培训语言治疗专业人员。近几年在国内的几所院校招收了语言治疗的硕士研究生。现我国的部分大中型医院已有语言治疗专业人员,但总体上与发达国家或地区相比仍存在较大差距。

(二) 语言交流的医学基础

言语的产生通过呼吸系统、发声系统、共鸣构音系统的协调活动来实现。贮存在肺、气管与支气管内的气体有规律地随着呼气运动排出,形成气流,到达声门处,转变成一系列的脉冲信号(声门波);然后通过声道的共鸣作用,形成具有适当形态的声波,最终由口和鼻腔发出言语声波信号。

1. 呼吸与言语　呼吸是人体的重要生命活动之一,吸气时向血管内输入氧气,呼气时将血管内的二氧化碳释放到肺泡内,由呼吸肌的收缩和舒张引起的胸腔扩大与缩小,称为呼吸运动。平静状态下,吸气时胸腔的前后、左右和上下径均增大,肺容积随之增大,空气被吸入肺内,称吸气运动。呼气时胸腔各径均缩小,肺内部分气体被呼出,称为呼气运动。言语呼吸是以平静状态下的生理呼吸为基础的。言语是在呼气过程中产生的。言语呼吸时,要求瞬时吸入较多气体,呼气则是一个缓慢的过程,呼出的气流能使声带振动,产生嗓音:肺的运动,是言语产生的动力源。言语过程中的快速吸气运动,源于胸腔和肺部的突然膨胀,以及膈肌的快速收缩下移。当呼气肌(主要是肋间内肌)收缩和吸气肌(主要是膈肌和肋间外肌)舒张时,胸腔内产生的负压以及肺的弹性回缩力使胸腔和肺部逐渐变小。双肺体积的缩小增加了肺内压力,使得气流被呼出。气流呼出的多少,能直接控制言语声的大小,耳语需要气流量非常少,相反,大声说话要求呼出的气流量大。

2. 发声与言语 气流从肺部呼出,途经肺泡、支气管和气管,然后到达喉部。两侧声带位于喉部,声带间的区域称为声门。声门开放呈倒置"V"形。这是吸气状态时声带所处的位置,空气经过声门,无任何阻力地到达肺部。发声时,声门闭合呈"I"形。闭合状态下,呼出的气流挤开声门,使声带产生振动。声带振动产生一系列气流脉冲波,并转化成一系列声能脉冲信号,从而形成言语的基本声源,这就是发声,或称为嗓音。声带的运动是言语产生的振动源。发声由喉软骨、喉关节及喉部肌群共同完成,其中喉软骨形成两对关节,即环杓关节和环甲关节,声带的运动主要通过这两对关节的活动来完成。

(1) 环杓关节(cricoarytenoid joint,CA):是一个鞍形关节,能够进行摇摆运动和轻微的滑动运动。通过环杓后肌和环杓侧肌的作用,它使双侧声带分开和关闭,即声带的外展及内收。声带外展时,杓状软骨的运动使声带突向外上方翻转;声带内收时,使声带突向内下方翻转。

(2) 环甲关节(cricothyroid joint,CT):是甲状软骨和环状软骨间的两个车轴关节,甲状软骨下角末端的内侧面有一圆形小关节面与环状软骨的关节面相连接,使两块软骨之间产生前后旋转运动。其作用是通过改变声带的长度和张力来调节音调。

3. 共鸣与言语 言语产生在喉部,形成于声道。声道是指由咽腔、口腔、鼻腔,以及它们的附属器官所组成的共鸣腔。当声能脉冲信号通过共鸣腔时,由于其形状的可变化,会产生不同的共鸣,从而形成不同的声音。其中咽腔主要起低音共鸣作用,口腔系统主要对中音产生共鸣作用,鼻腔是对高音部分产生共鸣作用。

4. 构音与言语 下颌唇舌及软腭等发声器官是可以自由活动的,它们可以改变口腔、咽腔、鼻腔的形状、容积和气流的通路,使声带音产生种种不同的共振;也可以和固定部位接触,形成种种不同的阻碍,使气流不能顺利通过,产生声源。

(1) 下颌解剖与运动生理

1) 下颌是一块质密、坚硬的 U 形骨,它主要由下颌骨体和两个下颌支组成,并在颞骨两侧通过颞颌关节与颅骨连接,参与构音运动。

2) 唇的解剖与运动生理:唇的生理功能是防止食物和唾液流出,并参与面部表情的形成和构音运动。唇部最重要的一块肌肉是口轮匝肌,它环绕在口腔周围。在收缩期间,它使分开的嘴唇关闭,并使唇部皱缩。拮抗这种闭合运动的有三组唇外肌:唇横肌(将唇角向两侧外拉,因此将唇部抵在牙背上)、唇角肌(将上唇向上提,将下唇向外下方牵拉)、唇直肌(使嘴角收缩)。

3) 舌的解剖与运动生理:舌是口腔中随意运动的肌性器官,它的生理功能是发音、咀嚼和吞咽,是人类调节发音的重要器官。如果人类失去了舌,就只能发出毫无语音区别的单一的声音。由于舌的前伸和后缩,抬高和降低动作可改变共鸣腔的形态,与软腭升降运动,唇的圆、扁、开合相配合,可形成了不同的共鸣腔,产生不同频率的音响组合,于是元音音色就有了变化和区别。舌的运动与舌部肌群密不可分。舌部肌群可分为成对的舌内肌群和舌外肌群,舌内肌群包括舌上纵肌、舌下纵肌、舌横肌和舌垂直肌,改变舌部的形状和大小;舌外肌群包括颏舌肌、茎突舌骨肌、腭舌肌等,改变舌部与声道或颅骨的相对位置。舌的运动与发音密切相关,是在舌内肌群和舌外肌群共同作用下完成。如发元音时,受舌前后运动支配,主要由颏舌肌的收缩使舌部向前运动,拮抗肌,即茎突舌骨肌的收缩使舌部向后和向上拉向软腭。当构建前元音和腭/齿辅音时,舌面向上抬起,抵住硬腭。舌面的抬升运动主要通过舌上纵肌的收缩来实现,并使舌尖向上举起,此时舌横肌也有轻微的收缩,导致舌部狭窄、拉长。颏舌肌收缩则主要将舌体向前拉伸。当舌骨舌肌、咽中缩肌和咽下缩肌收缩时,舌体向后拉伸,咽腔容积变小。发开元音时,可以见到这种构音方式,它们均有较小的咽腔。腭舌肌的收缩使舌背抬高形成拱沟。

(2) 软腭:位于口腔和鼻腔之间,在元音产生的过程中,鼻咽通道关闭,这样元音听起来就不带鼻音,软腭的上提是通过腭帆提肌来完成。腭舌肌、腭咽肌对于软腭的运动也起了很重要的作用。当它们将舌和咽壁与软腭相连时,如果这些肌群是固定的,或者过于紧张,结果导致很多鼻音发成非鼻音。总之,人类共鸣构音器官的显著特点是共鸣腔的形状和截面积是可以变化的,它通过可活动构音器官的运动来实现。因此,通过调节声道不同的形状,人的言语也表现出不同的声音色彩。

5. 语音与言语　普通话作为现代汉语的标准语,在汉语社会的社会活动中有着至高无上的地位。汉语普通话是声调语言,最小语音单位是音素,在听觉上最容易分辨出来的自然语音单位是音节,是可划分的最小语音单位。音素分为两类:元音和辅音。

(1) 音素

1) 元音:是发音时共鸣腔的不同形状造成的,最重要的共鸣腔是口腔,此外,舌头的高低、前后和嘴唇的圆展也参与共鸣并决定每个元音的音质。

2) 辅音:辅音是发音时气流在一定部位受到阻碍,并冲破阻碍而发出的音。受阻的部位就是发音部位,形成和冲破阻碍的方法就是发音方法。

(2) 音节:是由一个或几个音素组成的。是在听觉上最容易分辨出来的自然语音单位。如:"脸"(lian)和"立案"(lian),虽然两者的音素完全相同,但由听觉很容易分辨出前者为一个音节,后者为两个音节。目前学术界公认普通话音节一般有韵母、声母、音调三个组成部分。

1) 韵母:虽然韵母内部成分是以一种渐变方式组合起来的,但是选取有价值的三个离散点——起点(韵头)、转折点(韵腹)和终点目标(韵尾),对于解释韵母结构相当有效。韵母只有一个元音的,这个元音就是韵母的主要成分,叫做韵腹;韵母有两个或三个元音的,其中口腔开度较大、声音较响亮的那个元音是韵腹;韵腹前面的是韵头(又称介音),后面的是韵尾;韵母末尾的辅音是韵尾。按韵母内部成分的特点分类:按照韵母内部成分的特点,可以将普通话韵母分成单元首韵母、复元音韵母和带鼻音韵母三类。

2) 声母:普通话中声母主要是由于气流在声道的某个部位受到一定的阻碍所形成。以此声母构音主要按照发音部位和发音方式(气流受到阻碍的形式)两个维度进行分类。发音部位指的是发音时主要用力的部位,包括双唇、唇齿、舌尖前、舌尖中、舌尖后、舌面和舌根 7 个部位。发音方式主要包括鼻音、塞音、塞擦音、擦音和边音 5 种。鼻音指的是发音时气流从鼻腔流出,形成鼻腔共鸣。塞音是指发音时两个部位闭合,将气流阻塞在该处,然后再将气流突然释放出来。不同部位使用相同的阻塞方式形成的语音是不同的。此外,发音时声带振动称为浊音,声带不振动称为清音。在汉语语音系统中,除了 /m/、/n/、/ng/ 为浊辅音(浊声母)之外,其余声母为清辅音(清声母)。

3) 声调:在汉语发音过程中,贯穿整个音节的声音高低、升降、曲直变化就是声调。声调是汉语音节中不可缺少的组成部分,也是汉语区别于其他语言的又一个显著特点。

(3) 普通话语音:也同其他声音一样具有声学特性,同样具有音色、音高、音强、音长四个要素。

1) 音色:音色是声音的本质和特色,决定于音波颤动的形式。

2) 音高:音高就是语音的高低。是由声带的长短、厚薄、松紧等决定的。

3）音强:音强是声音的强弱。说话时用力大,则声音强;反之,声音就弱。

4）音长:音长就是声音的长短。语音的长短是由发音动作延续的时间决定的。

（三）语言交流的心理学基础

语言交流的心理过程是从最初的表述动机,经过表述的语义切迹、内部语言,扩展到外部语言。理解话语的心理过程是从感知对方扩展的外部语言,从词、句到话语,分出话语的主要思想,然后理解话语的整个意思。语言交流中各环节都有复杂的心理变化,影响到现实的交流情况。

1. 影响语言交流的心理因素　包括交流角色关系、交流循环系统、交流欲望、交流者的地位、交流者的心态、交流环境等,对这些因素的探讨可以促进对语言交流的心理认识。

（1）交流角色关系:在语言交流中,交流双方的信息传递随着听、说角色关系的不断变换而改变,说话不是为了给自己听,"说"与"听"是语言交流中两个互为依存的角色,纵然有"自言自语"的现象,但是自言自语不会输出信息。就如收看电视:电视台发送信息并不是它的目的,它的目的是要别人收看节目——接收电视信号。首先只有电视台发送的信号是清晰、可辨的,电视观众才有可能有效地接收;如果电视台发出的信号是模糊的,家中电视的接收效果一定不会清晰。语言交流的目的也是为了输出必要的信息,向交流对象表达一定的思想与情感,只有说者输出的信息是清晰可辨的,听者才可能听得懂说话人的意思,甲乙交流的角色变换(图 7-1-1),交流中任一环节均应通畅。

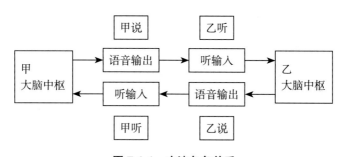

图 7-1-1　交流角色关系

（2）交流循环系统:语言交流双方的内部心理活动和外部语言传递过程是一个互为条件、相互联系、相互作用的运动过程,是一个信息加工、处理与发送、接收的互动系统。语言生成可理解为其信息加工与发送过程,而语言理解则是其信息接收与处理的过程。所传递的信息是以语言生成的话语为形式的,同时它又是语言理解的对象。在语言交流中,因为交流双方信息传递的方向随着听、说角色关系的不断变换而改变,所以语言交流过程是一个循环系统。在此过程中,除了以听说角色变换、内部语言与外部语言交替为线索的主要循环过程之外,还存在着运行于记忆与编码、解码、内部语言之间的三个支持性循环过程,这种内在的模式就被称为交流循环系统。

（3）交流欲望:一方所生成的话语常常激发另一方的表述动机,从而引起一系列复杂的内部心理过程,如提问、应对、感受等,从而触动其语言的欲望。交流欲望影响着交流者的语言表达及外部情感。

（4）交流者的地位:在一般情况下,语言交流过程中人们是轮流说话的,交流双方的角色关系往往不断变换,交流双方地位是平等的关系。但语言交流中受社会地位等影响,如上级领导对下级的语言交流过程,往往是支配与被支配的关系,这会影响被支配者的交流欲望,

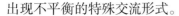

出现不平衡的特殊交流形式。

（5）交流者的心态：一个人的生活经历及人生态度会影响个体的言行，从而影响交流者的态度，反映在交流心态中，这些反映被听者接收时，会由于接收者的人生背景及交流心态不同而产生不同的效果，影响到双方交流的内容。

（6）交流环境：交流环境主要分两种，一种是外部交流环境，指交流的场合、声音环境、第三者干扰等。如在很吵闹的环境中交流，说者必须提高音量，听者必须集中精力倾听，需要每一交流者更大的体力付出，从而影响交流心态及交流欲望。另一种是交流者的内部环境，指交流双方的心理环境，如交流者心事重重、疲乏、瞌睡等。

2. 语言理解过程　语言理解是对交流信息的接收和处理，其心理过程可从以下四方面加以探讨。

（1）语言理解的心理基础：主要有感知辨识、短时记忆、反馈监控。

1）感知辨识：听理解首先要对语言的声音进行感知，其次是辨识其词义功能及承载的语义。当听到一串话语时，①把语流加以切分，分出语段、音段、音素所体现的音位。②通过领悟语句的语调结构和词语的含义来辨识语句的意义。辨识词义，其实就是根据该词在语向中的组合地位，判断它用在多义系列中的哪一项语义，有时还要从上下句的关系加以判断，尤其是多义词。例如"他不是东西"这句话，在感知后切分出"东西"这个词时，首先要辨识它不是词组"东西"，其次要辨识它不同于"梳子是有用的东西"中的那个"东西"。也就是说，它不是指"物品"而指"人品差"。然后根据整句话的语气，辨识这句话的意思是"他的品格差"。

2）短时记忆：短时记忆是参与语言理解的必备心理条件。在理解连贯话语时，必须记住话语的关键成分，才能抓住重点，分清各成分的关系，理解话语的内在含义。

3）反馈监控：语言的传入性反馈监控机制是保证语言交流围绕话题的重要心理条件。在语言理解时，听话者必须在判断话语的关键成分的基础上紧紧把握语言交流的话语主题，反复加以核对，一旦发现曲解、误解或偏离话语主题，就要调整理解过程，重新调整谈话方向，尽力捕捉话语的信息核心。

（2）语言理解的策略：语言理解是综合利用各种策略的复杂心理过程。人在已有的知识和经验的基础上，常应用语义策略、词序策略和句法策略等来加工语言信息。例如，人们可以根据语义来确定各种词类。如指除实体的词为名词，说明行动的词为动词。利用语义策略可以帮助理解一个句子，如听到"孔融梨让"这样的句子，我们能正确地理解这句话的意思是"孔融让梨"，这里实际上存在着一个语义模式，即当句子中谈到礼让，谈到一种食物，又谈到一个人，则这个句子的意思是说"此人礼让该食物"。所以，即使词的顺序颠倒，人们也不会产生误解。词序策略则是利用词序的模式来加工语言信息。例如，汉语句子的基本词序为"名词1-动词-名词2"，即"动词之前的名词为支配者""动词之后的名词为受支配者"，这个词序模式的内涵就是"第一个名词的特例对第二个名词的特例施加动词所表达的一定行动"。在听到"风吹荷叶"这句话时，就可以正确理解谁吹谁或谁被吹了。可以看出，这种词序策略不仅涉及句子的表层结构的分析，实际上也涉及句子的深层结构或意义。但是，人们的话语是极其复杂和多样的，一个句子往往难以纳入某个个别的词序模式。有时可能首先要利用句法策略将一个句子分解为若干模式，对句子进行分解和组合，构成句法水平加工，然后再应用词序策略。

人们在实际理解语言的进程中，常交替应用几种策略。一般来说，这些策略是从已有的知识和上下文出发的,表现在理解过程中形成某种期望或假设,但它们需要得到输入信息的验证和校正,并在一定时刻加以转换。其实,这些语义策略、词序策略和句法策略都是不同性质、不同层次的模式策略。较高水平的加工策略如语义策略或句法策略,对较低水平的词汇加工乃至语音加工会发生影响,互为作用,以便最好、最快地理解。

1) 语言理解中的信息整合:人的背景知识对语言理解的作用不仅表现在策略运用上,还表现在信息整合上。人输入的语言信息要与记忆中贮存的有关信息相整合,才能得到理解。如果缺乏有关的信息,或者未能激活记忆中的有关信息,那么就不能或难以实现语言的理解。通常人们将新的信息与已知的信息联系起来达到进一步的理解,在句子中,已知的信息通常先于新的信息出现,然后在记忆中搜索与已知的信息相匹配的贮存信息,再将它与新的信息联系起来,这种情况在句子的上下文阅读理解中表现得最明显。在对话和阅读中,前一个句子或一些句子为后一个句子提供有用的信息,并互为影响,如果这种已知的信息与新的信息互为关系遭到损害,句子的理解将受到影响。

2) 推理在语言理解中的作用:人在语言理解过程中,不是被动地接受语言信息,而是在已有知识的基础上主动地推敲、领悟语言的意义,常通过推理增加信息,把握事物之间的联系,促进语言的理解。

3. 语言表达过程　在语言交流中,语言生成也必须具备一定的心理条件,在语言交流中理解是从句子的表层结构到深层结构的过程,语言的产出则相反,它是从深层结构到表层结构的过程,它包含:①构造阶段:依照目的来确定要表达的意思;②转换阶段:应用句法规则将思想转换成语言的形式;③执行阶段:把语言形式的消息说出或写出来。语言产出是人的有目的的活动。语言产出过程首先需要确定哪些信息要表达出来,即决定说(写)什么,然后再决定这些信息如何表达,也就是要确定怎么说(写)。在确定说什么和实际说出来之间进行着各种转换过程,即从思想依次转换为句法、词汇和语音等不同层次的语言结构。将这些不同的转换过程看成不同的加工阶段,大致分三个过程:

(1) 表述动机:语言生成的起点是表述动机,即在话语中表述特定内容的需要。例如,提出请求、宣布结论、表示愿望、交流信息、陈述思想等,动机只是语言表述的出发点,根据表述的方式分为对话和独白两种。它们在表述动机上不尽相同。对话动机的实质在于:它在语言交流过程中,是交流者将自己置于听者地位、将对方置于说者地位、向对方的语言刺激所作的反应。因此,表述动机既是理解的终点,又是生成的起点,也就是说,它在语言交流过程中是从语言理解转向语言生成的衔接点。

独白是语言表述的另一种形式,即由说话者说出一段意思连贯的扩展性语言,它由独立的表述动机支配。在这种稳定的动机驱使下,说话者会主动独立地制订语言表述计划。如果没有独立的表述动机,或者由于脑损伤而导致表述动机障碍,或者由于突然改变动机而使最初的动机不能坚持,那么独白型扩展性语言就要受到破坏,出现话语不连贯、语无伦次,或出现突然性的语言转折。

(2) 语义切迹:语言生成内部过程的第二个环节是语义切迹。语言表述动机只是引起语言表述过程的出发点,它本身还没有确定的内容。语义切迹的产生是确定语言的内容,它形成未来语言表述的基本格式。语义切迹可以说是一种由表述动机触发起来的同时呈现的语义关系网络体系,语义切迹包括三个要素:①形成思想的主题和述题;②由义素构成的潜在语义;③一些潜在的语义关系,如时间、目的、对象等。这些要素一旦转化为语言单位,就可以通过内部语言形成扩展的话语。这种语义切迹是形成话语的基础,它是一个潜在的语义关系体系,在心理上只是表述的一般主观意图,但说话者能够把这个主观意图转变为扩展的语言语义体系。

1) 内部语言:内部语言是语言生成内部过程的第三个环节,它是从同时综合出现的语义切迹向扩展的外部语言过渡的必经阶段。

语义切迹只是含糊的语义关系体系,它还没有包括语言的具体词汇单位,不包括语言的具体语法结构。由于语言和思维联系密切,只有在语言的参与之后,才能把语义切迹转化为话语表达的清晰思想。说话者在组织内部语言的语义时,需要选择合适的词汇单位。

由于每个词语都处于该语言的一定聚合结构和组合结构之中,因此,选择的心理条件就是:在大脑储存的词语库中,把需要的词语从具有潜在候选资格的词语中筛选出来,过滤同义词和同音词,抑制并放弃次要的,选出最恰当的词语。在通常情况下,一些常用词容易被选中,而罕用词选择的难度较大。

2) 外部语言:外部语言是语言生成内部过程的最后一个环节,从内部语言扩展而来,此时语法上已经定型,词汇也已选定,主要进行语音实现,使目标词语在语音中得到实现,其心理条件是保证将表述变成有声语言,并通过各种反馈不断循环纠正,构成极其复杂的心理过程。

4. 影响语言交流的认知能力　认知是人类的一种心理活动。是指个体认识和理解事物的心理过程。包括从简单地对自己与环境的确定,到感知、理解、注意、学习和记忆、思维和语言等。认知功能对语言交流的影响主要体现在四个方面:①接受能力,即通过各种感觉;接受外界信息;②记忆和学习功能,包括识记新信息进入脑内,形成即刻记忆;保存信息被编码而形成长久信息,如再现和再认促进理解;③思维功能,对即刻记忆信息和长久记忆信息复呈,再进行组合找到两者的关系,促进理解和表达;④表达功能,通过语言、躯体或情感等各种形式进行表达。此外,意识和注意能力在语言交流中也非常重要,是语言交流的基础。在语言交流过程中,语言能力与各项认知能力息息相关。首先,语言理解过程就必须以正常认知为基础,若认知功能异常,失去接受能力,即失去通过各种感觉接受外界信息的能力就丧失了语言理解过程的感知辨识能力。其次,如即刻记忆能力和/或信息复呈能力下降,就打断了语言交流循环系统,语言交流就无从谈起。再次,如思维混乱,就会语言表述动机不明、词汇选择不分主次、言不达意、语言生成失败。此外,表达功能亦是认知功能之一,表达障碍肯定影响语言交流。总的来说,正常的认知功能是语言交流的基础,如果认知功能异常,比如影响语言交流过程,所以语言治疗与认知治疗是不可分割的。

二、原因和发生机制

(一) 正常儿童听觉、语言和交流能力的发育

语言发育是指婴幼儿在成长中学习理解和使用手势、单词以及语句的过程。

1. 语言处理过程的发育　目前的研究已证明,除人以外的高等动物(黑猩猩等),使其学习手语或特殊符号,也可进行与语言同等功能的交流。但能自然获得声音语言的只有人类。

通常认为,语言的理解与产生需要经过几个处理过程来进行。对于儿童来说,这些处理过程随着年龄的增加而快速变化。由于详细观察语言处理过程的发育很困难,目前还没有能完全说明正常儿童语言处理过程的理论,但是,如果观察语言发育迟缓的患儿,其处理过程缓慢或由于听觉、视觉器官有异常,而导致处理过程的发育不正常,就可以理解什么是语言获得的必要条件。总之,正常儿童到6~7岁时,其口语的理解和产生,达到与成人同等的

语言功能。

婴儿在获得口语以前,会发出很多叫作喃语的声音。这种喃语无论是生活在汉语还是其他语种的语言环境,在初期都有共同的声学特征。这就意味着人类发声的生理基础是相同的。但是,在开始说话时(大约 1 岁),儿童便开始使用各种语言环境所限定的符号(口语)。这一事实表明,口语处理过程的发育,受儿童所在的语言环境中的声音听觉刺激的影响。儿童不是看周围人的口形变化来学习语言的,而是用耳朵听到声音后作为符号理解其意思的。就像众所周知的那样,一个先天性重度听力障碍者,如果置之不顾,其语言不可能发育,而一个先天性视力障碍者,其最终的语言发育并不迟缓。这也说明,在声音语言处理的发育过程中,听觉刺激是最主要的不可缺少的因素。听觉记忆的发育是以听觉刺激为基础,理解口语符号,再形成概念,再用符号来表现概念。

2. 听觉功能的发育 听觉功能在口语出现以前的 0 岁期迅速发育。生后不久的婴儿对于声音有惊吓反射,这是原始反射。这种反射在生后 3~4 个月受到抑制。其后,向有声音的地方看或开始对大的声音有反应,然后对较小的声音也有反应。

(1) 婴儿音源定位反应发育的变化:这种对声音反应的发育,是以从耳到脑的听觉传导通路的生理成熟为前提的。不久,随着婴儿对声音反应的逐渐明确,就会过渡到因母亲的声音而或哭或笑的情绪反应。也就是说,听觉反应从对单纯声音刺激的反射活动到愉快或不快的、伴有情绪的反应而逐渐变化。到 10 个月时,就可见到有明确的语言理解。这里所说的语言能力是指口语的理解和表达以及文字语言的理解和书写这 4 个语言能力;另外也包括交流能力。

1) 对口语理解的发育:对语言的理解取决于许多技能,这些技能自婴儿出生后即开始发育,通过视、听、感觉以及与周围人的玩耍开始对他们所处的环境产生辨别能力。一是在日常生活当中,可以观察到表示语言行为的手势动作,如说 "Bye-Bye" 时就摇手等。在各种各样的环境音当中,能逐渐辨别出养育者的声音,并能知道这种声音是一个事物的符号,这种认识的建立,是声音语言理解的开始。在婴儿掌握声音符号的含义之前,需要各种各样的综合性刺激,比如对婴儿的姿势和状态、周围的气氛、说话者的语调等,最后才能只用声音这一种刺激就能诱发出手势动作这一运动反应。据一项婴幼儿的调查研究显示,出生后 10 个月的婴儿约 90% 能辨别叠音,并对此有手势动作。

婴儿在 1 岁左右就开始懂得熟人使用的简单的语言,1 岁以后,对口语的理解发生质的变化,即听到事物的名称时,能确定所指的对象(事物名称的理解,用手指出来)。这种用手指示的动作,是在婴儿期表示声音语言理解发育的最典型动作,这表示已经将口语这种不稳定的听觉刺激,与人能认识的最稳定的视觉刺激结合到一起了。由此口语的记忆得到稳定,口语的理解有了飞跃性提高。这个阶段的词汇理解,最初是从幼儿语、象声词等任意性低的符号的单词开始,逐渐地过渡到对任意性高的单词的理解。其后,便可逐渐理解简单的词组,再理解具有一定语法规则的句子。另外,从词类上看,不只是能理解名词、动词、形容词,其他词类也能理解了,而且也能理解颜色名称、大小、数量等抽象度高的单词。这些理解发育的基础,也包括儿童的记忆能力和认知能力的发育。

2) 口语表达的发育:作为口语表达的发育,一般来说,新生儿和婴儿的声音,在各个语言环境中是相同的。生后一两个月的新生儿只能发出哭声等生理性喊声,而过了 3 个月后,则能发出低沉连续的非生理性喊声(cooing)。生后 4 个月能发出元音样的声音和笑声,6 个月左右能发出含辅音成分的喃语。到了 1 岁前后,能发出称为始语的有意义的声音。所谓"始语"是指发出的音韵是其语言中有的,并且音韵的使用有再现性,而且指某一特定的事物。

其后,到 1 岁 6 个月为止叫作单词句期,是开始语言出现的时期。单词句期是指,虽然是说了一个单词却能表达各种各样的意思,具有句子的功能;另外,这一时期对声音的模仿活跃,单词急剧增加;对有些事物用幼儿语来称呼,例如:把"车"叫作"嘀嘀"等。而且在一个人玩的时候,经常发出一些意思不明的声音。过了 1 岁 6 个月,单词量增加到 50~100 个,出现了双词的词组。例如"爸爸,那边"(爸爸到那边去了),词组逐渐增长;到 2 岁时,开始出现两词句,由于不含有前置词、助词等,被称为"电报文体"。到 2 岁 6 个月左右,开始出现含有前置词、助词等的多词词组。

随着词组逐渐变长,逐渐出现了语法结构。主语,动词、宾语、连词等各种词类,按照其语言的语法规则变化排列。在这个过程中,儿童语言的发生,虽然可见各种语法错误,但可逐渐被纠正;到六七岁,便获得了与成人同等的产生口语的能力。

(2) 口语处理过程发育的特征:儿童在自己还不能说话的时期,就能够理解大人说的话。有位研究者曾说:"一般(特别是在出生后 8 个月到 36 个月的年龄之间)的儿童,语言的理解能力比说话能力约提前发育数个月。"于是,为正确把握口语的发育,就要把语言发育分为理解和表达两个侧面,然后再考虑两者的关系。从这个观点看儿童语言的发育,可以得知除了特殊情况以外,口语的理解比表达要先发育。也就是说,为使语言处理过程成立,口语理解的发育是前提,只把语言表达作为焦点来分析是不充分的。很多家长们当自己的孩子过了 2 岁还不能说话时,开始注意到孩子"说话晚"。那时,家长的担心都是"孩子不会说话",而经常强迫孩子讲话。可是如果语言的理解不发育,家长的强迫是徒劳的,而且强迫说话会起反作用。

另外,口语的表达有个体差异。男孩一般比女孩晚,有些儿童虽然理解正常,可到了 2 岁多也不会说话或说得很少,3 岁以后突然说话增多,6 岁时,完全达到了正常发育水平。当然,这种情况是很少的,前提是这些儿童的语言理解必须正常。总之,在评价儿童的语言发育时,要把重点放在口语的理解上。

(3) 交流能力的发育:儿童的发育是全身都在发育,并不是说,语言发育与其他发育无关而独立存在。但是语言是交流的工具,从这一意义来讲,交流能力的发育是非常重要的。交流能力是以与母亲的亲密关系为基础而发育的。与母亲之间亲密关系的发展过程,在正常情况下如下:儿童在出生后 1 个月时,哭的时候,一抱起来就不哭了;过了 4 个月时可以追视他人,对人的关心增加,房间里没人时,就哭起来,等等;生后 6 个月能将母亲与他人区别开;生后 7 个月,若是把他从母亲怀里拉出来,就会有哭闹;生后 9 个月能区别家里的人与外人,别人抱时会哭(认生的出现);生后 1 岁 3 个月,在以母亲为中心的母亲视线所及的范围内能安心玩耍;到 2 岁时,即使母亲不在身边,也能与其他孩子一起玩。要求行为的发育,生后 6 个月的儿童,如果抢下他手里的东西,就会哭;生后 8 个月,如果有想要的东西,会发出声音要求;生后 1 岁左右有想要的东西或想去某个地方时,会用手指那个方向;1 岁 6 个月时,想要什么东西时,就做"给我"的手势,给他拿来时,就把原来手里的东西给对方。

如前所述,交流能力在正常发育儿童的早期即可见到。语言的发育可以看作交流活动的早期,如哭或用行为表示等逐渐转化为用口语来表现的过程。自闭症患儿,这些交流能力的发育不正常,即使获得了语言,也不能正确使用。

（二）儿童失语症的病因、转归及特点

1. 儿童失语症　　是指由于各种原因引起的脑损伤所导致的儿童原来已获得的言语、语言功能丧失所出现的多种症状,可表现为在言语交流过程中语言的感知辨别、理解接受和组织运用语言来进行表达等功能的单方面或多方面的障碍。由于脑外伤、脑炎、癫痫、中毒等不同原因都可引起失语症,而引起脑损伤的原因与恢复程度密切相关,故不同原因的失语症恢复的程度、速度有所不同。

2. 儿童失语症的转归 Benson 认为大多数儿童失语症的病因为脑外伤,影像学检查颅内病灶大多位于左侧半球;且同一类型失语可由不同部位损伤引起,而同一部位损伤可出现不同类型失语。CT 检查正常率较 MRI 高,可能与其检查精确性有关。脑损伤后语言障碍的恢复机制包括两个方面:一是病理学方面的恢复,其恢复程度取决于发病机制和损伤的部位;二是功能性恢复,主要依靠脑的可塑性机制、大脑的功能重组。脑外伤性失语是由于颅脑受创而致脑组织结构破坏及血管受损,造成脑出血,形成脑水肿、缺氧、脑水肿的恶性循环,当这种损害累及大脑语言中枢时,临床即表现为失语症。脑外伤(术后)导致的失语治疗效果较好,是由于通过手术可使脑外伤所致的脑水肿迅速消退、血液循环在短期内得到改善,故易恢复。脑炎引起的失语症,在急性期过后常有自然恢复过程,甚至短期内完全恢复。这与病灶周围水肿消退及低灌注的恢复有关。由于较大病灶者恢复所需时间较长,尤其累及传统语言区时,语言康复治疗是必要的。高压氧治疗可提高血氧含量、血氧分压和血氧饱和度,阻断恶性循环,促进侧支循环,改善脑的缺血缺氧状况,迅速纠正缺氧造成的组织损害和功能障碍。采用高压氧治疗小儿脑外伤性失语症,患儿言语功能恢复快,疗效显著,值得推荐。有报道称癫痫性失语与免疫有关,通过使用静脉免疫球蛋白(IVIG)治疗短期内可使脑电图放电指数显著降低,3 个月后患儿语言和行为与同龄儿相同并可上学。脑损伤后失语症的治疗应是多方面的综合治疗,除针对病因及对症治疗外,语言康复及辅助治疗十分重要,其与语言恢复早晚和程度有密切关系。

3. 儿童失语症康复的特点 儿童失语症康复具有以下特点:①语言症状因发病时的语言发育阶段不同而异,难以使用成人的失语症分型分类;②恢复的时间与年龄有关:患儿年龄越小,恢复可能性越大,恢复速度亦越快;年龄越大则恢复所需要的时间越长,但总的治疗预后明显好于成人;③与引起失语症的病因有关:脑外伤恢复最快,脑炎次之,农药中毒最慢;④在检查失语症的同时要检测语言的发育水平,结合语言的发展和儿童的特点来制订治疗计划。

(三)儿童失语症的发生机制

1. 听力受损 Jon Eisenson 认为,在判断导致儿童听力受损的原因时,应该进行神经科和耳科的体检,以确定是耳部的问题还是神经的问题。同时个人病史也应引起重视,父母要提供儿童早期的听力情况,任何与孩子听力受损有关的音频记录都要保存下来,包括一些早期的发音和类似于说话的发音。如果孩子早期不能咿呀学语,或者仅仅停留在一个阶段的发音,那么就有可能是听力受损的表现。另外,如果孩子早期的发音正常,但是在模仿阶段没有进展,那么这个时候失语症就比听力受损的可能性更大了。同样的,如果孩子在不同阶段都只表现出机械式的反应,那么也更有可能是失语症。在设置孩子玩耍的情境时,研究者应该注意到父母在场和不在场时孩子的不同表现,孩子在玩的时候可能会发出什么样的声音,音量的高低在他这个年龄来说是否正常,这些问题都应该加以考虑。如果是失语症,声音的音调和音量都会比较正常,而听力受损的孩子的声音在音调上很有限,在音量上会有很大的变化。

2. 智力缺陷 在研究失语症时,Jon Eisenson 对大脑受损是否会导致智力缺陷这一问题进行探讨,即使大脑没有受到损伤,智力缺陷作为导致失语症的原因仍然不能被排除。在研究个人病史时,应该注意到早期的发音是否会有迟缓现象,或者时间上是否延长,迟缓现象是在孩子坐着的时候还是走路的时候发生的,孩子能否说一些话但是词汇量不会增加,孩子的注意力是否很难集中,孩子对周围环境是否没有表现出好奇。如果这些问题的答案都是肯定的,那么就说明不管是否会有大脑损伤,智力迟缓都有可能是导致儿童失语症的原因。

3. 自闭症　Jon Eisenson 在研究中提出,自闭症也是导致儿童失语症的原因之一。自闭症患儿很少说话,缺乏和别人的交流,所以语言对于他们来说作用不大。他们忽视身边的人及其语言行为,因为在他们成长的某个关键阶段,大概在出生几个月时,得不到别人的关爱。自闭症患儿在学说话阶段,很少会咿呀学语,他们的反应经常会迟缓,所以看上去会有点奇怪,不能够正常地和身边的人沟通。对于自闭症患儿而言,所有的大人都是一样的,没有什么不同。

(董继革)

第二节　诊断和评估

一、症状

(一) 缄默症

作为一种症状的缄默症,是指言语器官无器质性病变,因智力发育障碍而表现为沉默不语、问之不答或毫无反应的症状。选择性缄默症多发于敏感、胆怯、孤僻性格的儿童,平时父母过分溺爱、保护,因初次离开家庭、环境变动而起病,部分病例可能与遗传因素有关。癔症、情感性精神障碍、精神分裂症患者亦可出现缄默症状。

临床上通常表现为沉默不语,可长时间地一言不发。选择性缄默症患儿则对某些人、人群或在特定环境中保持缄默,而对另一些人和环境中讲话流畅。其形成原因可能为感知觉障碍、思维障碍、注意障碍、记忆障碍、智能障碍、定向力障碍、情感障碍、意志障碍、动作和行为障碍、意识障碍和自知力障碍。

(二) 发音异常

人的发音器官包括肺、声带、声腔三个部分,肺是产生语音的动力站,声带是语音的发声体,声腔是语音的调节器和共鸣器。声腔包括鼻腔、咽腔和口腔。肺呼出的气流经声门和咽腔通过不同的出口从而形成口音、鼻音和口鼻音(鼻音化或半鼻音),若气流经过的部位解剖结构发生异常或功能出现障碍,均会造成发音异常。

(三) 说话费力

与发音障碍有关,表现为说话不流畅,常伴有叹气、面部表情和身体费力的表现。

(四) 非流畅性(韵律失常)

是指说话量减少为每分钟 50 词以下,费力程度增加,句子长度缩短,韵律异常,信息量增加。

(五) 杂乱语

指说话时大量错语混有新词,杂乱无章、令人费解。

(六) 晚熟

Jon Eisenson 在 *Aphasia and Dyslexia in Childhood* 中,从一名临床心理学家和语言病理学者的角度,对儿童失语症进行了较为全面的研究,他认为,成熟较晚是失语症儿童的一个重要特征,晚熟包括很多方面,包括运动技能、方向判断等方面能。他在阐明儿童失语症的表现特征时引用到了 Lauretta Bender 的研究成果。Bender 将语言迟缓的儿童所具备的特征分为 8 种:①运动技巧的发展迟缓、动机控制能力迟钝、不稳定的动机较多;②接受了几次智力测试后的结果表现为智商(IQ)不稳定;③大脑单边音优势较弱;④左右不分或缺乏方向感;⑤不成熟、依赖性强、容易冲动,这样的儿童经常被误认为是脑炎后遗症、智力迟钝或者精神分裂症,他们经常充满焦虑和自感能力不足,从而导致了各种症状的形成;⑥男孩患失语症现象的人数比女孩多出几倍;⑦家族病史,包括家庭中其他成员存在的会导致晚熟的各种偏差;⑧在一些案例中也可能会伴随着阅读障碍的产生,表现为:绘画能力和形式感觉极弱,对运动物体缺乏方向感、身份关系混乱等。

(七) 大脑偏侧化

Jon Eisenson 研究发现语言迟缓的儿童没有明显的偏侧化现象。根据 Albert Harris 对215 名有阅读障碍的儿童的实验发现,随着年龄的增长,左右手使用习惯会有明显变化,左右手都用的现象逐步减少,而使用右手的现象会增加。Harris 发现 7 岁时患有阅读障碍的儿童和正常儿童在混淆左右方面有很大差别;37% 的阅读障碍儿童分不清左右方向,正常儿童只有 4.9% 会混淆;9 岁时差别有所减小,前者是 25%,后者是 8.2%。由此得出的结论是:在区分左右和明确偏向使用一边手的情况上,阅读障碍儿童发展得比正常儿童慢很多。

(八) 皮层下脑梗死引起的失语症表现特征

Ariel Gout 等几位专家在 *Aphasia Owing to Subcortical Brain Infarcts in Childhood* 中,对由皮层下脑梗死和脑卒中后遗症所导致的儿童失语症的临床表现进行研究。他们对 9 名因左皮层下脑梗死所导致的后天语言错乱的儿童进行实验。大部分患者表现为非流畅性失语,有一例为流畅性失语,还有一例为感知失语症。早期的语言受损会影响到表达,表现为缄默症、疑病症、不流利话语现象和构建词汇困难现象。Ariel Gout 等人发现 2/3 的患者在记忆和命名方面有障碍,讲话不流利,词汇量减退,重复话语,还有在书写方面有困难。他们认为学龄儿童比学龄前儿童的预后(根据症状对疾病结果的预测)良好,因为年龄小的儿童更脆弱一些。对年龄较小的儿童而言,失语症会导致语言书写习得的发展迟缓。尽管口头表达是正确的,但是失语症在书面表达上的后遗症仍会在他们的早期童年时期反弹。根据 Ariel Gout 等人得出的结论,神经核和邻近的白质对口头和书面语言的发展都有着极其重要的影响。对于儿童来说,这些皮层下神经元中心和神经纤维是语言表达能力,尤其是词汇积累能力的发展过程中暗含的重要因素。他们从实践的角度阐明了如何在治疗儿童由于皮层下损坏所导致的失语症时成功运用神经语言学的方法。他们的研究结果同时表明了早期、规范的语言评估对于语言研究领域是极其必要的。

(九) 其他特征

Jacques Thivierge 通过对一名 4 岁失语症女孩的案例分析发现,这个女孩所表现出来的症状并没有与家庭病史及个人病史有关系,她在 2 岁半之前的表现是正常的,患了一次流行性感冒之后,她逐步经历以下几个阶段的失语症症状:①短期丧失听力阶段;②运动性失语阶段;③感觉性失语阶段;④构音困难阶段。Jacques Thivierge 认为,儿童失语症的表现主要分为两大类:第一类是与神经病学相关的,比如偏瘫等。大部分的研究都是针对这一类症状的。对于这一类失语症,我们都将其与局部大脑损伤联系到一起。第二类失语症会伴随痉挛现象,一般在神经测试上表现为正常。这类现象没有第一类明显。第二类失语症通常又可以通过两种情形来表现,首先是通常和病史有关系,比如大脑受伤的病史和家庭病史等;其次是它所表现出来的特征,以及既不与病史有关又不和身体状况有关。这类失语症的症状特征往往被临床专家认为是精神病,因为他们的神经图像是很弱的。总的来说,Jacques Thivierge 把儿童失语症的表现特征分为五种:①有癫痫痉挛的表现;②有短时间的失聪;③有持续的感觉性失语;④表现为口头表达能力的减弱或消失;⑤出现暂时的脑电图不正常现象。

二、诊断和评估

(一) 排除听力障碍等其他言语障碍

在诊断时要进行听力障碍的检测,目的是了解儿童的语言障碍是否因听力障碍引起,如果儿童确实存在着听力或中枢听觉神经系统疾病,需再进一步检查听力损失的程度。如果儿童言语迟缓是基于智能不足的话,就应致力于促进儿童的词汇和语意能力。如果儿童的语言障碍是基于环境因素时,则在评定和治疗时有可能有不同于儿童失语症的内容。

(二) 口腔运动评估

1. 唇、舌、颌、喉等肌群肌力

(1) 唇:唇位于口腔的前端。围绕口裂的肌肉和从周围向口裂集中的肌肉错综复杂,这些肌肉称为颜面肌,与构音相关的运动是双唇的开闭和突唇。

(2) 舌:舌是从口腔下面到中部的肌肉块,由舌外肌和舌内肌构成。舌外肌由舌的外部进入舌,使舌体前后、上下移动,改变舌的方向。舌内肌在舌的内部可以使舌上下、前后水平方向移动,改变舌的形状。舌的运动十分复杂,但与构音有关的运动是舌体上下、前后移动,舌尖的上举、下降等。

(3) 下颌:下颌呈马蹄形,后方向上弯曲,通过下颌关节与头骨相连。下颌关节的运动通过咀嚼肌和舌骨肌来进行。关节的运动包括开闭和左右、前后移动。构音动作主要与口开闭运动有关,保持闭口(上举)也是很重要的运动。

(4) 喉:喉位于气管与食管的分界处,作用是可以防止食物进入气管。由甲状软骨和环状软骨组成环甲关节,杓状软骨外展则左右软骨分离,若内收则左右软骨接近,由此引起两侧声带的外展而声门开大,内收时声门关闭。参与此关节运动的肌肉是喉内肌、喉外肌。舌骨上肌群通过舌骨把喉向上拉,下肌群向下牵拉,包括咽肌在内,参与构音器官的运动和吞咽运动。

检查唇、颌、舌部位是否出现肌肉无力和低肌张力(low muscle tone)的迹象,即构音障碍(dysarthria)的症状。

2. 口腔轮替运动速率 测验要求儿童重复一连串声音。在儿童以最快速度完成口腔轮替运动速率(diadochokinetic rate,DR)测验时,治疗师观察发声时嘴部肌肉运动的协调性(coordination)和发音的顺序性(sequencing)。

快速重复一串声音,观察口部肌肉运动的协调性和发音的顺序性。目的是衡量个体在言语活动过程中,下颌、唇、舌三个构音器官进行构音运动时灵活协调程度;即协同构音能力的一个重要指标,它表示的是协调使用不同发音部位快速进行构音运动的能力。从 1978 年新西兰的言语 - 语言病理学家家 Fletcher 对 DR 研究以来,对于测试材料进行了词汇、非词汇和音节的轮替研究,最终形成共识,以无意义音节 /pa/、/ta/、/ka/ 为内容的口腔轮替运动速率最能排除语言学知识的干扰,最能反映出真实的口腔运动协调能力。在构音能力评估与训练以及言语矫治中有着十分重要的意义。

(1) 测试流程

1) 测试准备:计时器 / 录音设备。

2) 测试材料:/pa/、/ta/、/ka/、/pataka/。

3) 测试要求:发 /pa/ 音时,双唇先紧闭,然后气流冲出,口腔张开。

发 /ta/ 音时,舌尖抵住齿龈,气流流出,口腔张开。

发 /ka/ 音时,舌根隆起与软腭接触,气流冲出,口腔张开。

发 /pataka/ 音时,由三个音节组成,每个必须按照上面的发音要求。

4) 测试方式:被试儿童深吸一口气后,用最快的速度重复说上面的测试材料。

(2) 记录方式:记录被试儿 4s 发出的特定音节的总数,就是被测的 DR 值。比如每 4s 能发出最多 /pa/ 音节的总数就是口腔轮替运动速率 /pa/ 的速率,记做 DR(pa)。

(3) 功能性活动能力:通过测试儿童的在真实生活(功能性)场景的技能(例如:舔食棒棒糖),并将真实生活场景中的技能与虚拟(非功能性)场景的技能(例如:假装舔食棒棒糖)进行比较。

3. 言语韵律　由于运动方面的障碍,大多数患儿在语言表达的过程中缺乏抑扬顿挫及重音的变化,从而表现出音调单一、音量单一以及节律的异常。可以采取让孩子背诵儿歌或跟着检查者说一段话的方法,来观察孩子在音量、音调、重音、语调、语气等方面有什么问题,并记录下来。

4. 儿童语言发育迟缓检查　即 <S-S> 法,此法适用于因各种原因而导致语言发育水平落后的儿童;可通过此法的检查,评估儿童语言的能力处于哪一个年龄的水平阶段。

5. 智力认知功能检查

(1) 皮博迪图片词汇测验(PPVT):适用于 4~9 岁儿童的一般智能筛查,使用 120 张图片,每张有黑白线条 4 幅,测试者说一个词汇,要求儿童指出。

(2) 韦氏智力量表:韦氏成人智力量表(Wechsler adult intelligence scale)是一个普遍用于全世界而广受重视的评估。不少研究结果均支持韦氏全面智商的概念,量表的个别分部测验亦可测试某些独特能力。它是美国 David Wechsler 于 1955 年主持编制的系列智力测验量表,是目前世界上应用最广泛的智力测验量表。该量表于 1981 年由湖南医科大学龚耀先教授等主持修订。

1) 基本类型:韦氏智力量表共有三套:分成人(WAIS)、儿童(WISC)、幼儿(WPPSI)。韦氏成人智力量表包括 11 个分量表(言语量表 6 个:常识、理解 、算术、相似、背数、词汇;操作量表 5 个:填图、积木、图法排列数字符号、图形拼凑、迷津)。韦氏儿童智力量表包括 12 个分量表,包括语言类 6 个和操作类 6 个。

2) 计分规则:本测验题一律为二级评分,即答对给 1 分,答错为 0 分。被试在这个测验上的总得分就是他通过的题数,即测验的原始分数。

本测验的量表分数是先将被试的原始分数换算为相应的百分等级,再将百分等级转化为 IQ 分数。例如一个 16 岁城市儿童测得原始总分为 55 分,先查百分等级常模表得 55 分(相应的百分等级为 70),再查智商常模表得 70(百分等级的 IQ 为 108)。

(3) 丹佛发育筛查测验:丹佛发育筛查测验(Denver developmental screening test,DDST),

用于早期发现 2 个月至 6 岁小儿智力发育问题(初筛)。

1) 基本信息:社会心理测验的类别较多,有综合性的测验,也有多种复合能力的测验。从测验的目的可以分为筛查性和诊断性两大类。目前最普遍的发育筛查方法是发源于美国科罗拉多州丹佛斯的丹佛发育筛查测验(DDST)。年龄范围:0~6 岁 。筛查性方法:筛出正常、可疑或异常。

2) 实用价值:①能筛出一些发育上可能有问题,但临床上尚无症状。②对可能有问题的小儿可用 DDST 予以证实或否定。③对有高危因素的小儿可进行发育监测。

三、鉴别诊断

1. 听觉障碍性言语障碍 听力障碍涉及听力损失程度、性质、部位诸方面问题。根据听力损失的性质可分为传导性聋、感音神经性聋和混合性聋。根据耳聋发生的时间,分为听功能障碍发生在获得语言能力之前的语前聋和听功能障碍发生在获得语言能力之后的语后聋。

在学会说话之前发生的耳聋称为语前聋(pre-lingual deafness),包括先天性耳聋、各种婴幼儿时期出现的耳聋。由于语言尚处于发育学习期,如果耳聋严重,且未得到早期干预和康复,将会形成聋哑。在语言发育前的听力丧失,不管是感觉神经性的还是传导性的,均会出现一定程度的语言障碍。与中耳炎有关的语言障碍大多表现为儿童早期的语言发育迟缓,以及学龄早期的语音问题。

2. 发音障碍 发音障碍(articulation disorders)是指由舌、软腭、唇、咽等发音器官结构异常或动作不到位、不合适(超前或滞后,过快或过慢等),或运动方向、压力、速度不当,或不能正确地整合动作,致使不能像用同种语言的其他人那样产生正确的言语声。根据病因可分为功能性发音障碍和器质性发音障碍。

3. 儿童言语流畅性问题 儿童言语流畅性问题表现为说话中有停顿、重复、延长和阻塞现象。常始于 2~4 岁儿童。主要表现为:①重复:小儿在言语和语言发展过程中,重复可看作正常现象,但是当重复过于频繁,每 1 000 个词语中超过 50 次重复,需要干预;②延长:在说某词语时拖长某一声音;③联带运动:当小儿说话不流利时,伴随一些动作,如面部扭曲、张大嘴、伸舌、瞪眼、下颌抽搐等。儿童言语流畅性问题一般随着年龄增长会逐渐改善或消失,少数可持续至成年,发展为口吃。家长或周围人的过分关注及紧张都会加大儿童的心理负担,从而加重口吃或延长修正过程。因此要正确对待存在有言语流畅性问题的儿童,不要过分纠正讲话,避免惩罚或歧视。不要戏弄、嘲笑或故意模仿儿童说话。鼓励患儿多参与集体活动和锻炼,有节奏的唱歌、朗诵对儿童言语训练有一定的帮助。

4. 儿童语言发育迟缓 正常儿童在 1 岁左右能说出有意义的单字,这标志着儿童进入了语言发育阶段。1.5 岁以后儿童的语言发育异常迅速,3 岁后已能使用各种类型的句子。儿童语言发育迟缓(language retardation)是指发育中的儿童因各种原因所致的在预期时间内未能达到与其实际年龄相应的语言水平,但不包括由于听力障碍引起的语言发育迟缓。

儿童语言发育障碍的诊断标准:①18 个月时不能说单字;②24 个月时所说单词量少于 30 个;③36 个月不能说短语(词组)。儿童的语言表达简单和不会主动提问可能提示儿童语言发育落后。

5. 儿童孤独症 儿童孤独症(autism)又称儿童自闭症,是婴幼儿期便表现出以交流障碍、语言障碍和 / 或刻板行为等为重要特征的一种广泛性发育障碍综合征。在智力、感知觉和情绪等方面也有相应的特征。患病率为 10/10 000~5/10 000,男性多于女性。孤独症是一种对儿童、家长和社会影响重大的精神残障性疾病。多年来,尽管国内外学者从遗传学、神经生物、神经生理、免疫生化、心理学、家庭社会等不同角度对儿童孤独症的病因展开多方面的研究,但其确切病因至今尚未清楚,多数学者认为是由先天基因异常与后天环境相互作用而形成。

6. 儿童学习障碍　学习障碍是指智力正常或基本正常,听力检查正常,没有明确原因的儿童在听、说、读、写、推理、计算等,一个或多个方面的学习及应用能力有明显的困难,与其智力水平所能期望的成绩相比显著落后,可被诊断为学习障碍。学习障碍可表现为:阅读障碍(reading disorders)、诵读障碍(dyslexia)、计算障碍(dyscalculia)、书写困难(dysgraphia)、书面表达障碍和其他未注明的学习障碍。学习障碍是一个非常复杂的问题,因为一个人的学习能力与其性格、生活环境、文化背景和教育程度等都有着密切的联系,正常情况下便存在明显的个体差异。因此,对于学习障碍的表现形式和程度常常难于确认和评价。根据国外报道,学龄期儿童学习障碍的发生率为 2%~5%,男孩多于女孩。由于我国语言病理学工作开展得较晚,目前还没有这方面的统计数据,但儿童学习障碍带来的问题越来越受到家长、老师及语言病理学工作者的重视。有学者认为注意力缺陷是学习障碍和语言学习障碍的一个重要的潜在因素。注意力缺陷综合征表现为不安定、动作过度、注意力分散、行为不一致、易于疲劳等,在解决问题时没有足够的精力保持注意力。学习障碍在幼儿期就可能表现出,若不采取有效的干预措施,可持续到成年。

(董继革)

第三节　康 复 治 疗

一、训练和指导

(一) 训练原则

儿童失语症是获得性的语言障碍,语言障碍的程度、症状表现、恢复过程均与疾病性质、损伤部位、儿童发展等因素相关联,所以在临床实践的训练中,应该包含以下几个方面:

1. 训练治疗是基于对儿童语言功能正确的判断
(1) 评估分析儿童语言功能存在的障碍。
(2) 了解儿童语言、智能、游戏技能、社交技巧等所处的发育阶段。
(3) 对存在的语言障碍提出针对性的训练对策思路。
(4) 考虑各种影响因素,设置训练内容和目标。
2. 训练是一个动态的过程,应当适时选择正确的治疗方案
(1) 收集和分析失语儿童语言功能的变化情况。
(2) 对已完成的训练对策进行总结,提出训练的新调整,或者继续执行原来的方案。
(3) 当儿童语言功能改善时,需要周期性地坚持训练,目的是为了使重新获得的语言功能更稳定地保留。通常来说,对于儿童失语症,一开始训练时,都会采用多样化的提示和提供最大的支持,以帮助儿童达到训练目标。随着训练的逐步进行,则需要贯穿难度和复杂性,

比如说提供越来越少的支持,使儿童已习得的语言功能更为稳定。通过在不同情境和内容中使用这些已习得的语言功能,那么就会在日常交流的听、说情形中,语言功能逐渐成为自发的和习惯性的。

3. 训练过程中要用到"强化"和"惩罚"的行为干预技巧　行为干预的目的是增加预期行为或减少不想要的行为。儿童语言训练中这种"行为"通常指的是训练目标行为,或者是儿童的合作和注意力集中程度。"强化"是为了增加目标行为发生的次数;强化有正强化和负强化,正强化就是依据行为表现提出表扬奖励。正强化可以采用物品,如食物、贴纸等,也可以是微笑、眼神接触、口头表扬或是分数记录。正强化的实施与儿童的反馈表现密切相关。负强化就是利用不愉快的事件刺激目标行为的产生,也就是说目标行为出现(如儿童说出要求的目标词),厌恶的状态(治疗师强行握着儿童的手)才会终止。负强化在沟通障碍训练中相对少用,因为它会不断地使儿童暴露在不愉快的情境下。正强化是首选的经常使用的方法,它能提高儿童的动机水平,有助于治疗师和儿童建立良好的治疗关系。一旦语言治疗师为儿童选择了合适的强化方式,同时就必须明确使用强化的频率,包括连续强化和间断强化。

"惩罚"则是为了减少特定行为(治疗训练中不被期望的)发生的频率。惩罚最简单的就是在语言训练过程中说"不!"这样的口语表达,伴随皱眉头、责备的语气。惩罚也可以是扣除正强化的刺激,如扣除之前所获得的贴纸或积分。要注意的是,惩罚应该在不良行为出现后立即给予,使得儿童知道后果;惩罚应该在有不良行为迹象时给予,而不是等到不良行为完全出现而被制止的时候;惩罚时间尽可能简短,惩罚方式选择必须慎重,因为可能引起儿童的愤怒、消极、不愿与治疗师交流的行为,而不得不终止治疗。

值得一提的是,儿童的语言训练计划能否顺利进行,除了上述原则之外,语言治疗师还应有预见性,对儿童发展水平、情绪状况(厌倦、挫折、缺乏自我激励)、神经行为特点等要有所了解,采用有创造性的治疗材料、有趣的活动,在愉快轻松的环境下,引发儿童的沟通需求,如"要求""提问""表达感受"等,使用儿童能够明白的口语或者其他沟通方式,改善语言训练中儿童的行为问题,帮助治疗训练计划顺利进行。

(二) 目标制定

对于儿童失语症训练目标的制定,基于对儿童语言功能的评估及儿童语言发展阶段的判定上,训练目标的选择,可遵循 Vygotsky 提出的"近侧发展区域"(the zone of approximal development,ZPD)原则。Vygotsky 主张儿童的语言发展是先天具有的"语言习得装置"配合后天环境的"语言支持系统",在"近侧发展区域"内获得适当的语言支持所促成的。"近侧发展区域"是实际能力与潜能(可以达到但又尚未达到的能力)之间的区域,在此区域间,提供多重的协助能帮助儿童成功地进行语言的学习和发展。因此应当找到儿童语言功能基线,确定 ZPD,在此基础上订立目标。

训练目标包括长期目标、短期目标和课堂目标。长期目标是在一段时间内所要求达到的功能水平,根据长期目标的要求需要制定相应的短期目标,一个长期目标可能包含几个阶段性且相关联的短期目标;再把短期目标阶段性的细化成为课堂目标。制定训练目标的原则还应包括 SMART 原则:S——specific,目标应明确具体;M——measurable,目标应能度量得到;A——attainable,目标应是有可能做得到的;R——relevant,目标应是有实际应用意义的,是有功能性的;T——time-bound,目标达到应有时间限制要求。

选择训练目标时,考虑的影响因素包括刺激类型、完成目标任务的形式和反馈方式。刺激类型就是给予儿童的刺激方式,比如身体姿势语言、具体物体(物品、照片、图片等)的呈现和抽象概念(口语、书面语等)的呈现,对儿童完成目标的影响是完全不一样的。完成目标的任务形式包括模仿、提示或者自发性完成。训练的内容选择应该从最合适的内容开始,由每一个完成目标行为的水平来决定。

临床实际工作中如果确定了长期目标和起始治疗水平,就要制定相应的短期目标和各个课堂目标,这是为了最终实现长期目标。然而这些目标必须详细地说明,以确保合适和有效地实行训练。以课堂目标为例,在可见和可测量的方面描述一个课堂目标,一般有 3 个主要组成部分,分别是动作语句、条件语句和标准。例如"在治疗师给予首字提示下,能 1min 说出 8 种水果名称,正确率达 80%"。

动作语句确定了治疗师期望儿童执行的具体动作。因此,动作语句应该包括表示可见活动的动词,而不是非延续性动词。合适的动作有指、标记、复述、匹配、命名、告诉等,"明白""学习""相信""提高""发现"则是一些不合适的动词,因为它们所表示的动作是不可见的。例如"复述单音节词"是合适的行为语句,然而"学习单音节词"中,"学习"是一种不能直接看到的动作,目标制定需避开此类动作语句。条件语句决定了要执行的目标动作,它具体包括以下的一个或多个语句:该动作什么时候发生、在什么地方发生,在谁的面前发生、或是需要哪些物质条件或提示引出该目标。条件语句在目标制定中是受争议的部分,儿童常常证实即使充分掌握一种交流行为,也不能够在其他情况下完全应用。以一位有能力完成一个动作语句的儿童为例,比如在"与一位熟悉的老师谈话"的情况下,用 1min 的时间流利地列举 6 种动物,和在"与一位初次见面的陌生人谈话"的情况下进行列名是完全不同的结果。标准是目标完成的准确度,也是为了更好地实现目标。它体现在多个方面,包括正确率,在给定的时间内,回答正确的最小数或回答错误的最大数。例如,坐位训练下 1/8 图卡听指认 90% 正确率,持续 2min 时间。

训练目标的调整也应该根据对初始目标的掌握,根据刺激类型、完成目标任务的形式和反馈方式的水平,逐渐增加难度,直到达到给定的最终目标的标准为止。有研究说明训练过程中如果获得基线分数低于 50% 的准确率,对这种目标行为的训练应该在功能基线项目的难度水平以下;如果得分介于 50% 和 75% 的准确性,训练可以在基线相同的难度下开始;如果有等于或高于 75% 的准确性的表现水平,表明现阶段功能已经达到目标行为。例如,一名 5 岁的儿童在基线测量中取得了以下成绩:初始词 / 单词水平 =65%,短语水平 =40%,句子水平 =30%,在这个案例中,治疗将从单词难度开始。遵循这些程序,使得训练目标在适当的难度级别上提升,这种提升同时依据儿童性格、智力水平、年龄等而定。如果儿童在某些情况下并不像预期设定的表现,就要考虑选择的目标对个体来说可能太困难或太容易了,则需修改目标任务,而不是坚持原来的计划。

在训练目标和过程的设计中,还需要考虑一个关键的因素,就是一个儿童将新掌握的语言功能从治疗环境中转移到自然环境的能力,即泛化。泛化不应被视为只发生在治疗过程最后阶段的一个单独的要求,相反,它应是训练过程中的一个组成部分,从训练一开始就需要注意。三个主要因素可以影响成功泛化的程度:第一,在训练活动中应使用丰富的刺激(物体、图片、言语、提问等),避免仅与一小部分特定刺激项目有关的学习;第二,一旦新的目标功能建立,治疗师就应改变治疗发生的物理环境(房间的位置、建筑物的位置、真实生活的环境位置等),将目标功能与特定环境需求相关联;第三,目标功能的维持稳定,需要不断地强化目标个体,因此,治疗师需要改变儿童的交流对象(熟悉的成人、兄弟姐妹、不熟悉的成年人等),在不同的对象中强化已达到的训练目标,才能最大限度地提高成功泛化的可能性。

（三）训练方法

1. 训练的基本要求　儿童语言训练场所应选定在光线充足、安静的室内,要避开无关的视觉和听觉干扰,最好是在有隔音设施的房间进行。一般 30~45min/ 次,3~5 次 / 周,训练的时间和频率依据实际情况而定。可以采取一对一训练的个体训练,也可以根据需求进行小组训练。

通常来说,进行儿童语言训练的座位摆放方式如图 7-3-1 所示,治疗师可以根据实际需要进行选择,面对面的方式有利于观察儿童的面部表情,加强沟通交流的效果,侧方坐位有利于训练中辅助儿童,无论采用何种方式,治疗师都要注意尽量保持与儿童同一视线水平。如果存在肢体运动功能障碍的儿童可以使用姿势矫正椅(图 7-3-2),使其可以维持合适的体位进行训练。当然,随着训练目标及方式的调整,座位方式选择并不是一成不变的,而是需要根据训练要求适时调整的。

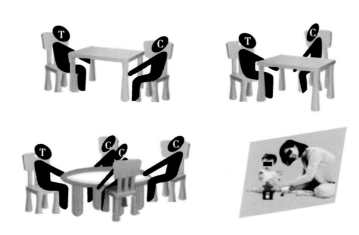

图 7-3-1　进行儿童言语训练的座位摆放

C:儿童;T:治疗师

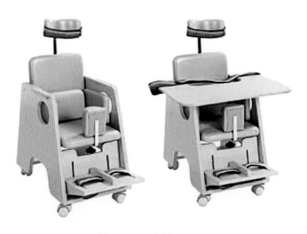

图 7-3-2　姿势矫正椅

对于儿童语言治疗师来说,治疗中需要与儿童建立良好的治疗关系,这并不意味着迁就与退让,而是采用合适的交流方式、交流态度和交流技巧,这一点非常重要。比如为了提高儿童的专注能力,治疗师通常需要做到语音生动、抑扬顿挫、表情、动作稍微夸张,语速稍微放慢,适当的时候可以重复目标词,简明扼要。与儿童交流的内容要和情景匹配,具体形象,最好能够让儿童直接感知到。语言训练过程中融入一些游戏技巧,如轮替的游戏,让儿童明白沟通交流就是一来一往、你问我答,透过游戏引导儿童进行训练。对于功能障碍严重的儿童,同时运用非言语交流的手段,比如手势、表情等,结合言语方式一起运用,建立基本沟通,再逐步完善沟通方式。

要明白训练过程中治疗师的语气、语速和语调是影响训练效果的重要因素,对儿童信任、尊重、商量、赞赏和鼓励的语气是一个合格治疗师需要具备的。语速调整也是治疗师实现主体语言对象化、语音模拟现场动态效果的一个重要手段。儿童与治疗师意向领域的沟通交流,训练材料和对话中激愤、喜悦、欢庆、振奋、悲痛等情绪都可以在某种程度上凭借语速表达出来。当情绪需要高昂时,语频随之加快;要表达悲悯情绪,语频自然会降缓下来。治疗师在实现情景形象化的训练过程中,采用停顿、沉寂、按下不说、忽而急如骤风、出语飞快等技巧运用得出神入化,合理应用"变频",结合快慢口语效果常常使得训练课堂变得生动入神。

2. 训练的实施过程 每次进行儿童语言训练,课堂计划都应包括课堂目标、训练内容、物资准备、步骤、提示方法、所需时间、课后功课等,具体实施过程应该包括以下几方面:

(1) 与儿童建立良好的治疗关系,这一环节在初次治疗中尤为重要。可以先以儿童作主导,提高他的沟通意欲,使他乐于一起发掘和认识身边的事物。例如可先观察该儿童当时的兴趣或正在玩什么,再跟随他的兴趣一起参与,成为他的玩伴。假如儿童对所选的游戏不感兴趣,便不应勉强,以免令他厌烦。

(2) 介绍课堂训练流程,这一环节是要让儿童知晓训练内容及目标,增强儿童训练的参与性。这一过程时间不宜过长,过长时间讲解容易导致儿童注意力分散或者失去兴趣。调节自己语句的长短,令儿童明白意思,愿意参与训练。要根据儿童的语言能力,给予合适的语言说明和指令。

(3) 进行训练,这是课堂训练的核心部分。需要借助一些训练技巧,帮助顺利完成训练计划;也要对预见的和非预见的事件作出合理应对。

训练的实行应注意:给予直接、清晰和简单的指令,避免过量的指令与提问;给予及时、有针对性并且正面、有建设性的反馈和提示;训练应该是有趣的,对目标的反馈应该是正面积极的;视情况适当地调节活动内容和目标的难度;训练过程中需要使用不同的方法帮助儿童掌握或者稳定语言功能。

(4) 整理训练结果,登记课堂目标完成情况,必要时进行阶段性评估。

(5) 给家长简单的口头报告及一些亲子沟通训练技巧,如观察、等待及聆听,有助于家长了解儿童喜好,细心聆听儿童要求并作出合适回应,提升儿童沟通意欲。课后给予家长一些家庭的训练指导和功课,利于维持新获得的语言功能,并将其泛化。

3. 训练内容及方法 前面讲述了语言训练目标的选择原则,那么语言训练内容和方法的选择就是为训练目标服务,实际工作中需要根据制定的目标来选择训练内容和方法。对于儿童失语症的语言训练,恢复语言功能、促进语言发展都是治疗师要关注的,选择的内容要以恢复各项语言功能为目的,但不能偏离儿童语言发育阶段。

（1）事物基础概念的训练

1）目的：学会注视外界事物及人的存在，并能对事物进行功能性操作，进而学会对事物进行对比分类，根据实际需要选择相应的事物。

2）具体实施

A. 注视及追视的训练：采用声、光等听觉视觉刺激，也可并用触觉性刺激来促进儿童对事物的注视和持续性追视的训练。如选择活动的球、有声响的玩具车、彩球锤锤乐等。

B. 对事物恒存性的训练：让儿童注视到眼前存在的事物后，把事物用布遮住或藏在箱中，使事物从视野中消失；当除去布或箱子，事物仍然存在。这个训练采用儿童感兴趣的物品如食物等较为容易进行。

C. 事物的功能性操作训练：从触摸、抓握、敲击等单一的事物操作，发展到有目的的动作操作，充分利用视觉与听觉刺激，引出目的动作，逐渐做到适合事物用途的操作。如不断帮助儿童使其达到能理解和操作"头上戴帽子""脚上穿鞋子"，以及搭积木、滚球、击鼓等各种玩具的功能性使用。不断扩大事物功能性操作的范围，使儿童能做到多数事物的辨别性操作。

D. 事物的辨别学习，从范畴分配到需求选择：不同范畴相似点少的容易辨别，反之同一范畴相似点多的则不易辨别。先从不同范畴容易辨别的物品开始，再到同一范畴抽象度高的物品的辨别。

事物基础概念的训练适用于对事物概念仍存在障碍的儿童，事物的概念性是理解形成的基础。

（2）理解能力的训练

1）目的：恢复和发展理解能力，包括手势符号和言语符号的理解。理解训练在儿童失语症训练中非常重要，言语表达以言语理解为前提，并且理解训练内容的选择与儿童语言发育阶段密切相关。

2）具体实施

A. 单词的导入和理解：可以从日常生活中、身边的事物和有兴趣的日常事物开始，如动物、食物、交通用具等；也可以是动作词语，生活中的日常行为、游戏行为、社交行为中的动作词汇等。可以进行范畴分类、相关性匹配和指认训练。在各种各样的名词、动词扩大后，可以继续逐步导入形容词、方位词、介词、连词等。

B. 短语短句的理解训练：包括对不同结构词语的理解训练，简单指令理解训练过渡到复杂指令的训练（表 7-3-1）；简单问题（有没有、是什么、做什么、谁、哪里）的理解训练，提高到复杂问题（为什么、什么时候、怎样做）的理解训练（表 7-3-2）。

表 7-3-1　理解训练的举例——指令训练

	不包含属性概念	包含属性概念
一步指令	请你站起来 / 伸出你的手	
两步指令	把香蕉给妈妈， 再把苹果放在冰箱里	拿红色的杯子， 放在桌子上
三步指令	把杯子给老师， 然后把书包拿过来，放在柜子里	将绿色的水壶装满水，倒在杯子里，再把杯子放在桌子上
复合指令	打开书本前先拿出手册 / 除了书本之外，收起所有玩具	

表 7-3-2　理解训练的举例——问题理解

	问题	举例
较简单的问题	是否关系问答	有没有、对不对、是不是
较复杂的问题	什么	这是什么？
	做什么	妈妈在做什么？
	哪里	爸爸在哪里？
	谁	他是谁？
	谁的	杯子是谁的？
	何时	小明什么时候起床？
	多少	有多少个草莓？
	多久	小明吃早饭吃了多久？
	多远	小明的家到学校多远？
抽象及假设性的问题	如果	如果门没有锁的话……
	怎样	怎样可以把苹果切成两半？
	为什么	为什么要擦桌子？

例如：指令理解训练之一步指令中含两个对比元素的训练——"拿小的杯子"。如图 7-3-3 所示，T 代表治疗师，C 代表儿童，以侧方坐位为例，训练材料至少需要 4 样物件，包括小杯子（目标物件）、大杯子（干扰物件）、小碗（干扰物件）、大碗（干扰物件），应该注意物件除了大小以外，颜色、图案、轻重等其他性状保持一致，避免对儿童的选择造成干扰。

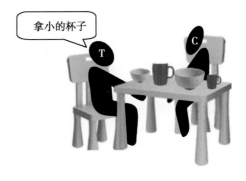

拿小的杯子

图 7-3-3　拿小的杯子

3) 段落层次的理解训练：可以是故事（情境）内容的理解训练，包含对时间、人物、地点、起因、经过、结果、人物感受等的理解；也可以是排列程序图的训练，即将相关图片按照事件发展顺序排列。

理解训练可以按照如下层次进行提示帮助，如表 7-3-3 所示。

表 7-3-3　理解训练的提示方法

取得儿童专注后才说出指令	
提示方法	例子
口头提示	重复说出整个指令，强调指令中重要的字
减少物品的选择	减少对比物品的选择
利用环境性的语句或关联事物提示	当物品指认的目标词是"勺子"，可以拿起碗提示用什么来吃饭
视觉提示	当物品指认的目标词是"勺子"，治疗师可拿着另一个勺子或是直接示意出目标词

续表

取得儿童专注后才说出指令	
提示方法	例子
模仿提示	当指令不能完成时,治疗师示范所要求的指令如"把苹果放在碗里",让儿童模仿
触体提示	有目的地推一下儿童的手让他完成指令
触体协助	抓着儿童的手协助完成指令如"拿苹果"

（3）表达能力的训练

1）目的:恢复和发展语言表达能力,促进儿童沟通的发展,包括手势符号和言语符号的表达。

2）具体实施

A. 手势符号训练:手势符号是利用本人的手势作为一定意义的示意符号,可以借此表示意愿,与他人进行非言语的交流。手势符号比言语符号更直接、更鲜明,不需进行口腔器官的精细运动,因此手势符号的产生较容易,但使用范围受限。表示日常沟通及需求的手势符号,如"问候""要""吃""睡"等,主要在游戏过程和日常实际交流中进行促进。表示事物的手势符号,可以结合事物的功能性操作进行训练,比如用手比划剪东西的动作来表示"剪刀",训练过程与家庭指导中必须明确手势符号与事物及状况的对应关系。手势符号可以作为失语儿童的交流手段之一。

B. 口语表达训练:包括实词(动词和名词)表达训练、双词句表达训练、三词句表达训练、四词句表达训练、关系词运用能力的训练、问句(简单问题和复杂问题)表达训练、描述图画能力的训练、描述程序性图画能力的训练、运用语言推理及解难能力的训练、描述故事或事件能力的训练等;还有沟通功能的训练,如要求、提问、拒绝等;语音清晰度的训练、日常沟通中的交流技巧也是口语表达训练范畴。

表达训练根据全面的评估,确定现有的交流能力及交流方式,明确儿童现阶段表达训练的起点和目标。可以根据儿童的实际情况选择适当的材料、内容和方式,例如在表达"动词＋名词"句式的训练中,可利用游戏建立语言任务,如设定目标句为"切 ××（水果名称）",可创立切水果的情境,选择"切水果"的游戏与道具,轮流进行"切水果"游戏,游戏操作过程中要求儿童进行表达,适当地给予提示、示范等协助支持,然后逐步去除协助支持,最后在家庭训练中进一步强化该项练习。

口语表达训练中所用到的提示方法包括动作提示、触觉提示、模仿示范、视觉提示、手势提示、嘴形提示、语音提示等,需要灵活结合运用不同的提示方法(表 7-3-4)。

表 7-3-4　口语表达训练的提示方法

提示方法	例子
直接提问	你想要什么? 你去哪里?
保留句子的结尾,让儿童补完句子	你想要(球)/ 老师早上(好)
选择提示,即提供两个选择,让儿童选择	你要糖还是饼干?
示范说出正确的句子后,再向儿童提问	我去上厕所,你去哪里? 我去……

续表

提示方法	例子
间接模仿	大人甲:要什么? 大人乙:球 大人甲:要什么? 儿童:球
直接模仿	跟我说:我要球
触觉提示	用手指协助儿童发出双唇音,如:面包、拜拜

（4）文字符号的训练

1）目的:提高文字符号的理解和应用能力。正常儿童的文字学习是在语言发展的基础上的,对于儿童失语症患者,文字符号可以作为交流行为的媒介,成为言语交流替代手段之一。

2）具体实施:文字符号的训练包括文字的理解训练(阅读理解)、文字的书写训练和文字的朗读训练。文字符号的训练必须根据儿童的具体发展情况和疾病情况,从而明确训练目的。一般来说,训练遵循文字符号(字形)—意义—音韵的构造性(图 7-3-4)。文字符号训练从结合意义的学习进行,再与音韵结合,最终使文字符号—意义—音韵的构造对应成立,并不是说单纯的会写、会读。

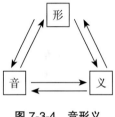

图 7-3-4　音形义

A. 文字符号意义的训练,可以利用图片进行,如字卡 - 图卡匹配、图卡 - 字卡匹配、对呈现的示范项进行字卡或图卡的选择;也可以设计文字操作游戏,根据文字内容选择游戏操作。

B. 文字符号的音韵学习(朗读),在文字符号理解训练(字图卡匹配和操作)的同时赋予文字的音韵,提示方式可参照口语表达训练的提示方法,根据儿童语音发展和疾病损伤,从构音可能的词汇开始训练。

C. 文字符号(字形)的辨别学习,结合文字意义进行选择辨别,可从类似性较低的文字开始,逐渐向类似性高的文字过渡,尽量从言语能够理解的文字开始。

D. 文字符号书写的训练,有抄写、命名性书写、听写等形式。

（5）言语失用的训练

1）目的:建立或者改善言语表达中说话的动作程序,以发出正确流畅的语音。如果儿童失语症患者伴有言语失用的情况,就需要进行针对性的言语失用训练。

2）具体实施:对于重度言语失用儿童,目标在于重建言语动作的计划和程序,训练重点在于音素(元音、辅音或音节)构音动作的计划程序进行引导;对于轻中度言语失用儿童目标在于改善言语整体动作的计划程序,训练重点放在各种不同音节串成语句时动作程序的改善方面。

注意事项:

A. 训练过程中按照不同的严重程度,需要控制目标语音的复杂度、种类变化。

B. 注意儿童的构音顺序问题,提醒儿童注意口型变化,体会构音时的口型状态。

C. 强调多次练习能够促进构音动作的自动化,促进言语构音的自动化还可以利用歌曲、诗歌、节拍器等。

D. 训练由立即模仿渐进到延迟模仿,再进一步形成自发的、功能性的言语回答。

E. 利用语速的控制改善训练效果。

F. 选择言语失用作为训练内容时,需要考虑失语症的严重程度,如果失语症比言语失用表现严重时,训练重点应放在语言功能的恢复上。

(6) 辅助沟通系统:儿童失语者也可使用辅助沟通系统(augmentative and alternative communication,AAC,详见第五章第二节),AAC 作为可以改善沟通能力的方法及工具,根据儿童情况的不同,可能是暂时的,也可能是永久性的。AAC 使用的环境涉及疗育机构、幼儿园、一般学校、医院、家庭等,因此 AAC 的团队成员应该包括儿童本身、医务人员、家人及社区人员、学校老师等。语言治疗师需要为 AAC 的建立提供合适的建议,并以循证实践为基础,做必要的调整。

(朱　洁)

二、社会参与

(一) 家庭教育

1. 家庭训练指导　即对于儿童失语症,语言治疗师给予儿童的家庭成员充分的指导策略,由他们进行延续性的语言训练和语言教育。

(1) 家庭交流技巧的指导:随着训练目标的制定和训练计划的实施,家庭成员需要配合语言治疗师完成每一项目标计划内容,所以家庭成员与儿童间的沟通交流技巧非常重要。首先,教会家庭成员学会等待,告诉他们"等待"可能比重复指令更能促进正确的反应。其次,教会家庭成员使用清晰简洁的交流指示,如"看着我""注意我的嘴型""准备好了吗"等,可以利用增大的声音、夸张的音调和增加音长等方式引起儿童对指示言语的注意。再次,在家庭语言训练和语言教育活动中,不是机械地实施各项课题,应不断考虑到交流行为的有效进行,故应通过目光交流、奖励、肢体游戏等方式来促进儿童的主动交流行为。最后,教会家长一些提示技巧和交流中的回应技巧,使家庭成员能够积极有效地促进障碍儿童的语言表达。常用的提示方法有模仿、视觉(口型或肢体操作)提示、语音提示等,回应技巧常用的是正强化,可以使用诸如玩具、食物等物质性的强化物,也可以使用赞赏、眼神、口头鼓励等作为强化物。

(2) 语言训练内容的指导:语言治疗师需要把制定的短期目标、课堂目标延续到家庭训练目标里,所以在每次治疗结束后,治疗师需给予训练计划内容和完成情况的说明解释,以此为依据与家属共同拟定随后的家庭训练目标,并给予事先设计或者挑选好的家庭训练记录表格,要求做好家庭训练记录。例如治疗师给儿童患者进行了图卡命名训练,训练过程中使用了多种提示方式,具体完成情况见表 7-3-5,与家属进行总结沟通后,指导其进行相应内容的家庭训练,拟定相应的家庭训练作业(表 7-3-6)。

家庭训练作业的目的是将治疗训练目标逐步实现于家庭交流生活中,因此有规律的家庭训练应该自始至终存在于整个治疗过程中,要知道每日 5~10min 的日常交流训练,比一周一次 30~45min 要更有效。作为失语症儿童的主要照顾者和家庭成员,都应该参与家庭训练活动,治疗师对家庭成员的指导不仅限于语言本身,还强调与儿童的交流。治疗师可以采用互动模式进行指导,如训练后和整个家庭的互动交流,或者是训练过程中家庭成员的共同参与(家庭成员作为交流训练中的角色之一),在共同参与中进行家庭训练活动的指导。

(3) 家庭训练活动的反馈:家庭成员应该及时将失语症儿童家庭训练及交流活动的情况反馈给治疗师。

这种反馈不仅仅是"对"与"错",也应当包括家庭成员在训练活动中给予失语症儿童相

表 7-3-5 图卡命名训练

项目	活动	模仿	肢体操作	口型提示	语音提示	自发完成	家庭练习
命名训练	图卡	√(100%)	√(100%)	√(70%)	√(首字:30%)	×(0%)	√
	苹果	√	√	√	√	×	
	香蕉	√	√	√	√	×	
	面包	√	√	√	√	×	
	西瓜	√	√	√		×	
	饼干	√	√	√		×	
	牛奶	√	√	√		×	
	菠萝	√	√	√		×	
	鸡肉	√	√			×	
	青菜	√	√			×	
	鸡蛋	√	√			×	

表 7-3-6 家庭训练作业

家庭练习项目	活动	提示方式一:模仿	提示方式二:肢体操作	提示方式三:口型提示	提示方式四:语音	自发完成	所需时间	正答率

关的提示方式。提示方式能用来评估潜在的语言功能变化,所以家庭训练反馈要求家属能够清楚地辨别出模仿性、暗示性、自我纠正性以及自发性应答的不同。这样治疗师能够掌握从一个阶段提升到下一阶段的时机:如果没有达到预定的行为目标,那么训练将停留在当前水平;如果达到了,治疗师可能会选择在同一目标领域内的复杂性上提高难度,或者开始新的交流训练。家庭训练活动情况需要进行及时记录(表 7-3-7),这是整体治疗训练方案有效实施的保证。

表 7-3-7 家庭训练活动情况

项目 \ 方式	提示方式	正强化类型	时间	正答率
语言理解	模仿□ 肢体操作□ 口型提示□ 语音提示□ 自发□	原级强化物(物质奖励)□ 次级强化物(精神奖励)□		
语言表达	模仿□ 肢体操作□ 口型提示□ 语音提示□ 自发□	原级强化物(物质奖励)□ 次级强化物(精神奖励)□		
社交能力	模仿□ 肢体操作□ 口型提示□ 语音提示□ 自发□	原级强化物(物质奖励)□ 次级强化物(精神奖励)□		
备注				

(4) 科普知识的指导:儿童失语症是一种获得性的语言障碍,治疗师需要对其照顾者和家庭成员进行相关知识及康复过程的解释说明。又因为失语症儿童语言功能的恢复发展与认知能力发展、情绪社交能力发展等密切相关,尤其是语言功能尚未发育成熟的失语症儿童,所以家庭指导还包括正常儿童语言发育、游戏技巧能力、社交和情绪、认知发展等科普知识的教育,帮助家庭建立合适的康复目标,合理持续地进行家庭康复训练活动。

2. 家庭交流环境调整 失语儿童因为丧失部分语言功能,意识到自己说话与别人不一样而感到自卑,在与其他同龄人或家庭成员交往时,会产生厌恶、恐惧和逃避等心理问题,失去交往的兴趣和动力。语言训练只是一个侧面,最终儿童的语言恢复和发展是在生活环境中实现的,良好的交流态度和人际关系是儿童语言功能恢复和进一步发展的重要条件,因此选择适合儿童的交流方法并相应地调整儿童语言环境,改善家庭内外的人际关系,给儿童创造一个和谐、温暖、健康的家庭生活环境,可以帮助儿童改善交往态度和社会关系、良好发展语言和其他各方面的能力。

儿童的语言功能需要在生活中不断地得到运用才能进一步发展,作为父母,需要做好积极的思想准备,愿意付出较多时间和精力对其进行训练,训练的结果并不能够在短时间内体现出来,或者在相当长的一段时间内进展变得缓慢,父母需要有耐心和恒心,在积极调整环境的基础上,不要过于保护儿童使其产生依赖心理,也不要轻言放弃,努力做到:

1) 尽量为儿童提供语言表达机会,鼓励其运用现有的语言功能与他人交往。

2) 除了给予大量言语刺激之外,还应该耐心倾听,当出现结结巴巴、词不达意时,应该报以鼓励的笑容,认真倾听,让其相信自己讲得还行,这样他们才不至于失去信心。

3) 日常交流的内容必须简单,在儿童理解能力的基础上,说话速度稍微放慢,尽可能夸张一点、确保清晰,说一些能够使儿童产生兴趣的话题,或与其切身相关的言语,使其不抗拒语言交流。

4) 适当地利用正强化肯定及鼓励儿童在生活中出现的良好交流行为,如当儿童主动表达出较流畅的言语,父母应该及时给予肯定,可以是一句鼓励的话、一个赞赏的笑容,也可以是玩具、点心等物质奖励,使其有持续的动力提高自己的语言能力。但是鼓励的方式和时机都要注意把握,过多或过少都不利于促进儿童的言语表达。

5) 儿童语言训练应存在于生活的每时每刻,家庭的语言训练并不局限于发音、命名,而是利用生活当中的多重刺激,让每个儿童通过视、触、听等多种感官刺激,通过功能操作、游戏活动等亲身经历丰富语言表达的范畴和语言交流的经验,从而提高语言功能。

(二) 学校教育

对于儿童来说,沟通是学习知识、发展智力的重要途径,同时也是儿童社会化的途径。通过在学校环境中的积极表达交流,儿童可以学会如何合理地去阐述自己的思想,同时也能够学会如何与周围的人更好地进行沟通,为成年后融入社会打下良好的基础。而失语症儿童丧失了部分语言能力后,如何在学校进行有效的沟通就成为主要问题。学校里教师是儿童知识的启蒙者,更是儿童学校生活中的直接照顾者,对于失语症儿童来说,学校老师应该注意到:

1. 帮助建立起有利的沟通环境。让同伴们接纳失语症儿童,不要因异常的发音而嘲笑,帮助建立和谐融洽的沟通氛围,利用多种沟通途径,减轻失语症儿童在沟通中感受到的压力,避免因为焦虑和紧张而不愿意参与沟通。

2. 为失语症儿童创造说话的机会。因为语言表达功能的减弱,失语症儿童难以表达出自己的思想;学校老师可以采用多样化的形式,比如游戏教学的方式引导失语症儿童进行口语表达,给予他们表达的机会;也可以利用同学之间的互帮互助来增加失语症儿童与其他同学之间交流的机会。

3. 与康复机构和语言治疗师取得联系,在与失语症儿童的沟通过程中合理地使用辅助沟通系统,提高沟通效率。

(三) 社区介入

儿童作为特殊的言语语言障碍群体,语言理解和表达能力常常较差,很难融入正常的社会生活,与社会发展相脱节,对其自身成长及将来发展产生很大的制约作用。传统的失语症治疗重点在于提高语言及认知的整合能力,在改变语言表达方面起到了一定的作用;现今恢复失语症儿童的社会交往能力,使其融入社会是语言康复工作的重要目标。

社会工作者运用社区工作方法介入失语症儿童康复,在一定程度上缓解了儿童家属心理、社会以及经济等多方面的压力,同时,将对失语症儿童回归主流社会,完成一定程度上的社会化,发挥巨大的作用。

社区工作是以整个社区及社区中的居民为服务对象,提供助人的、利他的、服务的一种社会工作专业方法;它与个案工作、社会小组工作并列,被称为社会工作直接服务的三大基本方法。

在社区工作过程中,需要特别注意分析的技巧与建立维系关系的技巧。建立与维系关系的技巧有:第一,与儿童家属及社区居民初步接触的技巧,由于社会工作专业并不被大多数人熟知,所以社工在与他们初步接触时一定要真诚友善地介绍自己和表明来意,让他们相信社工与他们不存在任何利益关系,是为他们服务的专业团队;第二,街头谈话、家访的技巧,初步接触后,与儿童家属及社区居民再次沟通时,社工要营造一个轻松关怀的氛围,要专注和聆听他们的表达,并通过语言或非语言关注,让他们感受到尊重和接纳,从而自由地表达想法;第三,社区关系联络、建立形象,通过不断的社区关系的建立,社工要时刻保持温暖、亲切和热情的状态,团队之间也要保持良好的沟通,并根据与社区关系的实际情况适当对方案进行调整;第四,处理与政府部门、社会团体、政治团体的关系,社区方案的顺利进行离不开社区、社会团体、政治团体和政府部门的支持,社工团队要在政府部门的指导下,与其他团体友善的处理好关系,并共同为本次社区工作方案服务。

社会工作者运用以社区工作为主,以小组工作和个案工作为辅的方法,通过社区课堂、小组活动和社区联欢会等多种方式对社区的失语儿童家属进行社区支持服务。通过社区课堂,让儿童家属和社区居民接受社工,并与他们进行初步的沟通,了解其心理困扰,及时给予安慰,为儿童家属提供医疗上的知识,通过现场示范帮助他们掌握和孩子相处、引导孩子以及有助于孩子康复的方式和技巧,并倡导大家积极参与到小组工作中来。在小组活动中,营造一个轻松关怀的环境,在一定程度上缓解家属的心理负担,引导家属敞开心扉倾诉内心的想法与感受,与其他家属和社区居民一起分享痛苦与幸福,并帮助儿童家属初步建立社区支持系统。通过社区联欢会,进一步增加社区支持,引导社区成员接纳孩子、发掘孩子的优点,增强自己和孩子的信心及抗逆力,给孩子的成长创建一个健康、非歧视的空间,改善孩子的成长环境。这样,随着社区支持系统的建立,社区居民的良好互动,进一步促进了失语症儿童的社会交往,最终达到使其融入社会的目的。

(朱 洁)

参 考 文 献

［1］李胜利.语言治疗学［M］.北京:人民卫生出版社,2008.

［2］井洁歆.社区化教学对自闭症儿童社会交往能力提升的个案研究［D］.西安:陕西师范大学,2014.

［3］史梅.脑瘫儿童家属社区工作方案设计［D］.武汉:华中师范大学,2013.

［4］罗雅丽.儿童失语症研究综述［J］.考试周刊,2010,39.

［5］于萍.儿童言语和语言障碍的研究现状［J］.中华耳科学杂志,2013,11(03):408-412.

［6］万国斌.儿童语言发育障碍的筛查和鉴别［J］.中国实用儿科杂志,2016,31(10):748-751.

［7］Lauterbach M,Da CR,Leal G,et al.Recovering from acquired childhood aphasia(ACA)—20 years later,learning about the neuroplasticity of language［J］.Behavioural Neurology,2010,23(4):195-197

［8］Visch-Brink EG,Van dSM.The occurrence of paraphasias in the spontaneous speech of children with an acquired aphasia［J］.Brain & Language,1984,23(2):258-271.

［9］Chapey R.Language Intervention Strategies in Aphasia and Related Neurogenic Communication Disorders［M］.New York:Lippincott Williams & Wilkins,2001.

［10］Roth FP,Colleen K. Worthington,M.S.Treatment resource manual for Sppech-Language Pathology［M］.5th ed.Clifton Park,NY:Cengage Learning,2016.